伤寒解外方证原意

李宇铭　著

中国中医药出版社

·北　京·

图书在版编目（CIP）数据

伤寒解外方证原意/李宇铭著．—北京：中国中医药出版社，
2013. 11（2020.6 重印）
ISBN 978 - 7 - 5132 - 1648 - 7

Ⅰ．①伤… Ⅱ．①李… Ⅲ．①《伤寒论》-研究
Ⅳ．①R222. 29

中国版本图书馆 CIP 数据核字（2013）第 235082 号

中 国 中 医 药 出 版 社 出 版
北京经济技术开发区科创十三街 31 号院二区 8 号楼
邮政编码 100176
传真 010 64405750
廊坊市晶艺印务有限公司印刷
各地新华书店经销
*
开本 880×1230 1/32 印张 10 字数 265 千字
2013 年 11 月第 1 版 2020 年 6 月第 4 次印刷
书 号 ISBN 978 - 7 - 5132 - 1648 - 7
*
定价 35. 00 元
网址 www. cptcm. com

编写说明

　　《伤寒论》的研究，千余年来依然十分活跃，除《黄帝内经》以外，《伤寒论》是中医界最为推崇的医著。书中所载的方剂被尊称为"经方"，即"经典之方"，至今仍为临床常用，为中医之常道、大道，是成为名医的必经之途。

　　由于《伤寒论》文字深奥，远古思想难以理解，而且张仲景写作风格特殊，文字精练且少言背后思想，欲理解古经含义，往往需要通过注家的帮助。可是，当学生认真地阅读了大量注家见解以后，又会发觉每一位注家有各自的风格，实际上单在"伤寒学派"之中已经是一个"伤寒各家学说"，人人解释不一、莫衷一是。尽管现代许多医家自称运用经方，可是人人使用经方的思路不同，究竟该如何使用经方？究竟张仲景的原意为何？经方理论的原貌是怎样的？此皆学医者渴求解开的谜团。

　　本书名为《伤寒解外方证原意》，目的正是为了解决此等难题，乃笔者多年来研究仲景学说的总结。书名为"原意"，乃是"力求仲景原意"，通过狭义的"以经解经"，让张仲景自己解释自己。本书的研究方法，是以张仲景《伤寒论》与《金匮要略》的原文互参"内证"，以仲景的话来解释其自身的理论思维，论证不以《黄帝内经》等医经作为广义的以经解经（但可作为旁证），亦不以历代注家或现代教材为依据（但可作为对比参照）。通过此方法，重新发掘《伤寒论》中多首经方的理论原意，重构经方方证理论原貌。详细研究思路与方法，请参阅笔者另一部专著《伤寒六经原意》的"前言：智者察同的中庸之道"。

　　在此对书名中的几个概念进行说明。

　　书名中"伤寒"指《伤寒论》一书，指本书的研究范围是

《伤寒论》中的方剂理论。由于《伤寒论》本是从《伤寒杂病论》中分割而成，《伤寒论》与《金匮要略》本为一书，故此在研究《伤寒论》的方剂理论时，需要与《金匮要略》互参，例如《伤寒论》与《金匮要略》同载的方剂，研究时一并分析考虑。《伤寒论》的"伤寒"一词，本身指"寒邪"致病，而"六经"是指寒邪致病从表到里逐步深入的六个过程，可是《伤寒论》的内容并不单纯论述寒邪致病，亦有论述风邪、热邪，以及各种内生邪气的问题。从《伤寒论》的书名来看，伤寒指的是狭义的"伤寒"而非一般所谓广义的外感六淫（或说无广义、狭义之分），但其书中内容确实包含了多种邪气在内的疾病，更准确地说，《伤寒论》十分关注正气与邪气之间的相互作用，而非单独考虑邪气致病。

因此，本书的研究立场，并非单纯立足于邪气的角度看待《伤寒论》，而是更侧重在整个人体的正气，实即人体的生理理论，认识"表里三焦营卫"与"伤寒"之间的关系，作为解释每一个方证的背景理论。对于整个《伤寒论》的关键理论问题，例如"表里"、"三焦营卫"、"六经"、"脾约"、"客气"、"中风"等理论的原意，请参阅笔者《伤寒六经原意》一书，其为本书的理论基础。

接下来说"方证"。方证一词并非仲景原文，但是现代对于经方的使用，多为"方证辨证"、"汤证辨证"。实际上，"方证"一词有多种含义，至今尚未有一清晰概念。其中较为错误者，认为"方证"类似一种"证型"，亦即方证像现在《中医内科学》上将感冒分成"风热"、"风寒"、"暑湿"等几大类型，认为"方证"就是对于疾病分型的另一种看法。这种对于"方证"的理解，是按现代中医基础理论对于"证"一词的认识（认为证是"某一阶段的病理概括"，病理即指疾病的"本质"、"病机"）而来的，显然是错误的。由于"方证"的概念是专门用在经方理论上的，而张仲景时代的"证"并非解释成"本质"的概念，"证"是指"临床表现"，即患者的各种不适感觉，实际上亦即等同于"症状"，是指疾病的"现象"。其实，现代大部分提倡"方证"的经方家，不是持这种思想的。

比较普遍的"方证"观点，是提倡"方"与"证"的关系，即是指"经方"与对应"证候"（症状）的关系，如何通过辨别症状，准确判断每首方可出现的一个或一系列症状，从而"辨证"使用经方。这种思想的最极端者，例如日本古方派的吉益东洞，认为"《伤寒论》唯方与证耳"，即认为《伤寒论》的方剂理论，没有病机，而只有方药以及证候的对应关系。这种否定《伤寒论》具有病机理论的思想，至今在中医界仍十分流行，甚至提倡"抓主症"，即每一首经方抓住最主要的一个症状即可使用，抑或提倡"药症"，即见某一症状即可用某一药物。这种思想，从某种程度来说是中医的倒退，回到几千年前，中医还未形成理论医学之前的"经验医学"，只凭经验针对症状用药，而不考虑疾病原因。

事实上，《伤寒论》确实强调方与证的关系，但更重视两者中间的病机关联。虽然在《伤寒论》中较少直接论述背后的病机理论，但是相关记载仍有不少。例如，原文说心下有水气、表不解、气上冲、阴阳俱虚、胃气不和、阳气怫郁在表、血弱气尽腠理开等。仔细发掘可看到，《伤寒论》中散在不少病机理论，张仲景在建立六经理论时，显然具有背后的系统理论，只是在写作中把重点放在证候的辨别上，模拟临床实践。正如《伤寒杂病论》的原序说："虽未能尽愈诸病，庶可以见病知源，若能寻余所集，思过半矣。"张仲景写作此书的目的，在于训练"见病知源"的能力，在知道疾病原因之前，强调的是"见"，即是观察辨别临床现象，从而得知疾病本质。张仲景更说"思过半矣"，重视临床思维能力，以能够认识清楚疾病的原因。

本书所说的"方证"，重视经方与证候之间的病机联系，从证候到病机再到方药，三步的一线贯穿是张仲景方证理论的重要价值。单纯研究某一方的用法，还未能突显张仲景的"系统理论"，更重要的是在明确每一方的方证理论后，能够看到"证与证之间"、"病机与病机之间"、"方与方之间"、"药与药之间"，甚至是"剂量与剂量之间"的内在联系，看到了"证－机－方－药－量"之间一脉贯穿的理论，此即为"得道"，得医学之大道。

因此，"方证"一词，实际上是以"方"与"证"两者作为代表，训练医者的理论思维，是经方理论的重要思想。

最后说"解外"。"解外"与"解表"概念不同，笔者在《伤寒六经原意·表里部位概念》一文中指出，张仲景所说的表是指体表，而"表证"是专指"恶寒"一证，是专指由于寒邪在表所导致的证候（临床表现），表是相对于里，而张仲景的"里"并非"非表即里"，里是专指"下焦"。张仲景的"外"与"内"，"外"同样是指体表，而"内"则是非表即里的概念，即是非在体表皮毛血脉，包括了体内的三焦脏腑。由此理解，张仲景所说的"解表"与"解外"的概念略有不同，解表是专指解除在表的寒邪，若非寒邪在表，例如是邪热在表、水湿在表等寒邪以外的邪气，则当称为"解外"。解外的概念范围较广，包含了解表在内，而解表的范围较窄。本书以"解外"命名，即是强调讨论各种有邪气在表的病情，而不单独讨论"寒邪在表"的方证。

本书对约50首与解外相关的经方作重新考证，每一首方皆提出新的观点，不少观点与主流理论大相径庭，力求恢复经方理论原貌。本书中所载的方证，包括了几大部分：①确实能够解表、解外之方，例如太阳病篇的麻黄汤、葛根汤、桂枝汤等方。②一般认为能治表之方，经考证却发现其方义并非在于"解表"，例如五苓散、桂枝人参汤、葛根芩连汤、麻黄细辛附子汤等方。③一般认为并无解表之功，但经考证却发现其方具有解外功效，如越婢汤、白虎汤、黄芩汤、麻黄升麻汤等方。由此可见，本书对于整个《伤寒论》的解外理论，进行了重新研究。

《伤寒论》奠定了中医理论中的"解表法"，解表并非独有发汗解表，还有"非发汗"的解表法，各种调和营卫、阴阳自和的解外法。《伤寒论》所讨论的病证，是邪气从表入里的过程，是邪气在表属于病情较轻、需要首先治疗的病证。但临床上，单纯邪气在表的病情只占少数，更多是邪气在表兼有其他病情。而对于"表里同病"的治则，一般认为有三方面：里证为轻，则先表后里；里证为急，则先里后表；若单治表或治里均会加重病情，则表里同治。可是，这三大法则还是过于粗略，在何种情况下选择表里分治或合治才是要具体讨论的问题。由于除了太阳病主表以外，其余五经亦可同时兼有邪气在表，故此各种邪气在表的病情千变万化，根据邪气在六经之不同、病机兼杂多少、正气虚弱程度等因素，所采取的解表方法并不一样，形成了丰富的解外证治理论。

　　本书全面探讨《伤寒论》解外方证的理论，作为笔者另一书《伤寒治内方证原意》的姐妹篇，内外相应，体现出张仲景在治疗外感病过程中，对于有无邪气在表的重视。读毕此书以后，对于各种经方的争议问题当能迎刃而解，能有一种豁然开朗的感觉，既能明白方证理论本身并不难学，又能感受到仲景学说的系统与严谨，赞叹经方理论的完美与高尚，这是在后世时方理论之中所不能找到的。

　　本书为笔者多年来学习研究的成果，在研究时努力丢空自己、探寻仲景原意，但因能力有限，未能高攀医圣之全心，难免挂一漏万，愿抛砖引玉，诚邀各位学者批评指正，促进学术进步，以冀恢复"仲景学派"的辉煌！

李宇铭
2013 年于北京中医药大学

目　录

桂枝汤方义在宣卫降营

桂枝汤中所用的芍药，一般认为有"酸敛"的作用，而芍药配甘草更解释成"酸甘化阴"，但以此角度解释芍药的功效，则在许多经方中出现理论矛盾。本文先从芍药功效问题作为切入点，重新解释桂枝汤的方义。

一、芍药的"双重作用"问题

例如，在太阴腹痛证用桂枝加芍药汤中，方中芍药用量较桂枝汤加倍，其作用在《伤寒学》中解释成："重用芍药取其双重作用，一者与甘草配伍缓急止痛，再者活血和络，经络通则满痛止。"《伤寒论讲义》亦清晰表明："重用芍药有双重作用，一者与甘草配伍，酸甘化阴，缓急止痛，再者加倍其用量，以增其活血而散结之功。"如此以"双重作用"的角度作解释，近似于现代医学的"双向调节"作用，指一种药物能够产生两种作用相反的效果。

但是，"双重作用"真的是同时存在的两种作用，还是只是两种不同的矛盾观点？这似乎是见仁见智。"通"与"涩"本身即相反的概念。假如桂枝加芍药汤能够同时存在敛阴与活血，为何不会互相抵消？又如，在小建中汤中同样含有桂枝加芍药汤中的药物组成，可是在解释方中芍药的功效时，则大多不从"通经络、活血脉"的角度作解释，而是只取"酸甘化阴"的补益角度，如此解释经方药物的功效，则显得无准绳可循。

类似解释芍药功效的问题，普遍存在于经方之中。例如，在真武汤、附子汤中亦用芍药，则不能从酸敛的角度解释，而只能说"活血脉，利小便"，则为何真武汤中的芍药并无酸敛作用？

又如，在桂枝新加汤、桂枝加大黄汤、大柴胡汤、桂枝芍药知母汤、乌头汤、当归芍药散、四逆散、枳实芍药散、桂枝茯苓丸等方之中，假若以芍药"酸敛"的角度解释，则明显不符合其方义。

为了解释这种"双重作用"的矛盾，亦有人提出不同的解释。例如，在桂枝加芍药汤中芍药的通行作用是由于用量加倍所导致的，通行的作用在量大时才能产生，可是在真武汤、附子汤中用芍药亦只是与桂枝汤剂量相同（用三两），如此为何在真武汤与附子汤中能解释成活血利尿，而桂枝汤则不能以此解释？可知此说不通。另有一种观点认为，或许是由于芍药与其他药物配伍，因而使芍药发挥出不同功效。可是此一观点亦未能找到相关证据。例如，在桂枝汤中，一般解释芍药配甘草才能产生酸甘化阴的补益收敛作用，可是，既然桂枝配甘草能通行卫气，则为何芍药配甘草不能通行营气？为何必须解释成收敛营阴？这种观点似乎只是一种假想，未能找到相关例证。

因此，芍药所谓的"双重作用"值得质疑，什么情况下芍药的作用是酸敛补益、什么情况下是通行活血？这一问题从未有过合理解释，一直以来只是按照解释者对该方的理解而随文释义，并未有一理论能够通释芍药的功效。

二、芍药的本草考证

按照本草文献学的考证，一些学者认为张仲景时代芍药未分赤、白，如李雪莲[1]与王绪前[2]等均持此观点。可是，较多学者认为汉代的芍药当为今天的赤芍，例如祝之友[3]、姜淑珍[4]等，认为白芍为栽培且经过炮制之品，经过蒸煮等加工，而赤芍则是野生且未经炮制的，直接生用。

在汉代芍药均为野生，至宋代则开始有药用芍药的人工种植，而且在《伤寒论》中芍药均没有标注炮制，因此应为野生且为生品的赤芍为宜。胡世林[5]更清楚地指出，"张仲景时期没有药用栽培的芍药和加工成白芍的相应技术存在"。因此，张仲景所用的芍药应以赤芍为是，此说理据充分。谢宗万[6]亦有类似观点，指出"汉代所用芍药，那时尚无赤白之分，亦未有如此加工的记载，故张仲景治伤寒用芍药以其主寒热利小便，其所用芍药，看来是与现时赤芍相当"。虽然有个别学者认为仲景用芍药当为白芍，但其研究并未回答上述培植及炮制的区别问题，论据不足。

三、芍药的性味功效

芍药的"双重作用"，实际上是两种芍药功效的差异问题。现代对于赤芍的性味理解，一般认为是"苦，微寒"，这与《神农本草经》芍药"味苦，平，有小毒"的所载基本相同，两者同为味苦，只是"微寒"与"平"的细微差异，赤芍并无白芍的"酸味"。一般理解白芍与赤芍的功效差异，在于"白补而赤泻"，即白芍能补益，其味酸能收敛，而赤芍则味苦能通泄、活血，因此上文所讨论芍药的"双重作用"问题，实即赤芍与白芍功效差异的问题，由于运用了不同的芍药进行解释，因此出现了不同的功效认识。假若以白芍理解芍药，则误认为张仲景所用的芍药能敛阴补益，反过来说，白芍通行营血作用较弱，不如赤芍之力强。

张仲景对芍药的运用在通降营血。无论是赤芍抑或白芍，其功在"营血分"是没有争议的，关键在于芍药的通行之性。在《伤寒论》280条说："太阴为病，脉弱，其人续自便利，设当行大黄、芍药者，宜减之，以其人胃气弱，易动故也。"此条是针对于279条使用桂枝加芍药汤与桂枝加大黄汤而言的，这里刻意指出若便利（参278条当为大便通利），则当减少大黄与芍药的剂量，原因是胃气弱则"易动"。这里的"动"当理解为"受伤"、"扰动"的意思。如《伤寒论》67条说"发汗则动经"，115条又说，"实以虚治，因火而动"，134条说"客气动膈"等。因此，本条即指芍药与大黄能伤胃气、通大便。由此看来，张仲景认为芍药与大黄具有近似功效，在《神农本草经》载大黄"味苦，寒，无毒"，而芍药则是"味苦，平，有小毒"，两者的共同点在于"味苦"。按照《素问·阴阳应象大论》说："气味，辛甘发散为阳，酸苦涌泄为阴。"辛甘之味能发散上行属阳，而酸苦之味涌泄下行属阴，故此有"辛开苦降"之说，味苦能降能泄。因此，芍药的功效，能通降营血，使营血下行，符合现代对于"赤芍"的理解。

四、桂枝汤方义的重新解释

在张仲景运用芍药的方剂之中，最为常见的是桂枝汤及其类方，因此，以芍药通降营血的角度，重新解释桂枝汤的方义，将更为清晰仲景原意。

首先指出，桂枝汤证的"自汗"，并非因为"营阴外泄"而需要"敛阴"，而是因风为阳邪。在《伤寒论》12 条的桂枝汤证，其病机一般解释为"营弱卫强"，或者更进一步说是"卫气亢奋，营阴外泄"。笔者在《伤寒六经原意·中风》一文中，已对桂枝汤证的机理作重新解释，指出桂枝汤证并非典型的"中风"，《伤寒论》12 条的证候是在第 2 条的太阳中风证的基础上，再感受寒邪，以感受风邪为主，感受寒邪为次。该证见"汗出"并非以"营阴外泄"作解释，而是由于风性属热，且风性开泄而使腠理疏松、汗液外出，因此方中芍药的作用肯定不在于"敛汗"，假若是敛汗则使风邪停滞在表，与发汗解表有所矛盾。12 条桂枝汤证确实有营阴虚弱的一面。条文中说"阳浮而阴弱"，即是指"寸脉浮"而"尺脉弱"，尺脉弱反映下焦营血偏虚。由此可理解，本条桂枝汤证是由于感受寒邪而伤营气，或病者素有营气偏虚而感受风寒所致。

既然桂枝汤证有营气偏虚的一面，芍药在方中的作用是否配甘草以"酸甘化阴"？非也。张仲景对于阴液偏虚之证，一般予静候"自愈"而不用治疗。如《伤寒论》49 条说："尺中脉微，此里虚。须表里实，津液自和，便自汗出愈。"此条的"尺中脉微"比 12 条"尺脉弱"更为严重，明确属于里虚，可是张仲景仍等候"津液自和"，而不进行治疗。又如59条更说："大下之后，复发汗，小便不利者，亡津液故也。勿治之，得小便利，必自愈。"此条误治之后津液亏虚，张仲景仍以等候小便利的方法，可知在仲景学说的理论中，外感病的过程中见下焦营血津液的不足，主要是通过正气恢复而自愈。由此理解12条桂枝汤证的阴液偏虚，则并非要解决的病机。进一步理解，此时实非补阴的好时机，补益则"闭门留寇"，使在表的风寒邪气不得去，因此仍当以祛邪为要。

桂枝汤中芍药的功效，在于通降中焦营气，使营气下达下焦。笔者在《伤寒六经原意·三焦营卫理论》一文中指出，营卫二气皆生于中焦脾胃，而营气藏于下焦，营卫二气又能通过上焦宣发于脉中、脉外，从而濡养周身。过去在解释桂枝汤的功效时，侧重于解释桂枝配甘草以辛甘化阳，通行卫气以宣通上焦阳气，而其中营气降于下焦的一面则较少讨论。由于中焦腐熟水谷之后，营卫之气在胃中化生。营气一方面能通过上焦，与卫气并行在脉中、脉外宣散出表；另一方面，胃中营气与津液亦能下行藏于下焦，由此则符合张仲景的三焦营卫理论，认为下焦是藏津液、藏营血之所。

重新理解桂枝汤的方义。桂枝汤中的桂枝，目的在宣散卫气，使营气从上焦宣散出表，而方中的芍药则在于通降营气，使中焦胃中的营气得降，故此芍药的作用部位在中下二焦。桂枝与芍药的配伍是一阳一阴、一卫一营、一升一降、一上一下，确实为调和营卫的经典配伍。桂枝与芍药的作用，皆在于"通"，符合《金匮要略》第一篇第2条"五脏元真通畅，人即安和"的思想，营卫气血通畅是使邪气得去的重要法则。桂枝汤中的生姜在于宣散中焦之气，助脾气散精，亦助桂枝宣散卫气，甘草则补胃气、大枣补脾气，全方共奏补脾胃、通营卫之功，从脾胃营卫的生化之源入手，疏通上下营卫之气。

需要注意的是，桂枝汤的发汗之力，实际上是"啜热稀粥"与"温覆"等方后注的结果。从桂枝汤的方药组成而言，桂枝主要作用在上焦、芍药作用在中下焦，单凭本方药物的力量不足以达表而发汗。本书《桂枝汤"非发汗"解表机理》一文中，解释了桂枝汤若单以其方药组成来看，是通过"非发汗"的方法，即通过调和脾胃营卫，使三焦通畅、阴阳调和而解表，若以温覆或"啜热稀粥"的方法，则属于"发汗"的方法，是两种不同机理的"汗出"途径。

本文进一步指出，"啜热稀粥"的方法，即能补益营气津液，以资汗源。营卫二气的化生，需要胃中腐熟水谷而成，而"稀粥"即水液与粳米，实际上即"水谷"，因此通过服药后继服稀粥，则能有助脾胃化生营气与津液，再通过服桂枝汤后营卫之气得通，使稀粥所成的水谷精气得以宣散出表，再加上温覆则能发汗。由此理解，稀粥亦能有助补益桂枝汤证的下焦营气偏虚。

服桂枝汤后的汗出，一方面可理解为汗出而邪去，而更重要的是"五脏元真通畅"的反映。《伤寒论》230 条说："上焦得通，津液得下，胃气因和，身濈然汗出而解。"本条虽然是解释小柴胡汤的机理，但亦适合解释桂枝汤的作用，桂枝汤中的桂枝能宣通上焦阳气，芍药则使胃中营气津液得下，使胃气得和，营卫得通，结果能见周身汗出。小柴胡汤证见的"濈然汗出而解"，一般不解释为"汗出以驱邪"，汗出只是营卫畅通的结果，服桂枝汤后见汗出亦有此意。又如《辨脉法》说："问曰：病有战而汗出，因得解者，何也？答曰：脉浮而紧，按之反芤，此为本虚，故当战而汗出也。其人本虚，是以发战。以脉浮，故当汗出而解也。若脉浮而数，按之不芤，此人本不虚；若欲自解，但汗出耳，不发战也。"本条指出了"战汗"和"不战汗"而病解的原因，是前者本虚而后者不虚，因此桂枝汤证见汗出而表解，是反映营卫之气相对不虚，通过啜热稀粥帮助补益水谷精气，汗出是内外营卫畅通的反映。

五、桂枝汤用赤芍与白芍的功效差异讨论

桂枝汤原意应用赤芍，但后世及现代普遍在运用桂枝汤时选

用白芍，这可以理解为"同病异治"的一种体现。

首先要说明，白芍跟赤芍均是来源于同一品种的植物，两者功效有某种程度的相近，而赤芍是野生而生用，白芍则是栽培及经过炮制，两者在炮制上的区别类似生地与熟地的区别，即经过炮制后，白芍的补益之性增强，未经过炮制的赤芍则药性较猛。故此，后世较多医家认为，芍药是"白补而赤泻"，再看《神农本草经》说芍药有"小毒"，可知赤芍的通泄功效较强，白芍则偏重于补益，通泄功效较弱。

在桂枝汤证的病机上，本属于感受风邪而兼有轻微寒邪，方义以疏泄风邪为主，故此以桂枝配赤芍，主要考虑疏通营卫之气以祛风，而营阴虚弱的一面，则为次要考虑，张仲景多以机体自愈的方法来使阴液恢复。假若以后世方法，以桂枝配白芍，白芍则主要以"微酸"之味，配以甘草、大枣以补益营阴，通泄营阴的能力则相对较弱。故此，桂枝配白芍的桂枝汤配伍，祛风散邪之力较弱，而补益之力较强，可理解为一种"扶正祛邪"之剂，可用于虚人外感。

由于桂枝汤是在服用药物之后，仍需要啜粥与温覆来达到汗出祛邪，可知汗出也是一种"内外因相互作用"的结果，需要通过正气的配合，从脾胃化生营卫的角度以助发汗。即使用白芍的桂枝汤，虽然通泄的力量相对用赤芍者较弱，但可以通过增加服药次数等方法，按机体正气的强弱程度，亦可使汗出而邪去。因此，用赤芍的桂枝汤与用白芍的桂枝汤，可说是同病异治的两途。

六、多首经方中芍药功效的重新认识

重新理解桂枝汤中芍药的功效之后，对于一系列桂枝汤类方的方义亦有了重新理解，包括桂枝加葛根汤、葛根汤、桂枝加厚朴杏子汤、小青龙汤、瓜蒌桂枝汤、桂枝加附子汤、桂枝加桂汤、桂枝加黄芪汤等方，当以芍药通降营血的角度作理解。以下对多首含有芍药的常用经方作一继续探讨，重新解释方中使用芍药或不用芍药的意义。

1. 桂枝去芍药汤与桂枝去芍药加附子汤

《伤寒论》21 条说："太阳病，下之后，脉促、胸满者，桂枝去芍药汤主之。"本证去芍药的原因，过去多解释成芍药敛阴，其阴柔之性有碍宣通阳气，故去之。虽然此说于理可通，但是如前文所说，桂枝汤中的芍药是赤芍而非白芍，其性通行而不收敛，况且假若其性阴柔有碍宣通阳气，实则桂枝汤证中亦当去芍药，以防阻碍通阳祛风散寒。

本条见"脉促"的成因，是邪气有外解之势。"脉促"即脉象"急促"，如桂枝汤方后注说，"后服小促其间"，促即减少时间的意思，脉象上言即脉搏动间隔的时间缩短，即脉急促。《辨脉法》又说："脉来数，时一止复来者，名曰促，阳盛则促。"这里明确指出了促脉的脉象，是数脉而时一止复来，是因为阳气盛而受到阻碍所致。本条见脉促，按《伤寒论》34 条说："脉促者，表未解也。"脉促可反映表证仍在，而 140 条又说："太阳病，下之，其脉促，不结胸者，此为欲解也。"本条同样是太阳病误下见脉促，这里提示"不结胸者"为欲解，即提示太阳病误下之后可成结胸证，因此本条见脉促"胸满"而非"结胸"，可知其病不重，是欲解之象。其欲解之因，如《伤寒论》15 条说："太阳病，下之后，其气上冲者，可与桂枝汤。"此也是误下以后，若气上冲可用桂枝汤，而本条的"脉促"可理解为一种气欲上冲，但见受到阻碍的脉象，因此不可仍用桂枝汤治之。

本条见"胸满"，是其辨证要点，亦是不用芍药的原因，反映上焦营血不足。过去解释胸满的成因，多从胸阳受损的角度。可是在《金匮要略》第五篇第 3 条则明确地说："营缓则为亡血……心气不足，邪气入中，则胸满而短气。"这里指胸满的成因，是由于亡血、心气不足所致。这是营卫的生理功能，中焦水谷化生营卫二气后，营气通过上焦心的宣发，伴随卫气在脉外、脉中宣散出表，因此若误下之后使营气受伤，则营气宣发受阻，结果出现胸满，是心失血养的反映。由于芍药之性在于下行，胃中营气得以通降下焦，使营血上行受阻，因此需要去除。

由此理解，本证属于误下后"营气受伤"，"胸满"的重点不在于"胸阳不振"，假若是"卫阳虚"则当加上附子，且当如《伤寒论》20条桂枝加附子汤证见汗漏等证。另外，《伤寒论》22条说："若微寒者，桂枝去芍药加附子汤主之。"此条与桂枝加附子汤作比较，在于有无芍药的区别，而且桂枝加附子汤增加甘草用量一两，反映阳虚更重。桂枝去芍药加附子汤则属上焦营卫俱虚，需要去芍药而加上附子。由此可见，《伤寒论》20至22条的三条条文，是演示太阳病误治后，分别出现上焦卫气虚、营气虚，以及营卫俱虚的不同转归，是张仲景示人应仔细入微地进行病机与证候辨别。

2. 桂枝新加汤

《伤寒论》62条说："发汗后，身疼痛，脉沉迟者，桂枝加芍药生姜各一两人参三两新加汤主之。"本条桂枝新加汤证，在桂枝汤的基础上加上芍药一两，其原因为何？

本证在太阳病发汗之后见"身疼痛"，身疼痛一证同样在38条大青龙汤证出现，但是若病仍在表则当见"脉浮紧"，是脉证相符。又如49条说："脉浮紧者，法当身疼痛，宜以汗解之；假令尺中迟者，不可发汗。何以知然？以营气不足，血少故也。"本条见"脉沉迟"，而并非单纯"尺中迟"，可知营血亏虚较重，影响周身。因此，本条加重芍药用量，亦在通降胃中化生之营气，加用人参补下焦营气，增加生姜一两的目的，在于加强宣散胃中阳气，助桂枝宣通上焦营卫以达表。

3. 桂枝加芍药汤与桂枝加大黄汤

《伤寒论》279条说："本太阳病，医反下之，因尔腹满时痛者，属太阴也，桂枝加芍药汤主之；大实痛者，桂枝加大黄汤主之。"本条与前述桂枝去芍药汤证，同样是太阳病误下之后，可是本条却不见脉促胸满而出现腹满痛，可知病位已不在上焦，邪气进一步深入中焦脾胃。比较《伤寒论》66条厚朴生姜半夏甘草人参汤证见"腹胀满"，假若是单纯脾气虚所引起的气滞，张仲景则主要用厚朴治之，本证不用厚朴，可知重点不单在脾虚气滞而更在于胃肠。如《伤寒论》241 条说："大下后，六七日不大便，烦不解，腹满痛者，此有燥屎也。"腹满痛属病在中下二焦。

以方测证，桂枝加芍药汤是在桂枝汤基础上倍用芍药，可知其通降营血的功效更强，反映本证因误下之后胃气受损，营气停滞胃中，营卫不通，因而出现腹满痛。因此，重用芍药，以通降胃中营气至下焦，再配上方中其余桂枝汤药物，使营卫得通。假若腹痛更甚见"大实痛"，反映营气郁滞甚重，因而加用大黄以助芍药通降胃气，使营气得下。

值得讨论的是，本证一般解释成"脾络瘀滞"，加芍药或大黄的目的在活血止痛祛瘀，但此种解释并非仲景原意。如上文所论，本证并非脾虚气滞，而重点在胃肠，而"脾络瘀滞"一说最明显的问题，在于对"络脉"的理解。按张仲景的理论，在"络"是指在体表，病情较轻的阶段，如《金匮要略》第一篇第 2 条说："适中经络，未流传腑脏。"本条已经病在脏腑，又何以言络？仔细分析，络脉比经脉更浅一层，如《金匮要略》第五篇第 2 条又说："浮者血虚，络脉空虚……邪在于络，肌肤不仁；邪在于经，即重不胜。"如此理解"脾络"则不明其意，脾既然属于五脏，"脾络"又不可能指脾脏在表的络脉，若是指足太阴脾经的"络脉"则为何单纯病在腹部？"脾络"一说属后世的理论，并非仲景原意。

4. 小建中汤

小建中汤是在桂枝加芍药汤的基础上加上饴糖，其证是在桂枝加芍药汤证营气不通的基础上，兼有营气亏虚。

《伤寒论》100 条说："伤寒，阳脉涩，阴脉弦，法当腹中急痛，先与小建中汤。"小建中汤在此治疗"腹中痛"，本条见寸脉涩而尺脉弦，反映上焦气血亏虚而下焦寒盛。《辨脉法》说："寒则伤营。"下焦寒盛亦即下焦营气不通，如《金匮要略》第五篇第 9 条说："营气不通，卫不独行，营卫俱微，三焦无所御。"由于下焦营气不通，则使上焦无气血可宣通，故见阳脉涩。因此，本条小建中汤证是由于寒邪所伤，使营气亏虚，因此出现腹痛。另外，在《金匮要略》二十二篇 18 条说："妇人腹中痛，小建中汤主之。"这条小建中汤证同样以腹痛为特点，与本条区别之处在于感邪来路不同。《伤寒论》的小建中汤证是由于外感寒邪伤营气所致，而《金匮要略》妇人病篇中是由于妇人"因虚、积冷、结气"所致，属于内伤杂病。

小建中汤证除了营血郁滞以外，更有营血亏虚，因此需要加上"胶饴"，目的在于补益营气。方中同样以桂枝加芍药汤为基础，加芍药的目的亦是为了通降营血，配以其他药物以宣降营卫，小建中汤的重点在于"胶饴"，胶饴即饴糖，是以大米、大麦等谷类经过发酵糖化而成，实际上可理解为"水谷之精气"。此亦如桂枝汤方后需要"啜热稀粥"之意，但稀粥中的"粳米"仍需要在胃中腐熟后才能够化生营气，可是胶饴已经经过发酵而成甘味，可知更为接近由胃中腐熟后的精气，因此能更迅速地化生"营气"，再配上芍药的通降，能直接补益下焦的营气。

除了第 100 条，《伤寒论》102 条亦用小建中汤："伤寒二三日，心中悸而烦者，小建中汤主之。"本条虽然并无腹痛，但仍然使用小建中汤，病机有其相同之处，仍然是因下焦营气偏虚而有寒，但是因寒气不盛而不见腹痛。本条以"心中悸而烦"为特点，即是由于下焦营气不足，因而营血不足以上行，故出现心悸；心烦则属于营气偏虚而客气上逆之证，如栀子豉汤证出现"虚烦"之意。

《金匮要略》第六篇第 13 条说："虚劳里急，悸，衄，腹中痛，梦失精，四肢酸疼，手足烦热，咽干口燥，小建中汤主之。"本条与《伤寒论》中两条小建中汤证，同样见心悸、烦、里急腹痛，而独有见证如"梦失精，四肢酸疼，手足烦热，咽干口燥"，均属于虚热上扰之象。本证与《伤寒论》的小建中汤证，主要在于外感与内伤感邪途径的不同，本条是因为虚劳而使下焦营血亏虚，因而出现里虚寒而虚热上浮，而非外感寒邪所伤。值得讨论的是，本证见诸种虚热之象，虽然在小建中汤中没有清热药物，但由于小建中汤的芍药具有通降之性，亦可助虚热得下。

5. 芍药甘草汤及芍药甘草附子汤

《伤寒论》29 条说："脚挛急……若厥愈足温者，更作芍药甘草汤与之，其脚即伸。"芍药甘草汤治疗阴液亏虚所导致的"脚挛急"，笔者在《伤寒治内方证原意·29 条本当用小承气汤》一文中指出，本条的脚挛急是由于胃热炽盛且阴液耗伤，肌肉失养所致，因此本条所见的脚挛急，并非单纯阴液亏虚所致。本方重用芍药与甘草各四两，以补胃气与营气，使营气通降下行，以对治脚部的阴液亏虚。值得注意，本方原书药物虽然写成"白芍药"，但是由于汉代并未有白芍的应用，"白"字当为后世所增。

《伤寒论》68 条说："发汗病不解，反恶寒者，虚故也，芍药甘草附子汤主之。"本条说发汗之后，病情没有解除，更出现恶寒，是误汗之后使寒邪入里、营气受伤所致。芍药甘草附子汤即桂枝加附子汤去桂枝与生姜，再加甘草一两而成，由去桂枝与生姜可知，本方作用并非宣通上焦卫气，而集中在中下二焦，因下焦营卫偏虚所致，因此以甘草补胃气，芍药通降营血，附子温通下焦阳气而散寒。

七、结语

从上述讨论可知，若以芍药为"赤芍"的角度理解，芍药具有通降营血的功效，则能更完满地解释仲景诸方的机理。张仲景还有数十首含有芍药的方剂，若能以此角度对其他经方作深入分析，则能正本清源，有助仲景学说的理论发展与提升经方临床应用。

参考文献

[1] 李雪莲，来平凡. 白芍品种的本草学研究及现代实验研究 [J]. 亚太传统医药，2008, 4 (5)：36－38.

[2] 王绪前. 临床中药用药鉴别速览 [M]. 北京：人民卫生出版社，

2008：37－39.

　　［3］祝之友，牟克祥．《伤寒论》药物古今变异与应用研究（Ⅱ）——芍药的本草源流及临床应用［J］．时珍国医国药，2004，15（3）：185.

　　［4］姜淑珍，王洪霞，郑杨，等．《伤寒论》桂枝汤中芍药考［J］．中医药学报，1997，（6）：4.

　　［5］胡世林．南星集——胡世林研究员中药科研文集［M］．四川：四川科学技术出版社，2006：35－40.

　　［6］谢宗万．中药品种理论与应用［M］．北京：人民卫生出版社，2008：282－283.

葛根汤属太阳伤寒代表方

　　过去一直主张，太阳伤寒的本证是以麻黄汤为代表方，葛根汤则属于太阳伤寒的兼证，可是在《伤寒论》的原文之中，一直没有直接提出过"太阳伤寒麻黄汤主之"。麻黄汤能治疗太阳伤寒表实证，可是葛根汤亦治太阳伤寒，二方证仔细比较，可发现葛根汤更适合作为太阳伤寒的代表方，以下论述其依据。

一、葛根汤与麻黄汤证候比较

　　葛根汤出自《伤寒论》31 条："太阳病，项背强几几，无汗，恶风，葛根汤主之。"麻黄汤则出自 35 条："太阳病，头痛，发热，身疼，腰痛，骨节疼痛，恶风，无汗而喘者，麻黄汤主之。"两方证均见无汗、恶风，不同点在于，葛根汤证见"项背强几几"，而麻黄汤证则出现发热、周身疼痛，而且以"喘"作为重点。

　　《伤寒论》第 3 条说："太阳病，或已发热，或未发热，必恶寒，体痛，呕逆，脉阴阳俱紧者，名为伤寒。"太阳伤寒的病机特点是表气充实、卫闭营郁，是相对于太阳中风的表气偏虚、卫强营弱，因此出现诸种证候。葛根汤与麻黄汤两方证的表现，均符合太阳伤寒的病机特点，可是两者同中有异。葛根汤与麻黄汤皆属于表郁，只是表气郁滞轻重程度有别。葛根汤证单纯气郁在表，以"项背强几几"等太阳表气郁闭不利为特点；麻黄汤证则表郁及内，由于表气郁滞皮毛，影响上焦肺气宣降，因而出现身体疼痛与喘等证候。

　　由此观之，若以太阳病病机在表为其特点，则葛根汤属于太阳伤寒在表的典型类型，而麻黄汤则是由葛根汤证演化，病情从表入里的另一类型。

二、葛根汤与麻黄汤方药组成比较

两方共用药物为麻黄、桂枝与甘草，且麻桂用量相同，不同点是葛根汤重用葛根，配上芍药和姜枣，而麻黄汤则用杏仁。如此药物组成，与前述病机特点相称。

葛根汤证病情单纯在表，表郁较重，因而在麻桂的基础上，再配上葛根以疏通经络，发汗力量更强，更配上生姜之辛温以助发汗，姜枣相配以助营卫生化之源。麻黄汤中没有葛根与生姜，发汗力量相对较弱，重点在肺气郁闭；不用姜枣，不考虑脾胃营卫化生问题，在麻黄汤的方后注说"不须啜粥"亦可助证；麻黄汤用杏仁以降肺气，配上麻黄一宣一降，以治肺气郁闭。

因此，葛根汤在功效上作用更趋于表、在皮毛，而麻黄汤则在解表上较趋于里、在肺。

三、中风与伤寒比较

太阳中风的代表方为桂枝汤，桂枝汤以桂芍配以姜枣草，而在葛根汤亦以姜枣草配伍，使两方成对举局面，共同治疗太阳表证，符合太阳中风与太阳伤寒相对的意义。

且看桂枝汤证的演变，假若在太阳中风证的基础上，病情演变入里，影响肺气宣降而见喘，可用桂枝加厚朴杏子汤，方中亦用杏仁以降肺气。因此，桂枝汤相较于桂枝加厚朴杏子汤，则桂枝汤为太阳中风表中之表，而桂枝加厚朴杏子汤则为太阳中风表中之里。

至于太阳伤寒，入里影响肺气宣降而见喘，属表中之里，则用麻黄汤治之，由此可以反推，在太阳伤寒表实用麻黄汤之前，应有一表中之表，当以葛根汤治之，以符合疾病演变过程。

四、按原文顺序分析

从《伤寒论》原文顺序来看，在太阳病篇 12 条引出桂枝汤证候，一直至 30 条均是讨论桂枝汤的运用，以及太阳中风证的演变，属于《辨太阳病脉证并治（上）》。至 31 条开始的葛根汤证，则作《辨太阳病脉证并治（中）》的开始，可知前文太阳中风已经讨论结束，至 31 条开始讨论太阳伤寒及其演变证。麻黄汤证在 35 条，是在葛根汤证之后，助证麻黄汤证乃属从葛根汤证演变而来。

五、各条麻黄汤证分析

确定了葛根汤为太阳伤寒代表方后，再对各麻黄汤证条文重新分析，从反面探讨葛根汤代表太阳伤寒的合理性。以下逐一讨论：

1.《伤寒论》第 36 条

"太阳与阳明合病，喘而胸满者，不可下，宜麻黄汤。"

此条用麻黄汤原因简单，是因为见"喘而胸满"，病从表入里郁于肺，因而选用麻黄汤。比较葛根汤在 32 条亦用于"太阳与阳明合病"，病仍在表则用葛根汤，病逐渐入里则用麻黄汤。

2.《伤寒论》第 37 条

"太阳病，十日已去，脉浮细而嗜卧者，外已解也。设胸满胁痛者，与小柴胡汤；脉但浮者，与麻黄汤。"

"脉浮"是太阳病的提纲证，中风、伤寒皆可见，为何独选用麻黄汤？这需要从上下文的病情理解。此条开首说"十日已去，脉浮细而嗜卧者"，病在太阳时间已经较长，脉虽见浮，却是浮而细且见嗜卧，即是病后的虚象，是表证已解，假若直接理解后文，见"脉但浮"而不见"细而嗜卧"，则说明病仍在表，仍要发汗，但以何方发汗则需要视具体病情而定。再比较前文"胸满胁痛者"用小柴胡汤，当是在前面"脉浮细"的基础上再见"胸满胁痛"，属正气偏虚而转入少阳，因而以小柴胡汤。假若单见脉浮且胸满胁痛，而不是脉浮而细，说明正气不虚，病仍在表，当须发汗。发汗仍遵 36 条，因胸满属于肺气郁闭较甚，因而以麻黄汤治之而非葛根汤。

37 条用麻黄汤，当与 266 条对举："本太阳病不解，转入少阳者，胁下硬满，干呕不能食，往来寒热，尚未吐下，脉沉紧者，与小柴胡汤。"此条已经转入少阳，见脉沉而紧，假若仍在表，麻黄汤证则见脉浮而紧，一表一里，应当鉴别。

3.《伤寒论》第 46 条（附：第 55 条）

"太阳病，脉浮紧、无汗、发热、身疼痛，八九日不解，表证仍在，此当发其汗。服药已微除，其人发烦，目瞑，剧者必衄，衄乃解。所以然者，阳气重故也。麻黄汤主之。"

此条中间一段"服药已微除……阳气重故也"，属插文自注句，"麻黄汤主之"应紧接"此当发其汗"之后。此条用麻黄汤，显然是因为见"身疼痛"，说明表郁更重，有入里郁肺的趋势，因而用麻黄汤。其后的自衄可以助证，仲景还自注解释，乃因"阳气重"，即是阳气郁滞较重的意思。因此在第 55 条说："伤寒脉浮紧，不发汗，因致衄者，麻黄汤主之。"若见自衄而脉仍浮紧，仍可以麻黄汤治之。

4.《伤寒论》第 51 条

"脉浮者，病在表，可发汗，宜麻黄汤。"

此条虽然简要地说病在表发汗宜麻黄汤，可是在太阳病均应见脉浮，假若单见脉浮即用麻黄汤，岂有此理？本条实则从上文而来。在 50 条说："脉浮紧者，法当身疼痛，宜以汗解之。假令尺中迟者，不可发汗。"见"身疼痛"，当属麻黄汤证，若见尺脉迟则属里虚不可发汗，脉浮才可用麻黄汤。

5.《伤寒论》第 52 条

"脉浮而数者，可发汗，宜麻黄汤。"

此条亦与 49 条作对举："脉浮数者，法当汗出而愈。"此条重点当为"脉数"，为何见脉数？《辨脉法》云："若脉浮而数，按之不芤，此人本不虚。"又说："脉浮而数，浮为风，数为虚，风为热，虚为寒，风虚相搏，则洒淅无寒也。"可知就仲景脉法而言，数脉属虚，可是并非本虚的虚，乃是相对阳气亢盛的虚。再看《金匮要略》第十七篇第 3 条："问曰：病人脉数，数为热，当消谷引食，而反吐者，何也？师曰：以发其汗，令阳气微，膈气虚，脉乃数，数为客热，不能消谷，胃中虚冷故也。"这条亦见数脉，是因误汗伤阳气后，数脉仍在，此数脉为"客热"引起，即是因虚而致的热。《伤寒论》134条亦云："太阳病，脉浮而动数，浮则为风，数则为热，动则为痛，数则为虚。"此清晰地说明了脉数可主虚热之意。

回看《伤寒论》第5条："伤寒一日，太阳受之。脉若静者，为不传；颇欲吐，若躁烦，脉数急者，为传也。"脉数急为欲传变之脉，若见脉浮而数，当属证从太阳传变阳明的过程，由于表气郁滞较重，可是正气逐渐无力抗邪，不能驱邪在外，因而逐渐入里化热。52条的"脉浮而数"，当与49、50条的"尺中脉微，此里虚"，"尺中迟者……营气不足，血少故也"相鉴别。在《辨脉法》中说："寸口脉浮为在表，沉为在里，数为在腑，迟为在脏。"后在《平脉法》中又说："诸阳浮数为乘腑，诸阴迟涩为乘脏也。"可知仲景以数脉与迟脉相对，以示表里之别。52条的浮数脉属阳，有转入阳明之势，但仍在表，仍可以发汗治之。52条承袭50条而来，仍当见"身疼痛"，故选择麻黄汤而非葛根汤。

6. 《伤寒论》第232条

"脉但浮，无余证者，与麻黄汤。"

此条在阳明病篇，亦非指单见脉浮即可用麻黄汤，参考前231条："阳明中风，脉弦浮大……外不解。病过十日，脉续浮者，与小柴胡汤。"此条先是"阳明中风"，阳明病兼有表而病重于里，初见"脉弦浮大"，及后"病过十日，脉续浮"，当以小柴胡汤治之，可是若单见浮脉而没有弦，则邪不在少阳，再加上"无余证"，可知亦不在阳明，属邪从里出表，可用发汗治之。为何选用麻黄汤？由于病情由阳明里出表而近于里，当以麻黄汤为宜，非单纯发汗适合，故不以葛根汤。此条与前述37条的病情相似，只是一者由表入里，一者由里出表，仲景以揭示传变之法。

7.《伤寒论》第 235 条

"阳明病，脉浮、无汗而喘者，发汗则愈，宜麻黄汤。"

这与 232 条相似，先是阳明病，再而见脉浮、无汗而喘，即阳明转出太阳伤寒，因肺气郁闭较甚故用麻黄汤，实则与 36 条相对应。值得一提的是，前第 234 条用桂枝汤，是因为见"脉迟、汗出多、微恶寒"，脉迟用桂枝汤，是因为"迟为在脏"属阴，即阳气偏虚，病位偏里，此时阳明出表，则不可以麻黄汤重发汗，应当以桂枝汤治之。

六、深入讨论

1. 葛根汤属太阳病的代表方

太阳病的典型特征是"太阳之为病，脉浮、头项强痛而恶寒"，其中"头项强痛"、"恶寒"是其典型证候，比较太阳中风与伤寒，中风在第 2 条见"恶风"，伤寒在第 3 条则见"恶寒"，显示太阳伤寒更接近太阳病的典型表现。再看葛根汤证在 31 条见"项背强几几"，这与"头项强痛"意思基本相同，是太阳病的典型表现。由此推论，葛根汤除了为太阳伤寒的代表方外，更可以说是典型太阳病的代表方。

或问：在桂枝加葛根汤证，亦见"项背强几几"，为何其方不是太阳病的代表方？桂枝加葛根汤证出自《伤寒论》14 条："太阳病，项背强几几，反汗出恶风者，桂枝加葛根汤主之。"其中强调"反汗出恶风"，意思就是太阳病理当无汗恶风，可是见到汗出，更表明了太阳病的典型特征，应该是以"无汗恶风"的葛根汤证为其核心。

这与六经的提纲证是一致的。例如，在阳明病的提纲证，《伤寒论》180 条："阳明之为病，胃家实是也。"阳明病亦包括了阳明中寒证，可是阳明病却单以"胃家实"的胃热盛实作提纲，可见提纲证的意义，在于揭示该经病变的最典型类型。

在太阳病中，则以太阳伤寒表实证代表太阳病的最典型类型。这亦与《伤寒杂病论》中以"伤寒"作为命名的意思一致，在各种外感病中，不选择"中风"或"温病"，是由于伤寒在外感病初起中病情较重、传变迅速。既然太阳伤寒是太阳病的典型类型，则葛根汤证自然属太阳病的最典型类型。

2. 桂枝加葛根汤证的缺方问题

桂枝加葛根汤出自《伤寒论》第 14 条，可是在条文后的方药，宋版《伤寒论》所载的则是葛根汤原方，实则在整个《伤寒论》中，并未出现桂枝加葛根汤原方，原文有被后世修改过的痕迹。再参唐本《伤寒论》，本条作："太阳病，项背强几几，而反汗出恶风，桂枝汤主之。"《金匮玉函经》亦与唐本《伤寒论》一致，由此推测，第 14 条或许本作桂枝汤而非桂枝加葛根汤，因此并无新方。

当然，以上推测尚无更多考证资料，难以定论，但以此角度尝试理解上下文的关系，可发现其合理性。在太阳病篇第 12 条引出桂枝汤，该条症见发热、自汗出、恶风寒、鼻鸣干呕，继而到 13 条，除前症状外加上了"头痛"，再到第 14 条，出现"项背强几几"，如此可以理解为太阳中风证由轻到重的过程，逐渐接近太阳病提纲的"头项强痛而恶寒"的典型特点，均可以桂枝汤治之。

这种病证逐渐加重，却用相同方药治之的条文，在《伤寒论》中多次出现。例如，五苓散证出自 71 条，见"脉浮、小便不利、微热、消渴者"，继而在 72 条见"脉浮数、烦渴者"，再而 74 条见"渴欲饮水，水入则吐者，名曰水逆"，乃是水停逐步加重的体现，可是均以五苓散原方治之。再如，栀子豉汤出自 76 条，见"虚烦不得眠，若剧者，必反复颠倒，心中懊侬"，此条之中已经有轻重之别，继而在 77 条见"烦热胸中窒"，78 条见"身热不去，心中结痛"，程度逐渐加重，可是仍然以栀子豉汤治疗。病情虽然逐渐加重，可是病机依然相同，则仍然使用同一首方治疗，是仲景常用的法则，以示该方适用范围。

因此，在《伤寒论》14 条的原文，或许当为桂枝汤更为符合原意。当然，从病机发展的过程来理解，在太阳中风过渡到太阳伤寒表实的这一过程，由桂枝汤证初未见"项背强几几"而只见汗出恶风，到葛根汤证见"项背强几几，无汗恶风"的进程中，若见"项背强几几，汗出恶风"的中间类型，给予桂枝加葛根汤亦为合理。从桂枝汤到桂枝加葛根汤，再到葛根汤三方的演变关系，可以明确邪气郁滞、寒邪束表逐渐加重的过程，使用相应方药加减。

3. 表郁轻证用麻黄汤的原因

表郁轻证的桂枝麻黄各半汤、桂枝二麻黄一汤等合方，若是指太阳中风与伤寒之间的轻证，为何选用桂枝汤与麻黄汤的合方，而非桂枝汤与葛根汤的合方？

实际上，假若是太阳中风与太阳伤寒之间的过渡证，应该是以桂枝加葛根汤为宜；若是太阳中风的轻证，则继续用桂枝汤即可。因此需要理解"表郁轻证"的实质含义，第23条的证候特点，在于"太阳病，得之八九日，如疟状，发热恶寒，热多寒少……一日二三度发"，"面色反有热色者……身必痒"，此等证候表明病位在表，却非太阳中风与伤寒的营卫不和，而属于在表的气机郁滞，且正气偏虚，因此不可以正常发汗，只需要"小发汗"即可。

若以桂枝汤与葛根汤合方，因为葛根汤中亦包括了桂枝汤，实则等同以葛根汤治之，亦即单纯走表的正常发汗之法，并非小发汗。因此，这时改以桂枝汤合麻黄汤，由于麻黄汤属表中之里，发汗的力量相较葛根汤为弱，麻黄汤配伍杏仁而不用生姜，亦有使药入里之势，牵制发汗之力，配上桂枝汤且两方减量，发汗力量较单纯用桂枝汤减弱，共奏"小发汗"之功。

七、总结

综合以上论证，太阳伤寒代表方应属葛根汤，麻黄汤则为次。此与主流观点，认为"麻黄汤属伤寒本证、葛根汤属兼证"的看法基本相反。

葛根汤属于太阳伤寒，甚至是太阳病的代表方，专治太阳伤寒表实证；麻黄汤相较葛根汤发汗力稍弱，能发散表郁而重于解除肺气郁闭；桂枝加葛根汤则可理解为太阳伤寒与中风之间的过渡类型。以此角度，对于全面理解太阳病的传变规律，有重要意义。

[本文曾发表于《河南中医》，2011，31（6）：569 - 571. 原题目为《论葛根汤属太阳伤寒代表方》]

越婢汤属太阳温病代表方

《伤寒论》太阳病的本证，包括了伤寒、中风与温病三大类。一般认为，伤寒的代表方是麻黄汤、中风的代表方则是桂枝汤，可是太阳温病却没有代表方，以致后世一直忽视《伤寒论》中的温病内容。笔者认为，太阳温病的代表方应为越婢汤，以下详论其依据。

一、表郁轻证三方启示

《伤寒论》中用于表郁轻证的三方（见《伤寒论》第23、25、27条），其中桂枝麻黄各半汤与桂枝二麻黄一汤，均是桂枝汤与麻黄汤的合方，是由于表郁轻微，只见发热恶寒如疟状，前者是"一日二三度发"，后者则是"一日再发"，是表郁程度轻重之别，属微邪在表，此时选用桂枝汤与麻黄汤均不适合，用则发汗太过，因此两方减少用量，合方治之。

桂枝汤主治太阳中风，麻黄汤主治太阳伤寒，此皆学界共识，由此再看表郁轻证第三方"桂枝二越婢一汤"，为何表郁轻证需要以桂枝汤与越婢汤合方？此处提示，太阳病本证的第三种类型"太阳温病"，其代表方或当为越婢汤。

二、越婢汤与大青龙汤治表气郁与表水郁比较

大青龙汤除了治疗伤寒表实、表气郁滞的重证外，亦治疗水气郁滞在表。在《金匮要略》第十二篇第23条："病溢饮者，当发其汗，大青龙汤主之，小青龙汤亦主之。"第2条又说："饮水流行，归于四肢，当汗出而不汗出，身体疼重，谓之溢饮。"溢饮即是水饮停滞肌表，经络壅塞不通，这种病情亦可以用大青龙

汤治疗，由于表气郁滞与水气郁滞在表，病机基本一致，乃是由于在表的气机壅塞不通，只是前者无水，后者有水，因而只要使在表气机通畅，则能同时解决溢饮之证。

大青龙汤能够治疗水气郁滞在表，除了记载于《金匮要略》外，实则《伤寒论》亦有讨论。《伤寒论》中大青龙汤一共有两条，分别在 38 条与 39 条，38 条所载的是表气郁滞的病情，症见"脉浮紧，发热恶寒，身疼痛……烦躁"，可是到了39 条，则变成了"脉浮缓，身不疼但重"，这并非因为表气郁滞均可见脉浮紧或浮缓、疼痛或不痛，而是因病情不同所致。裴永清教授指出，39 条属于"表邪郁闭致使水湿之气闭郁于表的证情……浮主表，说明病邪和病位在表，缓主湿、主水气（见《伤寒论》第 187 条、《金匮要略·黄疸病脉证并治》），浮缓相合，则主外邪闭郁于表，水湿之邪郁阻于表……因水湿之邪闭郁故觉身沉重"。

由此再看越婢汤，其本义虽然是治疗水郁在表，可是参大青龙汤的例证，则越婢汤亦能治疗气郁在表之证。越婢汤出自《金匮要略》第十四篇第 23 条："风水恶风，一身悉肿，脉浮，不渴，续自汗出，无大热，越婢汤主之。"水气病篇第 1 条更说："风水其脉自浮，外证骨节疼痛，恶风。"可知由于水湿停滞在表，表气郁滞严重，以致一身俱浮肿、骨节疼痛，这与大青龙汤的病机基本相同，致使水气停滞有轻重之别，越婢汤的水气更重，见周身浮肿。以此角度推理，大青龙汤能治疗表气郁引起的外寒内热，又可以治疗水气郁滞在表，那么越婢汤既然能够治疗水气郁结在表重证，也应当能够治疗表气郁滞严重的表里俱热。

三、越婢汤与大青龙汤方药配伍比较

大青龙汤治疗太阳伤寒的外寒内热证，其内热的原因，是由于表气闭郁较重，卫气在上焦不通，阳郁而生热。以大青龙汤方药组成与越婢汤比较（见表 1）：

表1	大青龙汤与越婢汤方药组成与用量比较						
方剂	麻黄	石膏	生姜	大枣	甘草	桂枝	杏仁
大青龙汤	六两	如鸡子大 （约四两）	三两	十二枚	二两	二两	四十个
越婢汤	六两	半斤	三两	十五枚	二两	/	/

从比较可见，越婢汤的药物组成均包含在大青龙汤之内，可证越婢汤作用亦在表。仔细比较两方药物组成，大青龙汤配上桂枝、杏仁，以取麻黄汤之意，而大青龙汤中麻黄用量相较麻黄汤更重，可知大青龙汤表郁更甚。越婢汤中重用石膏半斤（即八两），相较大青龙汤只用石膏约四两，可知越婢汤清热发表之力更强。

麻黄与石膏配伍，属"发越郁阳"之法，麻黄辛温力猛，配上石膏之辛寒，使热郁外透。大青龙汤中麻黄比石膏用量大，病机属外寒内热，功效解表清里，宣透热郁。而越婢汤中石膏比麻黄用量更大，可知病机已经不是单纯里热，而是表里俱热，以表热为重，石膏之辛寒配上麻黄之辛温，共奏达表之功，实则等同后世所谓"辛凉解表"之法。

四、太阳温病病机分析

太阳温病的病机，一般认为"它是由感受温热病邪所引起的一种外感病"，或认为是"由外感热邪引起，或由伏气化热，自内而发"。不管它是否因寒化热，太阳温病肯定是热邪引起的，由于中医强调"正气存内，邪不可干"，病性是正邪交争互相作用下的结果，因此不能单看邪气一方面，要考虑正气因素的影响。

从太阳病的本证三大类型来看，太阳中风与太阳伤寒，是表虚与表实的关系，这虚与实反映着素体正气强弱状况。正气相对偏虚，感受外邪，则产生太阳中风证；正气相对较强，感受外邪，则产生太阳伤寒证。从这角度出发，太阳病本证在《伤寒论》的先后次序，先是列出中风，再而伤寒，最后温病，可理解为正气由弱到强演变过程中的三种类型，可以说是轻、中、重的三种区别。假若素体正气强甚，感受外邪，则能出现太阳温病。

这一点亦在大青龙汤证中得到证实。大青龙汤是太阳伤寒表实证的演变证，是从麻黄汤演变而来的，当伤寒表实的表郁更重，则会见化热而用大青龙汤。那么，在大青龙汤证的基础上，表郁进一步加重，则见表里俱热，以越婢汤治之。

五、太阳温病证候分析

表郁严重而引起表热，因而出现"发热而渴"，这种发热是由于正邪交争在表激烈而引起的。"渴"一方面可以理解为热伤津液而渴，进一步可理解为表郁严重，导致肺气宣降失司，使三焦水液不通而出现口渴。因邪热在表而"不恶寒"。

另外，太阳温病应见有汗还是无汗？这点可参看太阳中风与伤寒。太阳伤寒应见无汗，可是在《伤寒论》第 3 条中"太阳病，或已发热，或未发热，必恶寒、体痛、呕逆、脉阴阳俱紧者，名为伤寒"，并未见"无汗"，这是因为在第 2 条中"发热、汗出、恶风、脉缓者，名为中风"，已经指出中风有汗，则伤寒应为无汗。由此推论，太阳温病表郁更甚，亦当为无汗。

这可在越婢汤的条文中进一步论证。《金匮要略》23 条所说的"续自汗出"，一般认为指越婢汤证当见自汗，实际上这句话重点在"续"字。例如《伤寒论》48 条："发其汗，汗先出不彻，因转属阳明，续自微汗出。"这里是本来汗出不畅，继而转成自汗，因此"续"字是"继而"的意思，可见"续自汗出"是指本来是无汗，或汗出不畅，逐渐转变为自汗出。风水自汗出的原因，是因为水气停滞在表，假若表气稍有疏松，就像大青龙汤证在《伤寒论》39 条所说的"乍有轻时"意思一样，正邪交争稍有正胜邪衰的时候，表气郁滞减轻则能够自汗出。

因此，在没有水气郁滞的太阳温病上，从病机来看，一般当见"无汗"或"汗出不畅"。"无汗"的原因是表郁较重，"汗出不畅"的原因是邪热在表而火性上炎，腠理疏松，因此，在表郁稍轻的时候，也当见汗出，只是同时有表气郁滞的矛盾，因而汗出时有时无、"乍有轻时"。也许这亦是在太阳温病没有列明有汗与无汗的原因，因为这并非辨证的关键点。

六、太阳温病的传变

太阳温病，是以表热为重点，因此，用以辛寒的石膏为主的越婢汤辛凉解表。《伤寒论》中治疗温热病，贯穿着运用石膏以清热，比较多个含有石膏的方证，则可了解太阳温病的传变规律。

表2　　　　　**以石膏配伍的多首经方用量比较**

方剂	石膏	麻黄
桂枝二越婢一汤	二十四铢（即一两）	十八铢
小青龙加石膏汤	二两	三两
大青龙汤	如鸡子大（约四两）	六两
厚朴麻黄汤	如鸡子大（约四两）	四两
越婢汤	半斤	六两
麻杏甘石汤	半斤	四两
白虎汤	一斤	/
竹叶石膏汤	一斤	/

上表以石膏用量由轻到重的顺序列出多首经方，从桂枝二越婢一汤到小青龙加石膏汤，再到大青龙汤、厚朴麻黄汤，石膏用量逐渐加重，可知其表气郁滞与里热逐渐加重，到了越婢汤，则是表郁的高峰，石膏配上《伤寒论》中用量最大的麻黄，以辛凉解表。

在越婢汤之后的麻杏甘石汤，虽然也应用石膏半斤，但由于配伍麻黄，用量减少为四两，因此病位主要不在表，而在里热壅盛。

到了白虎汤证用石膏一斤，这是《伤寒论》中运用石膏的最大剂量，里热最重，表里俱热而重于里，正好与越婢汤的表里相对应，因此不用麻黄，改用知母配石膏，直清里热。

至于最后的竹叶石膏汤，虽然石膏仍然用一斤，可是由于竹叶石膏汤证用于"伤寒解后，虚羸少气"的劳复，属于温热病后期阴伤，可是余热未清，于是仍需要以石膏清热，但是因为正气偏虚、阴液亦伤，不能再配以苦寒的知母，改配以竹叶、麦冬等药，以清热养阴。

顺带一提，竹叶石膏汤基本上包含了整个麦门冬汤的药物组成，只去了大枣而用量不同。麦门冬汤重用麦冬七升，且增加半夏、人参的用量，可知其属于温热病病后，火热伤阴而余热较轻，因而不用石膏，而单用麦门冬汤下气降逆，养阴润燥。

七、关于太阳温病"不恶寒"的矛盾

太阳病提纲，《伤寒论》第一条"太阳之为病，脉浮，头项强痛而恶寒"。太阳病的要点为"恶寒"，可是到了太阳温病，则见"不恶寒"，假若不恶寒，则不符合"太阳病"的定义，如此矛盾如何解释？大部分医家在解释本条时认为不恶寒应为"微恶寒"才合理，此说并无原文依据。

首先，理解六经的提纲证，并非为了概括六经的所有内容。例如，阳明病的提纲，《伤寒论》第180条："阳明之为病，胃家实是也。""胃家实"当指胃实热证，假若以胃家实作为阳明病的定义，则"阳明中寒"亦超出定义范围。又如《伤寒论》263条："少阳之为病，口苦，咽干，目眩也。"然则在96条小柴胡汤证，亦未见此等证候。276条太阴病之中用桂枝汤，亦非太阴病提纲所能概括。甚至亦可以说，第2条的太阳中风只见"恶风"，未达到太阳病提纲"恶寒"的定义要求。

实际上，提纲证条文的内容，是指该经病病机特点最典型的类型。例如，阳明病则以胃家实为特点，以胃家实的阳明腑实证作为该经病的典型类型，如《伤寒论》181 条后段说："不更衣，内实大便难者，此名阳明也。"因此，太阳病的提纲证，以"恶寒"为重点，亦即以"太阳伤寒"此一类型作为太阳病的最典型类型，即正邪交争在表较为激烈，是表证的典型类型。从这一角度理解，太阳中风、太阳温病，均非太阳病中最为典型的类型，但是仍然属于太阳病的范围，用以识别太阳病的病机发展、传变途径。

太阳温病，为何出现不恶寒？从前述太阳温病的传变过程可知，越婢汤的表热继续发展，可演变为阳明病。在阳明病篇第181 条前段说："何缘得阳明病？答曰：太阳病，若发汗，若下，若利小便，此亡津液，胃中干燥，因转属阳明。"这说明了太阳病的来路。继续在 182 条再说："阳明病外证云何？答曰：身热，汗自出，不恶寒反恶热也。"48 条亦说："因转属阳明，续自微汗出，不恶寒。"阳明病的特点是身热而不恶寒，正好也是太阳温病"发热而渴，不恶寒"的特点。在太阳温病与阳明病均见不恶寒，两者区别的重点，太阳温病应无汗，阳明病则自汗出明显。如在 185 条说："伤寒发热无汗，呕不能食，而反汗出濈濈然者，是转属阳明也。"本来在太阳伤寒时见无汗，转入阳明之后见汗出，可知病已经入内。

假若以后世温病学的角度理解，温病邪热在表，当见不恶寒。如《温病条辨》上焦篇第 4 条中段说："但热不恶寒而渴者，辛凉平剂银翘散主之。"不恶寒当为表热证的典型特征。至于温病初起亦可见恶寒，可从《伤寒论》的角度理解。183 条曰："病有得之一日，不发热而恶寒者，何也？答曰：虽得之一日，恶寒将自罢，即自汗出而恶热也。"这里的"病得之一日"，即是阳明病初起，邪气从太阳转入（参考条文第 181 条），为何可以见恶寒？这就是因为病初起，正邪交争尚未激烈，表郁滞相对较轻，因而仍可见恶寒。此即是从太阳中风或伤寒转变为太阳温病的过程，完全变成温病之后则不恶寒。因此，《温病条辨》在上焦篇第 4 条前段说："太阴风温，温热、瘟疫、冬温，初起恶风寒者，桂枝汤主之。"吴鞠通这里用桂枝汤，当是指这种从太阳中风演变为太阳温病的过程。

总而言之，太阳温病的典型证候应为不恶寒，只是在转化的过程中，表气郁滞转化生热，可以先见恶风、恶寒，再而微恶风寒，再而变成不恶寒。恶寒与否，从疾病发展的来路以及正与邪两方面来理解，则更为全面。

八、越婢汤方名及其病机意义探讨

"越婢"一词，一直以来有多种解释，似乎尚未让人满意，在上篇讨论了整个太阳温病与越婢汤的方义后，继续讨论"越婢"一词的含义，有助理解方证原意。

1. 关于"越"字

《说文解字》解释："越，度也。"即是由此处过渡到别处的意思。仲景书中，除了在越婢汤诸方使用"越"字外，尚出现过4处。《伤寒论》48条说："若发汗不彻，不足言，阳气怫郁不得越。"此就是因为阳气郁滞，发汗不足使阳气不能超越其怫郁。218条，"而反发其汗，津液越出，大便为难"，津液本应在内，而反因发汗所伤而外溢，因而称为越出。再参213条"阳明病，其人多汗，以津液外出"，可知"越出"与"外出"义同。再看236条，"阳明病，发热、汗出者，此为热越，不能发黄也"，因为热能够外越，而不是郁滞在内，因而不发黄。再看《金匮要略》第一篇第2条："千般疢难，不越三条。"此是不超过、超出三条的意思。因此总结，越婢汤的"越"字，是指"超越"、"外出"、"度过"的意思。

2. "越"与发越郁阳

越婢汤要"超出"什么？这可以从大青龙汤得到启示。第39条说："大青龙汤发之。"整个《伤寒论》之中，唯独大青龙汤这一条文说"发之"，而非主之、与之。"发之"的意思，提示大青龙汤用在39条的特殊意义，是发散在表的水气郁滞。"超越"必须是超越中间的一堵障碍，而大青龙汤在39条的证情就是水气郁滞在表，而且郁滞较重，因而需要以重剂大青龙汤向外发散其水气，因此称为"发之"。这也与38条大青龙汤证不同，由于38条的证情并非水气停滞，无物阻碍，不用强调"发之"，因此，后世多指麻黄与石膏的配伍为发越郁阳，在张仲景而言则专指发越由于水气停滞而引起的阳气郁滞，越婢汤的"越"亦取这一含义。

3. 关于"婢"字

婢在《说文》中曰："女中之卑也。"女之卑，即婢是指妇女中最卑微的，或者指受奴役的女子，或为妇女的谦称。当然，从这一角度理解，似乎无法解释其意，但若从中医理论思考，男女之中女为阴，而"女中之卑"则可以理解为"阴中之阴"。再联系《黄帝内经》，《素问·阴阳离合论》说："天覆地载，万物方生，未出地者，命曰阴处，名曰阴中之阴……帝曰：愿闻三阴。岐伯曰：外者为阳，内者为阴，然则中为阴，其冲在下，名曰太阴，太阴根起于隐白，名曰阴中之阴。"这里"太阴根起于隐白"，是指足太阴脾经，因此亦可以说，婢是比喻"脾"。

4. "婢"与脾气散精

为何跟脾有关系？这与脾的生理功能有关。《素问·经脉别论》云："饮入于胃，游溢精气，上输于脾。脾气散精，上归于肺，通调水道，下输膀胱。"在水液输布的过程中，脾气是负责散精的，将水气上归于肺，假若脾气不能散精，会出现《金匮要略》十二篇第5条所说的"水在脾，少气身重"，或16条所说的"脾水者，其腹大，四肢苦重，津液不生，但苦少气，小便难"。从身重、四肢苦重的特点来看，是由于脾气不能散精，因而水气泛滥，停滞在肌表，亦即可出现溢饮、风水之证。因此，在桂枝二越婢一汤的方后，林亿的校正注语里亦说："越婢汤方，见仲景杂方中，《外台秘要》一云起脾汤。"这说明越婢汤与"脾"有密切关系，"起脾"即"助脾升散精气"。

5. 越婢汤能升发脾阳

越婢汤出自《金匮要略》水气病篇，本身治属风水，与上文所论相合。越婢汤证在水气病篇的病机，虽然是水气停滞在肌表，可是从《金匮要略》主要讨论内伤杂病而非外感病的角度看，越婢汤的水气停滞肌表，其水气停滞的根本原因是脾气虚不能散精。越婢汤中亦用生姜、红枣、炙甘草的配伍，可知其方亦考虑中焦脾胃营卫化生，而且大枣特别使用十五枚，而非一般姜枣草配伍的十二枚，此一用量除了在越婢汤类方使用外，只用在茯苓桂枝甘草大枣汤中，可知重用大枣的作用为健脾以制水。

因此，风水越婢汤证的病机，除了水气郁滞在表，其本为中焦脾气虚弱，导致水气停滞，故此用越婢汤以发越水气阻滞，同时亦升发脾阳之气，以达"上焦得通，津液得下，胃气因和，身濈然汗出而解"（《伤寒论》230 条），实属疏通中上二焦、脾肺之气，以达三焦通畅。

6. 越婢汤治太阳温病乃异病同治

但是，此一病机含义，是解释风水表实证的，若越婢汤用在太阳温病，表郁化热而无水停，则不算是严格意义上的发越郁阳，正如大青龙汤在第 38 条并非"发之"一样。

以越婢汤治疗太阳温病，与治疗风水病机不同。风水病其本在于脾气偏虚而导致水气停滞肌表，太阳温病则因表气郁滞严重，病本在上焦肺卫郁闭而生热，由于肺气宣降失常，脾气散精亦受阻。由于营卫之气生于脾胃，越婢汤治疗太阳温病，仍然配伍姜枣草，以助中焦脾气升发，助宣透表郁，以取脾肺相生之意。因此，越婢汤治疗风水与太阳温病，乃异病同治，虽然方药相同，但病机与方药功效解释各异。

顺带一提，由于越婢汤治疗太阳温病时，所用的并非发越郁阳，因此不当称为越婢汤。该处方的命名，从太阳中风、伤寒用桂枝汤、麻黄汤、葛根汤等来说，为以方中主药命名，则越婢汤当称为"石膏汤"更为合适。另外，越婢汤原方大枣用十五枚，但用在太阳温病时，由于脾气本身不虚，或应改用一般用量，即十二枚。

九、太阳温病与后世温病的关系

后世温病学说，是在《内经》《伤寒论》等经典的基础上发展而来，一般认为温病学补充了《伤寒论》在温病治疗上的不足。可是，由于过去大部分医家未曾认识太阳温病能以越婢汤治疗，因此在辛凉解表的大法上，对《伤寒论》有所误解，认为《伤寒论》不能治疗表热证。在越婢汤能治太阳温病的基础上，比较太阳温病与后世温病，将能更明确两者的关系。

1. 温病病性的同一性

现在温病的定义，一般为"感受温邪而引起的，以发热为主症，多热象偏重、易化燥伤阴等特点的一类急性外感热病"，以此角度回看太阳温病，以及到阳明病的传变，均符合上述定义。从越婢汤开始，治疗温病在表；到白虎汤则是温病学与《伤寒论》皆常用的方剂；再到竹叶石膏汤的清热养阴；再到麦门冬汤的养阴润燥，清除余热。可见，温病"热象偏重、易化燥伤阴"等一系列传变过程，在《伤寒论》中已经清楚展现，与后世温病学并无差异。

在过去不少医家强调，太阳温病是"因寒化热"而引起，与后世温病学的热邪引起具有差异。这种"热化"观点，在《伤寒论》之中并无明确记载，太阳温病是否必然是"寒邪入里化热"，抑或是直接感受"热邪"，没有清楚说明。可是，按照太阳中风、伤寒、温病这三种并列的关系来看，《伤寒论》所重视的，是表气郁滞与否，是"正邪交争"相互作用的结果，重视素体正气强弱与否的问题。故此，从中医角度看，没有独立的"邪气"存在，而只有病性可以辨别。

因此，太阳温病不管外感邪气来路为何，其病性属表热是肯定的，这一点与后世温病学完全一致。

2. 温病治法的统一性

治法上，吴鞠通说，在银翘散的方论上，"温病忌汗，汗之不唯不解，反生他患"。温病忌汗，那么越婢汤中用重剂麻黄，是否属发汗解表？与后世温病学是否有所矛盾？

这一点是否定的。《伤寒论》第6条说："若发汗已，身灼热者，名风温……若被下者，小便不利，直视失溲；若被火者，微发黄色，剧则如惊痫，时瘛疭；若火熏之，一逆尚引日，再逆促命期。"本条强调，太阳温病不可以用汗法、下法、火法、熏法，这些都会造成误治。因为温病在表，必须要采用辛凉宣透的方法，汗、下、火、熏法均会加重病情。张仲景还特别强调温病禁汗的重要性，专门给误汗的变证赋予病名"风温"，并且详细刻画其证候，"风温为病，脉阴阳俱浮，自汗出，身重，多眠睡，鼻息必鼾，语言难出"，可以想象，在张仲景时代，已经有许多太阳温病而误汗的情况，因而仲景要额外花笔墨来描述这种病况，提示后人切勿误治。

这一点还可以在方后注中得到助证，本书《太阳病篇"非发汗"解表方》一文中，指出发汗解表的经方，在其方后注中均有列明"覆取微似汗"或类似句法，而在越婢汤方后注中，并无要求温覆，可知其功效并非发汗。

在越婢汤中，由于以重剂石膏配上麻黄，抑制了麻黄辛温宣散之性，取其辛散之味配以石膏之辛寒，共奏辛凉透表之功，以透邪外达、调和营卫为要务，重点目的在宣透。

在方药的使用上，虽然与后世温病在表的代表方——银翘散的药物组成完全不同，但是实际上两方所针对的病情、治法基本相同。因此可以说，越婢汤就是张仲景手上的辛凉解表代表方。

3. 太阳温病与后世温病在表的差异

假若单以越婢汤与银翘散作比较，在治疗"太阳温病"与吴鞠通的"太阴温病"时，尚有细微的差异。

在证候与病机上，吴鞠通的太阴温病，在《温病条辨》上焦篇第3条说："太阴之为病，脉不浮不紧而动数，或两寸独大，尺肤热，头痛，微恶风寒，身热自汗，口渴，或不渴而咳，午后热甚者，名曰温病。"从证候表现来说，虽然有部分证候，如"两寸独大"、"尺肤热"、"午后热甚"在太阳温病中没有论述，但按病机同一性，太阳温病亦可出现，而其中"自汗"这一症状，则是两证稍有不同之处。因太阳温病重点是表郁严重，当出现"无汗"或"汗出不畅"（参考上篇讨论）。若"汗出"为太阴温病必然见证，则说明太阴温病相对于太阳伤寒，表郁较轻，太阴温病或可称为"表虚表热证"，太阳温病则为"表实表热证"。

4. 越婢汤与银翘散的差异

在方药上，虽然银翘散的用药总体量较轻，可是药物数量较多，且用散剂多次灵活频服，所以在用量上难以与越婢汤作比较。而在组上，两方则同中有异。银翘散中使用清热解毒的银花、连翘、竹叶，配上辛温的荆芥、淡豆豉，辛凉的薄荷、牛蒡，再配上甘草、桔梗宣肺利咽，与越婢汤比较，银翘散的银花、连翘、竹叶配荆芥、淡豆豉，与麻黄、石膏配伍相似，均为寒凉药配伍辛温药，以起宣散作用。不同的是，银翘散中用的连翘、桔梗、牛蒡味苦，而越婢汤中则无苦味之品，专一以辛凉。银翘散选用竹叶、薄荷与牛蒡等辛凉透表药物，则为越婢汤方义所不具；越婢汤中用姜枣草配伍，以升发脾气，则为银翘散所不具。

因此，两方方义同中有异，以不同角度治疗相同病机的疾病，突显出中医异病同治之特点。

十、结论

越婢汤是太阳温病的代表方，此一发现填补了《伤寒论》理论的一大缺失，补充了太阳温病治疗方药，揭示了中风、伤寒、温病为太阳病本证之三纲鼎立，以及温病从太阳传变阳明的演变过程。

太阳温病与后世吴鞠通的太阴温病，两者病机基本相同，只是在具体用药上稍有差异，因此应打破寒温之争，正确理解《伤寒论》与后世温病学的发展关系。

[本文曾发表于《中华中医药学刊》，论越婢汤属太阳温病代表方（上），2011，29（12）：2756－2758；论越婢汤属太阳温病代表方（下），2012，30（1）：188－190. 收载时内容有所修改]

表郁轻证并非病情较轻

表郁轻证的三方之中，桂枝麻黄各半汤与桂枝二麻黄一汤（下称桂麻各半与桂二麻一），主流认为是桂麻各半证的表郁较重，可是从两方的服用量作比较，却发现桂二麻一汤证的表郁应为更重，如何理解此一矛盾？再者，桂枝二越婢一汤（下称桂二越一）写明"不可发汗"，可是却属于小发汗之剂，如何解释这问题？以下详细探讨。

一、表郁轻证三方用量分析

从方药的原方用量比较，一般认为桂麻各半的用量总体相较桂二麻一要大，可是由于两方的煎服方法不一样，桂麻各半是分三次服，另外两方则分两次服，因此，以每一次具体服用量作比较，更能反映实际方药功效。

表3　表郁轻证三方方药用量比较表（按一两 = 15.625g 折算）

方名	用量	桂枝	芍药	甘草	生姜	大枣	麻黄	杏仁	石膏
桂枝麻黄各半汤（分三次服）	原方量	一两十六铢	一两	一两	一两	四枚	一两	二十四枚	/
	折算量	26g	15.6g	15.6g	15.6g	10g	15.6g	9.6g	/
	一次量	8.7g	5.2g	5.2g	5.2g	3.3g	5.2g	3.2g	/
桂枝二麻黄一汤（分两次服）	原方量	一两十七铢	一两六铢	一两二铢	一两六铢	五枚	十六铢	十六个	/
	折算量	26.7g	19.5g	16.9g	19.5g	12.5g	10.4g	6.4g	/
	一次量	13.3g	9.8g	8.5g	9.8g	6.3g	5.2g	3.2g	/

续表

方名	用量	桂枝	芍药	甘草	生姜	大枣	麻黄	杏仁	石膏
桂枝二越婢一汤（分两次服）	原方量	十八铢	十八铢	十八铢	一两二铢	四枚	十八铢	/	二十四铢
	折算量	11.7g	11.7g	11.7g	16.9g	10g	11.7g	/	15.6g
	一次量	5.9g	5.9g	5.9g	8.5g	5g	5.9g	/	7.8g
桂枝汤	一次量	15.6g	15.6g	10.4g	15.6g	10g	/	/	/

先以桂麻各半与桂二麻一作比较。上表所示，桂麻各半的折算用量，除了麻黄与杏仁较桂二麻一的用量大外，桂二麻一的整个桂枝汤方药组成用量，无论在折算量还是一次量，均较桂麻各半用量大，而且两方麻黄与杏仁的用量，在一次量上是一样的。由此可知，桂二麻一总体用量较桂麻各半用量大，且一次量最为接近桂枝汤的用量。

再将桂麻各半与桂二越一比较，桂二越一方中桂枝汤各药物的用量是三方中最轻的。因此，若要以表郁轻重程度进行排列，则以桂二麻一为最重、桂麻各半次之、桂二越一最次。以下对各方证逐一重新考证。

二、桂枝麻黄各半汤

1. 原文分析

桂麻各半出自《伤寒论》23 条："太阳病，得之八九日，如疟状，发热恶寒，热多寒少，其人不呕，清便欲自可，一日二三度发。脉微缓者，为欲愈也；脉微而恶寒者，此阴阳俱虚，不可更发汗、更下、更吐也；面色反有热色者，未欲解也，以其不能得小汗出，身必痒，宜桂枝麻黄各半汤。"

此条中"脉微缓者……更吐也"一段属于插文，是仲景自注句。前段"脉微缓者，为欲愈也"，既然欲愈则不一定要采取治疗。后段则说"不可更发汗"，可是最后却说"以其不能得小汗出"，因此"脉微而恶寒者"亦非桂麻各半的证候。

2. 证候与病机分析

　　原文指出病已经"得之八九日"，按《伤寒论》第 8 条说："太阳病，头痛至七日以上自愈者，以行其经尽故也。"太阳病一般可在七日自愈，若未能自愈，说明素体正气较弱，未能抗邪，因此得病八九日是病情较长，表示正气较弱。

　　23 条的证候，见"如疟状，发热恶寒，热多寒少……一日二三度发"，一天发作两三次的发热恶寒，而以发热为主，恶寒较少，就像疟病一样，这是由于邪气郁滞在表，邪气轻微，因而每当正气恢复，正邪抗争之时，则见发热恶寒。原文说"其人不呕，清便欲自可"，意指没有传入少阳、阳明，病仍在太阳表。

　　"面色反有热色"、"身必痒"是本条重点。参《伤寒论》48 条："二阳并病，太阳初得病时，发其汗，汗先出不彻，因转属阳明，续自微汗出，不恶寒。若太阳病证不罢者，不可下，下之为逆，如此可小发汗。设面色缘缘正赤者，阳气怫郁在表，当解之熏之。"此条的证情，是先在太阳，及后发汗不彻，因而逐渐转入阳明，且表证未罢。在此情况下，由于阳气郁滞在表，因而见"面色缘缘正赤"，实际上与"面色反有热色"当为同一表现，同样以小发汗能够解决。

　　再看"身痒"这一症状，在《金匮要略》第五篇第 3 条说："邪气中经，则身痒而瘾疹。"再看《金匮要略》第十四篇第 2 条："脉浮而洪，浮则为风，洪则为气。风气相搏，风强则为瘾疹，身体为痒，痒为泄风，久为痂癞。"此条在《平脉法》中亦有类似一条："脉浮而大，浮为风虚，大为气强，风气相搏，必成瘾疹，身体为痒。痒者名泄风，久久为痂癞。"身痒是由于"邪气中经"，经是指经络，相对脏腑而言，即病位在肌表，而不在里。后两条所指的"脉浮而洪"与"脉浮而大"意思相近，在《伤寒论》中多处以"脉洪大"并列，指脉体大而且搏动幅度大。"浮则为风"，亦即病在表，而"洪则为气"或"大为气强"，即是指正气亢盛，这里的"强"，就如《伤寒论》95 条"营弱卫强"的"强"，本身不是正气足的强，而是正邪交争、卫气亢奋于外的强盛。因此，这种身痒、瘾疹，是由于邪气中经、风气相搏而引起的。

若要替23条补充脉象，则或为脉浮洪大，而洪大即重按无力之脉。因为正气偏虚而邪气在表，正邪交争则见身痒，或许本证继续发展当见瘾疹，甚至痂癫。可是，仲景并未将脉洪大列为本条证候，似乎意指脉象并非本证鉴别要点，而且在23条原文中强调"脉微缓者，为欲愈"。那么，从表郁轻证到欲愈之间，由脉洪大演变至脉微缓的过程，均可以属于此证的脉象，故此不以脉洪大作为诊断依据。另外，本证或当见"脉浮而迟"，见下面桂二越一病机分析。

3. 治法与方义分析

23条属于正气偏虚而邪留在表，因此要以小发汗之法治之。可是，为何选择"小"发汗，而不再用一般发汗之法？这是因为本身正气偏虚，或如48条，因前已发汗，发汗能伤阳气，而且病情在发汗后仍不解，有所转变，因此不能再以一般发汗之法。

不发虚人之汗，在《伤寒论》当中多次强调。例如49条："若下之，身重、心悸者，不可发汗。"第50条："假令尺中迟者，不可发汗。"86条："衄家，不可发汗，汗出，必额上陷脉急紧，直视不能眴，不得眠。"87条："亡血家，不可发汗。发汗则寒栗而振。"可是，这种正气偏虚，却又微邪在表的情况，又不能不发汗，因此仲景采取了"小发汗"的方法，以轻剂发汗散邪。

看桂麻各半的方药组成，整体用量颇轻，当中桂枝汤的药物用量是桂枝汤原方的三分之一左右，再配上麻黄汤，则使全方专一走表。应留意的是，麻黄汤证是太阳伤寒表实证，由于表气壅滞，因而肺气亦闭郁，所以方中除了麻黄配桂枝外，亦配杏仁入里，以达宣降肺气之功。所以，桂麻各半用桂枝汤配上麻黄汤，亦有助引药入里。

桂麻各半是一天服用三次，可理解为对应着本证"一日二三度发"，但是由于正气偏虚，不能承受大发汗，因此每一次服用量较轻。

三、桂枝二麻黄一汤证

1. 原文分析

桂二麻一出自《伤寒论》25 条："服桂枝汤，大汗出，脉洪大者，与桂枝汤，如前法；若形似疟，一日再发者，汗出必解，宜桂枝二麻黄一汤。"此条是在 24 条的基础上继续探讨服桂枝汤后的演变。24 条说："太阳病，初服桂枝汤，反烦不解者，先刺风池、风府，却与桂枝汤则愈。"同样也是服用了桂枝汤后，因各种体质及病情因素而产生不同转归。24 条先见烦，25 条则见大汗出、脉洪大，因此采取不同治法。到了桂二麻一，也是在 25 条的基础上发展而来，就是说桂二麻一是在已经服桂枝汤后，见大汗出、脉洪大，可是不同点是，桂二麻一见"形似疟，一日再发"，因而选用不同方药。

2. 证候与病机分析

桂二麻一的证候与桂麻各半类似，当中的"形似疟，一日再发"，就是相对于 23 条"如疟状，发热恶寒，热多寒少……一日二三度发"，因此"形似疟"当指发热恶寒，而且一天发作两次。两者的不同点是，25 条没有明确指出面赤与身痒，此两证或许不为必然证。再者，因为 25 条前文指"大汗出，脉洪大"，桂二麻一是接续讨论，因此应当也包括此等证候，见自汗、脉洪大等。这就像《伤寒论》22 条，"若微寒者，桂枝去芍药加附子汤主之"，这里的"若微寒"，也必然是包括了前条 21 条"太阳病，下之后，脉促、胸满者，桂枝去芍药汤主之"的证候。

25 条前段服桂枝汤后，出现脉洪大，还继续用桂枝汤，说明此处脉洪大并非传变为应服用白虎汤的阳明热证，而是邪正交争于表，阳气浮盛，这与前述 23 条当有的脉象一致，在表郁较轻而且表郁更趋于表的时候，脉象当见浮洪大。

在病机上，桂二麻一与桂麻各半基本相同，只在轻重上有别。桂麻各半病程较长，正气较虚、邪气较轻而留于肌表；桂二麻一则是见自汗、脉洪大，表郁较重，因此需要发汗以解除表郁。

这里要强调，桂二麻一的表郁较桂麻各半重。在证候上的反映，桂二麻一是"一日再发"，桂麻各半是"一日二三度发"，过去一般认为一日再发，反映病情较轻，实际上却刚好相反。从桂枝汤、麻黄汤证来理解，太阳病在表当整天发热恶寒，或稍有轻时，说明当正气充足足够抗邪的时候，是不会间断发作的，间断发作时间越长、次数越多，说明正气相对较弱无力抗邪，因而要等候正气恢复，或自然界阳气较盛的时候才能正邪交争、抗邪于外而发热恶寒。这一点亦在治法上得到助证，桂麻各半必须要"小发汗"，而桂二麻一则是"汗出必解"，即指正常的发汗法。

25 条用了桂枝汤后见脉洪大，既然是正邪交争较盛，病仍在表，为何不继续用桂枝汤发汗？这是由于用了桂枝汤发汗后，已经出现了"大汗出"，正气受伤。如《伤寒论》88 条所说，"汗家，重发汗，必恍惚心乱"，已经见大汗出，就不可继续以前法发汗，要改以轻剂微汗。

这一思想在《伤寒论》经常出现，如 53 条说，"脉浮而数者，可发汗，宜麻黄汤"，但在 57 条则说，"伤寒发汗已解，半日许复烦，脉浮数者，可更发汗，宜桂枝汤"，可知已发汗之后，虽然同见脉浮数，却要改以轻剂桂枝汤再发汗。又如 91 条说："伤寒，医下之，续得下利清谷不止，身疼痛者，急当救里；后身疼痛，清便自调者，急当救表。救里，宜四逆汤，救表，宜桂枝汤。"此条见"身疼痛"，若病在表当以麻黄汤治之，可是这里却用桂枝汤，是因为正气本虚。这与《伤寒论》第 16 条说的思想一致："太阳病三日，已发汗，若吐、若下、若温针，仍不解者，此为坏病，桂枝不中与之也。观其脉证，知犯何逆，随证治之。桂枝本为解肌，若其人脉浮紧，发热汗不出者，不可与之也。"误治后病情变化，即使病仍在表，也要依据具体情况而选择用方。张仲景提醒我们，不是见表证就可用桂枝汤的。

因此，25 条在用了桂枝汤发汗后，汗出却表仍不解，要改用相较桂枝汤为轻的桂二麻一再发汗。

3. 治法与方义分析

桂二麻一之中的桂枝汤用量比桂麻各半大，从桂二麻一的桂枝汤方药用量来看，只比桂枝汤原方稍轻，各药一次服用量轻三分之一左右，桂二麻一是比桂枝汤发汗力量稍低一层次的方药，桂麻各半则再次之。

桂二麻一之中配上麻黄与杏仁，可是全方桂枝汤药物组成的用量较大，相较桂麻各半，麻黄与杏仁用量虽然等同，可是桂麻各半中的桂枝汤药物组成用量较轻，使麻杏的配伍作用较强，亦即是杏仁入里的作用相对突显，使全方发汗功效减弱。反观桂二麻一，麻杏用量相对较小，突显了桂枝汤的发汗功效，再与单用桂枝汤比较，桂枝汤专一发汗，桂二麻一则在桂枝汤减量基础上再加麻杏，因此发汗力量稍缓。

因此，在治法上，桂二麻一介乎桂枝汤的"发汗"与桂麻各半的"小发汗"之间。既然仲景在 25 条已说"汗出必解"，因此属于一般汗法。

桂二麻一虽然表郁较桂麻各半重，可是实际上是病情较轻，即正气较足，正气能够抗邪。因此，服药上不用多次频服。桂二麻一的服药法为日再服，一方面是因为病情较轻，另一方面亦是"一日再发"的相应治疗。

四、桂枝二越婢一汤证

1. 原文分析

桂二越一出自《伤寒论》27 条："太阳病，发热恶寒，热多寒少，脉微弱者，此无阳也，不可发汗，宜桂枝二越婢一汤。"本条要与多条经文前后互参。

先看 26 条："服桂枝汤，大汗出后，大烦渴不解，脉洪大者，白虎加人参汤主之。" 27 条与 26 条的关系，与桂二麻一之25 条的前后文相似，26 条是服桂枝汤后，出现大汗出，与 25 条情况相似，不同的则是 26 条见"大烦渴不解"，可知病已经入里化热，成阳明热证而津液耗伤，故此以白虎加人参汤治之。27 条亦在此基础上，是"服桂枝汤，大汗出后"，因而见"发热恶寒，热多寒少，脉微弱"，目的是与 26 条作鉴别，类似于桂二麻一证中，以桂枝汤发汗后仍表证未除，欲再解表则要用他法。

再比较 23 条桂麻各半，其中"发热恶寒，热多寒少"的表现一样，可是这里突显的是"脉微弱"，这与 23 条列出的脉象并举，"脉微缓者，为欲愈"，"脉微而恶寒者，此阴阳俱虚"，而到 27 条则为"脉微弱"，脉象反映正虚逐步严重，表示证情加重，较桂麻各半正气更虚。

本条疑难点在于"此无阳也，不可发汗"的意思。主流一般解释"无阳"为"阳气虚"，而"不可发汗"则指在阳气虚弱的时候仍应禁用本方，或说"发汗轻剂亦不可轻易使用"。可是，在《金匮要略》第九篇第 1 条说，"今阳虚知在上焦"，既然仲景亦有用"阳虚"一词，为何此处突然改用"无阳"？无阳当另有用意。再者，既然不可发汗，又何以认为桂二越一是小发汗法？

参《辨脉法》："脉浮而迟，面热赤而战惕者，六七日当汗出而解；反发热者差迟。迟为无阳，不能作汗，其身必痒也。"此条是 27 条的重要补充，文中说"迟为无阳"，为何叫无阳？因为，在《辨脉法》中提到："问曰：脉有阴阳者，何谓也？答曰：凡脉大、浮、数、动、滑，此名阳也；脉沉、涩、弱、弦、微，此名阴也。"因此，23 条的"无阳"，即指"脉微弱"均是阴脉，并无阳脉的意思。《辨脉法》又说："寸口脉浮为在表，沉为在里，数为在腑，迟为在脏。假令脉迟，此为在脏也。"因此，脉微弱是指病不在表、在腑，而在里、在脏。既然病已经在里、在脏，当然不可以发汗治之。

不可发汗亦在 23 条得到助证："脉微而恶寒者，此阴阳俱虚，不可更发汗、更下、更吐也。"脉微而恶寒，脉尚未到微弱时，已经属于"阴阳俱虚"，当然不可再行汗、吐、下等攻法，到了 27 条的证情，肯定不可再发汗，由此可知桂二越一并非发汗之剂。

2. 证候与病机分析

27 条证候描述简略，只描述了"发热恶寒，热多寒少，脉微弱者"的表现，其详细证候可以在上述《辨脉法》中得到启发。

"脉浮而迟，面热赤而战惕者，六七日当汗出而解；反发热者差迟。"患者见脉浮而迟，阴阳之脉俱见且面赤，这种面赤与23 条桂麻各半的"面色反有热色"义同，假若见战汗，则或许能自愈，但若见发热，则病愈时间推迟。这种战汗在《伤寒论》中十分多见。如 94 条："太阳病未解，脉阴阳俱停（一作微），必先振栗汗出而解。"101 条："若柴胡证不罢者，复与柴胡汤，必蒸蒸而振，却发热汗出而解。"149 条："此虽已下之，不为逆，必蒸蒸而振，却发热汗出而解。"诸如此类战汗的机理，在《辨脉法》中有记载："此为本虚，故当战汗而汗出也。其人本虚，是以发战。"战汗就是因为正气本虚，而在正气恢复时则能与邪气交争，若正胜邪退，则出现一阵汗出而解。

所谓"反发热者差迟"，是指若正邪交争持续，正气未能胜邪，则持续发热，而且病愈之期则推迟。这解释了 23 条桂麻各半汤见面赤、发热恶寒、热多寒少、身痒的机理，正邪交争在表，在表则见面赤，但正气较虚，未能战汗而愈，因而仍见发热。

回头看 27 条，脉见微弱，纯阴脉而无阳，且仍见"发热恶寒，热多寒少"，则比桂麻各半证情更虚，亦是"反发热者差迟"之意，仍见发热表示正气虚，邪仍在表，因此 27 条亦当见面赤、身痒等症状。进一步说，"脉微弱"代表病已接近少阴，这一点在后文"表郁轻证当有汗无汗"部分再议。

27 条是与 26 条相对举的，是大发汗后，化热用白虎加人参汤，假若在服桂枝汤与白虎加人参汤后，仍见发热恶寒、热多寒少，这是表证仍在，且阳气较虚，兼有里热未尽。由此可知，桂二越一亦当见口渴或心烦，程度相较白虎加人参汤证为轻。

桂二越一与大青龙汤证的病机有相似之处，两者均有郁热在里，可是大青龙汤证的正气壮实，引起正邪交争激烈，桂二越一则正气虚甚，正气不能抗邪而微邪在表，久久未愈。

3. 治法与方义分析

此证不可发汗，一方面为正气太虚，不发虚人之汗；还由于余热在里，里热不因发汗而解。若更发汗则更伤阳气，且加重热郁，视乎正气虚的程度而转入三阴，或转属阳明。由于邪仍在表，且兼见里热，仲景则采取非常轻量的桂枝汤以宣通在表气机，合上越婢汤以助达表兼清里热。

桂枝汤素有"外证得之，解肌和营卫；内证得之，化气调阴阳"的美誉。桂枝汤中的姜枣草配伍，可助脾胃营卫化生，以助正气抗邪。仔细考察桂二越一的方药组成，其中以生姜用量最大，即以脾气散精、宣散中上二焦阳气为本方主要目的；麻黄、桂枝与芍药则助生姜引药出表，调和营卫；大枣、甘草助化生营卫之气；石膏则清里热。因此，全方重点在扶正祛邪，从中焦脾胃入手，使在表的郁滞得以宣通。

桂二越一虽然同桂二麻一方名都是2:1，可是两方中的桂枝汤方药用量不一样。桂二越一更是表郁轻证三方中用量最轻的，当中桂枝汤方药组成的用量只有原方的约三分之一。

本方煎服法采取"日再服"，这与桂二麻一的日再服意义不同。桂二麻一是因为正气不甚虚，因而不需要多次服用；桂二越一则正气虚甚，不能猛攻发汗，若多服则恐发散太过而伤正。

五、深入讨论

分析了表郁轻证三方的机理后，可对主流的误解再作进一步澄清，以厘清三方之间的关系。

1. 表郁轻证并非病情轻微

过往在解释表郁轻证时，多从邪气的角度出发，由于邪气轻微在表，于是误以为病情轻微。假如仔细分析，若邪气轻微，理当能正气抗邪而自愈。如《伤寒论》第8条说："太阳病，头痛至七日以上自愈。"59条说："凡病，若发汗，若吐，若下，若亡血，亡津液。阴阳自和者，必自愈。"可是表郁轻证虽然微邪在表，却久久未能自愈，说明本身正气较虚，无力抗邪。

若太阳病初起，以桂枝汤能治愈，当属病情较轻。假若像《伤寒论》16 条所说："太阳病三日，已发汗，若吐、若下、若温针，仍不解者，此为坏病，桂枝不中与之也。"太阳病经过了各种汗、吐、下，可是表仍未解，张仲景把这种情况称为"坏病"，意指被治坏了，不容易解决。因此，表郁轻证三方，均属"坏病"范畴，病情较典型的太阳中风、伤寒难治。若从正邪两方面考虑，则更能全面理解表郁轻证的机理。表邪郁滞是正邪交争的结果，若微邪在表，邪气郁滞越轻，则代表正气越虚。

三方从表气郁的轻重上排列，当以桂二麻一为最重，桂麻各半次之，桂二越一则最次。

2. 表郁轻证不等于"小发汗"

一般解释表郁轻证三方时，直接将其等同于小发汗之剂，这并不符合仲景原意。三方之中，只有桂麻各半属于小发汗。桂二麻一亦可归纳为小发汗法，亦与一般桂枝汤的汗法接近而稍弱，但从其方后注中没有"覆取微似汗"一句，以及煎服法一天只服两次，可知其与桂枝汤的发汗不可同日而语。桂二越一汤则不属于发汗或小发汗之法，但可理解为宣通之剂。

3. 表郁轻证当有汗无汗

桂麻各半与桂二麻一方中，均是以桂枝汤与麻黄汤减量为合方，因此有观点认为，表郁轻证是"营卫不和而微邪郁表的证候，就非单用桂枝汤或单用麻黄汤所能为力，因此无汗不宜桂枝汤，邪微不宜麻黄汤，于是仲景合两方为一方"。这里说"无汗不宜桂枝汤"，但是在表郁轻证的三方证中，均没有写明"无汗"一证，"无汗"的推测主要从 23 条的"不能得小汗出"而来，可是"小汗出"当指服药后的反应，而非指病情上的汗出与否。

由于三方证均是正气不足，不可能像麻黄汤证的正邪交争激烈而表郁无汗。桂二麻一与桂二越一，均是在大汗出后表气偏虚，理当见自汗出，而桂麻各半属于两方之间的类型，则亦可见汗出。桂枝汤治疗太阳中风当见自汗，若服桂枝汤后汗出病不解，转为表郁轻证，由于病机仍是表虚而营卫不和，表仍不解，仍当可见自汗。

可是，由于表郁轻证属正气偏虚，或发汗后误伤阳气与阴液，因为化源不足，亦可见到无汗或汗少。《伤寒论》第196条说："阳明病，法多汗，反无汗，其身如虫行皮中状者，此以久虚故也。"阳明病当见自汗，而久虚则可见无汗。294条："少阴病，但厥，无汗，而强发之，必动其血。"少阴病气血阴阳已虚，因而无汗，此种无汗并非表郁而引起的，因此不可发汗。再看286条："少阴病，脉微，不可发汗，亡阳故也。"27条桂二越一见"脉微弱"，"脉微"实际上已经符合少阴病提纲"脉微细"的特点，故此亦可见无汗。

表郁轻证或见的无汗，与太阳伤寒的无汗完全相反，前者为虚，后者属实。表郁轻证的"郁"，亦与太阳伤寒中"郁"的概念完全不同，前者是正虚兼微邪在表、"不荣则郁"，后者是正气实与邪气抗争、"不通则郁"，两者应予鉴别。

4. 表郁轻证并非中风与伤寒之间的类型

由于表郁轻证的桂麻各半与桂二麻一，均以桂枝汤与麻黄汤合方组成，或会让人联想这是太阳中风与太阳伤寒之间的类型，即是中风表虚证发展至伤寒表实证的过渡类型。实际上，若表气郁滞的程度介乎桂枝汤和麻黄汤之间，从《伤寒论》的理论来说，当选用桂枝加葛根汤或葛根汤以治之。表郁轻证三方均以桂枝汤作为组方核心，因此，表郁轻证应理解为太阳中风以下的类型，比表虚证的虚更重，逐渐演化成里气虚的过程。

从方药组成的角度看，为何轻证不采用桂枝汤减量，而改用合方治之？这是张仲景的药法，急证则药味少而剂量重，如桂枝甘草汤、干姜附子汤、大承气汤等，缓证则药味多而剂量轻，这种现象贯穿在整部《伤寒论》中。表郁轻证三方以合方使用，乃是增加方剂中的药物数量，使药性更趋平和。

5."桂枝越婢各半汤"与表郁轻证三方的用量制定问题

有桂麻各半、桂二麻一,可是桂枝汤与越婢汤的合方则只有桂二越一,是否可以有"桂越各半汤"?假如从病机上理解,若是正气不虚甚,脉未见微弱,微邪在表兼见里热,则出现桂越各半这一方剂是必要的。

可是要注意,组方用量的法度,并非是固定的1:1或2:1的比例。宋代林亿在校对表郁三方时,曾计算三方的比例:桂麻各半则是两方各取三分之一;桂二麻一则是桂枝汤用十二分之五、麻黄汤用九分之二;桂二越一则以桂枝汤的四分之一、越婢汤的八分之一。由此可知,桂二麻一与桂二越一的比例,不是相同的2:1比例。

其实,从表郁轻证组方所得到的启示是张仲景示范灵活用药,按照病情来组方制量。表郁轻证三方的药量,不应看成是以数学方式机械推算出来的用量,而是直接按照病情来制定的药物用量,与其他经方的组方法则是一致的。

6. 表郁轻证属虚人外感

从现代临床角度理解,表郁轻证该属于"虚人外感"。桂二麻一可理解为气虚外感;桂麻各半可理解为气虚外感而中气虚较重;桂二越一则是气虚外感较重,可说是"阳虚外感",且兼有里热。因此三方均属于"扶正解表"的方剂学范畴。

临床灵活应用时,除了要注意药味多少、剂量轻重外,更要考虑配伍关系。例如,桂麻各半、桂二麻一中配伍杏仁的比例不同,又如,桂二越一中生姜用量增大,这些细微的配伍不同,将改变全方用意。

在考虑虚人外感的同时,要考虑病情的来路,是否已经经过发汗?发汗后正气有否受损?是否变成坏病?发汗后病机有无转变?谨记仲景在解表时,若已发汗但表仍未解,则会选用发汗力量较弱的方剂再行发汗,以免误汗伤正。故此,在表证阶段能否以发汗方式解除症状,必须要考虑体质及正气的因素,以及邪正关系。

六、结语

《伤寒论》表郁轻证三方，本属三个独立的病情，是由不同来路引起的。主流观点认为"桂麻各半比桂二麻一的表郁为重"、"桂二越一属小发汗法"，均非仲景原意。表郁轻证三方的重点，在于揭示太阳中风证在服桂枝汤后的病情演变，是张仲景对16条坏病"随证治之"的具体示范。

[本文曾发表于《国医论坛》，伤寒论表郁轻证三方研究（上），2012，27（3）：1－2；伤寒论表郁轻证三方研究（下），2012，27（4）：1－3]

二阳并病条文串解

在《伤寒论》中只有两条"二阳并病"的条文，但细阅原书，可发现《伤寒论》44 至 57 条的 14 条条文，均应考虑二阳并病。这些条文过去较多被作为独立条文看待，随文释义，读后常有零碎之感。通过正确理解 48 条的含义，能够更好地联系上下文意，发现张仲景写作多条经文的背后意义。

一、《伤寒论》48 条重新解释

原文："二阳并病，太阳初得病时，发其汗，汗先出不彻，因转属阳明，续自微汗出，不恶寒。若太阳病证不罢者，不可下，下之为逆，如此可小发汗。设面色缘缘正赤者，阳气怫郁在表，当解之熏之。若发汗不彻，不足言，阳气怫郁不得越，当汗不汗，其人躁烦，不知痛处，乍在腹中，乍在四肢，按之不可得，其人短气但坐，以汗出不彻故也，更发汗则愈。何以知汗出不彻？以脉涩故知也。"

这段经文的主要目的，在于如何判断太阳病是否完全传变为阳明病。经文可分为三段理解：第一段指出完全传变为阳明病的证候；第二段指出太阳病仍在的判断方式与治法；第三段指发汗不彻的判断与治法。以下分别论述。

1. 太阳传变阳明的原因

经文开首说"并病"，其后即自注，是指先病在太阳，然后逐渐转为阳明。传变入里的原因是在表当用汗法，汗出不彻。

但是，单纯汗出不彻未必导致疾病传变。教材在解释这一条时，认为因为汗出不彻导致传变阳明。如说："但若汗不如法，以致发汗不透彻，则不仅太阳表证不解，而且阳气怫郁于表，外邪入里化热。"又说："其证可由汗出不畅引起，故曰'因转属阳明'。"此均是认为汗出不彻与传变是因果关系。细心想想，发汗不够并非病即能入里，例如12条运用桂枝汤发汗的过程，即使汗出病未愈，亦不会导致病情加重，即是说"汗出不彻"应该病情减轻，为何此条却出现传变？

先要理解，首段文字的目的，在于揭示如何判断传变阳明。句末说"因转属阳明"，是为了铺设后面一句"续自微汗出，不恶寒"，意思就是在太阳病的过程中见"微汗出，不恶寒"，即可判断已传入阳明。这一种"因某"的句法，并非必然是指与前句的因果关系，亦可指后文的内容。例如《伤寒论》30条说："因加附子参其间，增桂令汗出。"93条说："先下而不愈，因复发汗，以此表里俱虚。"214条："因与承气汤一升，腹中转气者，更服一升。"245条："阳脉实，因发其汗，出多者，亦为太过。"此均是"因某"句后的内容，才是因果关系的所在。亦即是说，本条所指"因转属阳明"，结果出现了"微汗出，不恶寒"。"汗出不彻"并非即能导致病不能从表而解，并非指发汗能导致入里。

本条为何传变入阳明？是由于"伤寒"而发汗不彻所致。本条一开首所说的"太阳初得病时"，并非指所有太阳病。参第47条："太阳病，脉浮紧，发热，身无汗，自衄者愈。"这条就是太阳伤寒表实证，即使在46条亦是讨论麻黄汤证，显然48条的病情是承接上文而来，是在太阳表实证的基础上，本身"无汗"，继而发汗不彻，故使表气郁滞加重，继而化热传入阳明。

太阳伤寒发汗不彻能传变阳明，这在《伤寒论》185条再一次确定。该条说："本太阳，初得病时，发其汗，汗先出不彻，因转属阳明也。伤寒发热无汗，呕不能食，而反汗出濈濈然者，是转属阳明也。"本条前半段内容与48条相同，在"因转属阳明"之后没有写"微汗出，不恶寒"，是因48条已述，省文之故，其后所说的"伤寒发热，无汗"表示太阳伤寒，其后变成"呕不能食"与"汗出濈濈然"，则是邪气入胃成阳明病的依据。

2. 太阳表实未愈而传入阳明的诊治

第二段内容首先强调，太阳病未罢，不可用下法，是提醒不要误治，误下正气受伤，可使病情比传入阳明更严重，故说"为逆"。

为何要用"小发汗"？在太阳表实证未解，同时逐步进入阳明之时，并不可用一般汗法。在33条与35条的"太阳阳明合病"，可用葛根汤与麻黄汤发汗，这属于正常的汗法，但从该两条的证情来说，并无阳明之证。笔者《伤寒六经原意·脾约》一文指出："由于表气郁滞较重，上焦肺气不通，因而脾气不能上升；同时胃气亦盛实……此即脾的功能受到约束。"合病并未导致阳明胃热，而只是胃气充盛不虚。48条的二阳并病，则已经出现"微汗出，不恶寒"的阳明病表现，逐渐符合182条说的阳明外证"身热，汗自出，不恶寒反恶热"，反映胃热渐生，若用一般汗法则使胃热加重。但又因表证未解，仍要先表后里，故此张仲景提示要用"小发汗"。

"小发汗"该用何方？在《伤寒论》中没有另一"小发汗"的条文，只有302条说"麻黄附子甘草汤微发汗"，显然此处不当用此少阴病之方。参23条桂枝麻黄各半汤证，说"以其不能得小汗出"，"小汗出"亦即是"小发汗"治法的结果，而且桂枝麻黄各半汤见"面色反有热色者"，这与本条说"面色缘缘正赤"性质基本相同，反映表气郁滞，故此当用桂枝麻黄各半汤为是。

如何判断"太阳病证不罢"？按48条开首的描述，从太阳伤寒转变为阳明而见"微汗出，不恶寒"，这与完全传入阳明所见的"身热，汗自出，不恶寒反恶热"区别较少，只是"身热"与"发热"、"汗出"与"微汗出"有无"恶热"的差异，这在临床上不容易鉴别，是故本条提示通过"面色"望诊作鉴别。本条强调的是"若太阳病证不罢者"，其中的"证"在张仲景而言是指患者的不适感受，而不包括望诊的内容，张仲景用"面色缘缘正赤者"作为鉴别，提示另一种诊断方法。

　　"面色缘缘正赤"与23条的"面色反有热色"病机稍有不同，除了共有表气郁滞外，更强调了"胃热"之本。《金匮要略》第十二篇第40条说："若面热如醉，此为胃热上冲熏其面，加大黄以利之。""面热"是由于胃热上冲所致，但这条并非真正的"面赤"，而是指面部发热的感觉，但文中说"如醉"亦当表示喝酒后所出现的面红。假如单纯邪气轻微郁滞在表，面色应当如23条形容的"面色反有热色"，要注意23条本无热象，但却形容为"反有"热色，强调面赤可不属于热象，表阳气郁滞亦可见之。至48条，在表气郁滞的同时兼有胃热渐生，此一胃热又使表气郁滞加重，故此面赤更甚，张仲景以"面色缘缘正赤"为形容，"正赤"就是指最典型的色红，如在236条的茵陈蒿汤方后注云服药后"小便当利，尿如皂荚汁状，色正赤"，"正赤"是深红色的意思。

　　顺带解释《伤寒论》206条："阳明病，面合色赤，不可攻之。必发热，色黄者，小便不利也。"本条见面赤，即如48条"面色缘缘正赤"之意，反映兼有邪气在表，故此不可妄用攻下之法。由于邪气在表且同时病在阳明，故此必见发热。假如此时见"发黄"，即是反映表气郁滞，热不得越，当同时见"无汗"，属茵陈蒿汤证，故说当见小便不利。

3. 太阳表实未愈而传入阳明，且发汗不彻的诊治

　　条文后半段，是叙述这种病情下发汗不彻的后果。

　　这种发汗不彻，是因发汗力量不足，又或发汗方法不对所致。条文说"发汗不彻，不足言"，"不足言"是指患者感受不到汗出的感觉，不足以言之的意思。如《伤寒论》255条说："腹满不减，减不足言。"亦指患者感觉不到腹满减轻。另一方面，前文说"解之熏之"，"熏之"就是以火法来发汗，这种方法虽然能发汗，但同时加重热邪。如114条说："太阳病，以火熏之，不得汗，其人必躁。到经不解，必清血，名为火邪。"由于用火法发汗而无法得汗出，使热郁在内加重故见躁，这与本条说"当汗不汗，其人躁烦"的机理一致。

"不知痛处，乍在腹中，乍在四肢，按之不可得，其人短气但坐"的机理为何？张仲景自注说，"以汗出不彻故也"，由于汗出不彻，但曾经发汗使表气郁滞与胃热加重，此时在表、上焦、中焦的气机郁滞甚重，视乎气郁在何处，可见疼痛在不同部位，郁结在中焦则痛在腹中、气郁在上焦则气短、气郁在表则痛在四肢。由于疼痛是气机郁滞所致，而非邪气凝结，并不如结胸是"按之痛"、"按之石硬"，而是如151条说的"按之自濡，但气痞耳"。患者只能坐而不能卧的原因，如《金匮要略》第七篇第7条说："咳逆上气，时时吐浊，但坐不得眠，皂荚丸主之。"当上焦不通、闭郁较重之时，坐姿有助阳气宣通，同时因热郁在中上而出现躁烦，如《伤寒论》303条说，"心中烦，不得卧"。平卧则觉烦躁更重，是故但坐不卧。

总而言之，本条病情奇怪，疼痛周身游走，且短气躁烦不得卧，从证候上虽不符合一般太阳证或阳明证，实际上仍为太阳阳明并病所致。此证颇难诊断，尤其在"阳气郁滞在表"的判断上，除了前述的"面色赤"以外，若面色赤而用了发汗之法，未能取汗，究竟应当继续发汗还是攻下？这在临床上是一大难题。本条目的，在于教导如何辨证，上述证候均是表气郁滞仍未解决，而同时病入阳明之象，可是单纯依靠证候似乎仍难确诊，其痛处恍惚，难以准确把握，因此张仲景特别指出用脉诊以确定汗出不彻之因。涩脉是与滑脉相对之脉，反映气血不畅，此证本为太阳伤寒阳气郁滞在表，当见脉紧，及至发汗不彻使表气郁滞极重，表气与中上二焦之气郁滞，故此脉象见涩，反映血脉不通甚重。由于气血不虚，脉涩当是脉管充盈且有力而涩。

顺带讨论《伤寒论》220条："二阳并病，太阳证罢，但发潮热，手足漐漐汗出，大便难而谵语者，下之则愈，宜大承气汤。"此条可理解为本条的延伸，同样是二阳并病，太阳病已除，而单纯见阳明病证，则可以用攻下治之。

二、二阳并病的其他脉证诊断——第49～52条串解

48条以后的四条条文，均是以脉象开首，过去多以独立条文理解，未能阐述条文的深意，且出现理论的矛盾。如50条见"脉浮紧"为何即能见"身疼痛"（47条见"脉浮紧"却无"身疼痛"）？又如51条见"脉浮"与52条见"脉浮数"为何即能选用麻黄汤？这种理解与前文的理论相悖。

实际上，这四条均应与48条连读，是48条证情的不同转归。48条最后用"脉涩"来判断汗出不彻，假如不见脉涩而见其他脉象，则未必是汗出不彻而要用小发汗之法，后列四条即是指出不同脉象的证治，以下分别论述。

1. 表气郁滞较轻可发汗，里虚则难治——第49条

"脉浮数者，法当汗出而愈。若下之，身重、心悸者，不可发汗，当自汗出乃解。所以然者，尺中脉微，此里虚，须表里实，津液自和，便自汗出愈。"

本条一开首说"脉浮数"当用发汗治之，但在《伤寒论》122条明确地说"数为热"，为何仍能发汗？此脉正反映48条的表气郁滞而兼有阳明胃热之证，但其表气郁滞相对较轻，故此未见"脉涩"，脉象见浮反映邪气侧重在表，故此仍可用发汗治之。注意此条说的"法当汗出而愈"，是相对于48条的"小发汗"而言，即使有胃热，但是由于邪气侧重在表，仍可用一般的汗法。

其后说"若下之"，用下法反映当有"可下"之证，只因表证仍在故为误下，此即表示48条本兼有阳明热证，误以为可下而忽视了先表后里的治则。误下后出现身重、心悸，张仲景即自注说，是由于"里虚"引起。笔者在《伤寒六经原意·表里部位概念》一文指出，"里"是专指下焦而言，而本条由于误下以后，伤及下焦气血津液，使病情更为复杂。

此条为何要留待自愈？由于邪气依然在表，同时有阳明胃热的"二阳并病"，再加上误下里虚，在这样的矛盾病情下，张仲景不发虚人之汗，邪气仍在表而正虚又不可攻下，故此无法采取

合适治法，因此只能无奈地等候"表里实"，即是表气与里气恢复充实，津液自身补充，正气抗邪而"自汗出愈"。

本条的目的，强调以脉判断治法。一开始见脉浮数而可发汗，及至误下后，如何判断进一步治疗的方法，则以脉象为依据，若见"尺中脉微"，即反映下焦气血亏虚，故静候自愈。

2. 表气郁滞颇重可发汗，营血虚则不可——第50条

"脉浮紧者，法当身疼痛，宜以汗解之。假令尺中迟者，不可发汗。何以知然？以荣气不足，血少故也。"

本条类似于49条，同样先以脉象开头，可是此脉比"脉浮数"更重一层而见"脉浮紧"，是典型太阳表实证的脉象，可是又未到48条脉涩的表气郁滞"极重"，故此可说表气郁滞"颇重"，从证候上当见身疼痛，符合38条大青龙汤证与46条麻黄汤证的病情。由于邪气仍侧重在表，尽管有胃热渐生，仍先表后里，以一般发汗之法治之，而非小发汗。

假如在脉浮紧的同时见"尺中迟"，亦即寸关浮紧而尺脉迟，反映下焦营血偏虚，故此不可发汗。在《伤寒论》333条说"脉迟为寒"，本条见"尺中迟"，是相对于前一条的"尺中微"病情较轻，尺脉迟反映下焦营血偏虚，又未及亡血的程度，以"寒伤营"为主。"尺脉微"则反映下焦阳气营血皆虚，病情较重。在此前提下，为何本条能够出现"脉浮紧"，是由于正气相对不虚，故此正邪交争较为激烈，可出现太阳伤寒表实证。

本条没有写明下一步治法，实际上由于正气偏虚，且仍有阳明胃热，不可发汗攻下，亦等同于上一条的情况，当"须表里实，津液自和，便自汗出愈"。

3. 侧重在表实可发汗——第51条

"脉浮者，病在表，可发汗，宜麻黄汤。"

本条若隔离前文独立理解则不明其意，为何单纯见脉浮即可用麻黄汤？果真如此，则张仲景在前文建立的中风、伤寒理论荡然无存。实际上，本条同样是继承48条而来，目的在回答49条与50条的具体选方问题。

49 条与 50 条见"脉浮数"、"脉浮紧"，本条则进一步强调前两条条文的共性，皆见"浮脉"，反映"病在表"，强调病情虽然有进入阳明之势，但仍侧重在表，故此仍可发汗。前两条条义均指出可用一般发汗治法，却未有指明具体用方，故到本条作结，指出可用麻黄汤治之。

4. 兼有阳明仍可以发汗——第 52 条

"脉浮而数者，可发汗，宜麻黄汤。"

本条内容看似有所重复，实际上是张仲景对于 49 条可发汗的一再强调。

相较上一条，本条不单见脉浮且见脉数，这与 49 条的脉象相同，而 49 条没有指出选方，于是在本条进一步补充。可是，为何在 51 条已经指出可用麻黄汤，这里还要重复一次？这是由于 50 条见脉浮紧，用麻黄汤较为合理，可是 49 条见脉浮数，用麻黄汤则似乎于理不合。但实际上，49 条与 50 条均兼有 48 条的阳明胃热，只是 50 条的表气郁滞更重而出现脉浮紧，49 条表气郁滞相对较轻而见脉浮数，故此两条皆可用发汗解表，当用麻黄汤治之。

52 条重复一次 51 条的内容，反映张仲景明白读者容易因"脉浮数"而不敢选用麻黄汤，再次肯定选用麻黄汤是正确的。

三、二阳并病而表气偏虚——第 53 条解释（附 54 条）

《伤寒论》53 条说："病常自汗出者，此为荣气和。荣气和者，外不谐，以卫气不共荣气谐和故尔。以荣行脉中，卫行脉外，复发其汗，荣卫和则愈。"

本条文过去多以"内伤杂病"的自汗作解，但如此解释感觉突然，为何张仲景到此则插入一条与上下文无关的条文？其实，这条依然是承接 48 条而来，同样是二阳并病的演变过程，尤其是本条中说的"复发其汗"，"复"就是指"再次"发汗，可是本条没有发汗或其他误治的经过，"复发汗"显然是针对 48 条"发汗不彻"而言的。"发汗"与"自汗"是两种不同的概念，

《伤寒学》说，"所谓'复发其汗'，即指病本有汗出，又用桂枝汤发汗之意"。这并非原意。如93条说："太阳病，先下而不愈，因复发汗，以此表里俱虚，其人因致冒，冒家汗出自愈。所以然者，汗出表和故也。"这条同样说"复发汗"，是指经过前述误治以后，再行发汗，其后导致表里俱虚，通过"汗出表和"而自愈，最后的"汗出"肯定不属于"发汗"之法，亦不会称为"复发汗"。《伤寒论》中"复发汗"的经文有不少（如59、60、61、164条等），皆是以各种误治为前提。

本条一开首说的"自汗出"，是48条"汗出不彻"的另一种结果。在48条的二阳并病中，由于表郁较重，当见"无汗"，是47条病情的延伸，及后一直至52条，均是二阳并病之中表气郁滞较重的病情，均当见"无汗"。但48条经过发汗之后，虽然汗出不彻，实际上可有另一种转归，即是表气稍为疏通之后，从表实演变为表虚，并且同时兼有阳明胃热。

本条强调"荣气和"，提示了前述数条均有营气郁滞。麻黄汤证所见的"无汗"，是由于卫闭营郁所导致的，即是由于在表阳气不通，导致营气郁滞，故此无法汗出，且周身疼痛。而此条则见"自汗"，反映营气无郁滞，亦即48条经过发汗后表气得以疏通，但表邪仍在，与在表卫气交争，故此只病在卫而不在营，仍为"二阳并病"，再行发汗即可。此时不用麻黄汤而用桂枝汤，即是表虚用桂枝汤之意。

应指出，一般认为桂枝汤证具有营气偏弱的一面，与53条病情略有不同。如在95条明确地说："太阳病，发热、汗出者，此为营弱卫强，故使汗出。"又如12条桂枝汤证脉象见"阳浮而阴弱"，阴弱即是下焦营气偏弱的反映。虽然桂枝汤一般治疗之证可具有营气偏弱，但是桂枝汤调和营卫之功，即使在营气不虚的前提下，亦能治疗单纯卫气不和之证，可理解为"异病同治"。

本条"荣行脉中，卫行脉外"一句，目的在于强调脉象诊断的重要性。由于"荣行脉中"，脉象能直接诊候营血的多少，是故前文见"脉浮数"、"脉浮紧"，抑或"尺中微"、"尺中迟"，均是反映病在营气。此条只见"自汗出"而不以脉象作为判断，即强调营气无病而病在卫气时，脉象并非主要诊断。另外，本条强调"荣气和"，是相对于 50 条说的"荣气不足，血少故也"，故此本条的脉象，尺脉当与关尺等同或偏弱，而不见"尺中微、迟"，表示可用汗法治之。

　　顺带讨论 54 条："病人脏无他病，时发热、自汗出而不愈者，此卫气不和也。先其时发汗则愈，宜桂枝汤。"与 53 相似，本条过去多解释为"内伤杂病"的自汗证，但此说无据，"脏无他病"更加指明并非"内伤"。再者，假若与 53 条同样是论述卫气不和引起的自汗，为何重复一次条文？笔者在本书《小柴胡汤证重在邪结下焦》一文指出，"张仲景的'脏腑'有时是专指某脏某腑……'脏'是专指下焦肝肾而言"，因此本条说的"病人脏无他病"，实指下焦不虚，亦即是相对于 49、50 条的"尺中微、迟"而言。"脏无他病"可反映在尺脉不虚上，是对 53 条"荣气和"的脉象补充。从本条内容而言，确实可与 48 条无关，目的是对 53 条证情的补充。由于典型桂枝汤证（第 12 条）一般具有营气偏弱、营气不和，其恶寒发热应当持续，而本条指出另一种患者，素体无营气不足，而见发热自汗阵作，张仲景指出这是由于单纯卫气不和所致，而不涉及营气不和。这种病情与上条相近，但 53 条并无"时发热"，且有"汗出不彻"的治疗史。本条列在 53 条之后，是一再强调桂枝汤可用于单纯卫气不和之证，并非一定伴有营气偏虚的病机。

四、二阳并病的其他注意事项——第 55～57 条

　　49～54 条通过不同脉证指出二阳并病的转归与治法，其后三条则继续补充其他诊治要点。

1.《伤寒论》第 55 条

"伤寒，脉浮紧，不发汗，因致衄者，麻黄汤主之。"

　　本条列在 53、54 条之后，与前文不接，实际上当在 50 条以后更为合理，但这与前文只差几条，对上下文意理解亦无大碍。

　　这条与 46、47 条接近，但假若文意相同，为何重复？这条当理解为 48 条二阳并病的补充，是 50 条"脉浮紧者，法当汗出而愈"的延续。假如不发汗之后出现"自衄"，这时候或能自愈，但这一条由于具有"二阳并病"的前提，因兼有阳明胃热使表气郁滞更重，在此单纯"自衄"则未必能够彻底解决问题，故此仍当以 51 条提示的治法，以麻黄汤治之。

2.《伤寒论》第 56 条

　　"伤寒，不大便六七日，头痛有热者，与承气汤；其小便清者，知不在里，仍在表也，当须发汗；若头痛者，必衄，宜桂枝汤。"

　　本条开首看似以"不大便"作为用承气汤的依据，但是为何到此条条文突然提起承气汤证？显然，这同样是二阳并病的延伸讨论。由于 48 条"转属阳明"见"微汗出、不恶寒"以后，同时伴有"不大便六七日"，可属承气汤证，具体用哪一种承气汤还要视具体情况考虑，可是由于病情伴有"头痛"，头痛是太阳病的特点（见《伤寒论》第 8 条），反映邪在太阳未解，故应进行鉴别。

　　本条讨论二阳并病何时选用下法的辨证。从太阳伤寒逐渐转入阳明的过程，何时可以用承气汤下之？一般而言必须要所有表证已除才可下。如在 208 条说："若汗多，微发热恶寒者，外未解也；其热不潮，未可与承气汤。"又如 271 条说："汗出谵语者，以有燥屎在胃中，此为风也。须下者，过经乃可下之。"这两条强调了仍有邪气在表，尚未完全"过经"，不可用下法，到 220 条更明确指出，"二阳并病，太阳证罢"才可用大承气汤。但是，有时候亦可考虑汗下分治。如在 240 条说："病人烦热，汗出则解，又如疟状，日晡所发热者，属阳明也。脉实者，宜下之；脉浮虚者，宜发汗。下之，与大承气汤；发汗，宜桂枝汤。"本条先说烦热的病情可通过汗出而愈，发汗用桂枝汤，可是同时兼有阳明证可用大承气汤，看似与前述引文有所矛盾，实际上是病情不同。是否仍有"表证"主要以有无"恶寒"作为鉴别，恶寒以外的其他太阳证属"邪气在表"（参笔者《伤寒六经原意·表里部位概念》一文），有恶寒则不可攻下，如无恶寒而只有其他邪气在表之象，若邪气侧重在里则可先里后表。因此，56条提出"头痛有热"而用承气汤，提示此时即使有头痛的邪气在表之证，由于已经不大便时间日久，当先用承气汤治之。

通过观测小便情况，以判断是否下焦"有热"。文中说的"小便清"，在仲景书中只出现一次，要特别讨论。一般解释"小便清"为小便色清透明，即指正常小便，有热应有小便黄赤，故此若小便清则反映无热，此不大便之证并非阳明胃热所致。这种解释虽然合理，但并无原书例证，张仲景没有通过小便黄赤以辨别承气汤证的其他文字，值得存疑。另一种更为合理的解释是，"清"即指排便，例如23条说，"清便欲自可"，又如224条说，"到经不解，必清血"。这些"清"包括了大小二便，小便清即可理解为小便正常，而非小便不利。参《伤寒论》126条说："伤寒有热，少腹满，应小便不利。"有热本应小便不利，若见小便通利则并非有热。另参105条说："过经，谵语者，以有热也，当以汤下之。若小便利者，大便当硬。"有热而小便利，则当见大便硬，或者反过来，110条说，"大便硬，小便当数"。若只是不大便而小便利，无小便数、腹满痛等不适，则非因胃热引起的燥屎便硬。通过小便正常的辨别，可知并非"有热"，因此"知不在里，仍在表也，当须发汗"，发汗仍用桂枝汤。

为何发汗用桂枝汤而非麻黄汤？从上述引文240条"大承气汤"与"桂枝汤"相对而言来看，张仲景在考虑二阳并病表里治法之时，不用承气汤即考虑桂枝汤，而不考虑麻黄汤等其他发汗之方，这当与病机特点有关，而不是从证候辨别的角度考虑。单纯"头痛"一证未能判断是中风抑或是伤寒，但若从邪气渐入阳明的角度看，风寒入里化热，用麻黄汤能助其热。而桂枝汤所治疗的中风当为"表虚表热证"（参笔者《伤寒六经原意·中风》一文），因此较为适合此一证情。

最后一句"若头痛者，必衄"，是服用桂枝汤后的预后判断。

此句属张仲景的插文自注，"宜桂枝汤"一句当紧接在"当须发汗"之后。用桂枝汤解表后，则当头痛得除，可是若服药后头痛持续或加重，反映服药后表郁加重，因此说"必衄"，此即如46条说"剧者必衄……阳气重故也"之意。当然，此证出现头痛鼻衄，除了表气郁滞甚重以外，同时反映阳明胃热未除，在此基础上才出现表郁加重而衄。

3.《伤寒论》57 条

"伤寒发汗，已解。半日许复烦，脉浮数者，可更发汗，宜桂枝汤。"

本条同样是承袭上文而来，解释二阳并病的治法。本条假若单纯以太阳伤寒解后，出现"烦"而"脉浮数"来看，难以直接考虑使用桂枝汤。在二阳并病的前提下，太阳病解可是再出现"烦"，是热郁上焦或上焦阳气不通的反映，但是单纯见"烦"则未能判断病在三阳何经。通过脉象诊断，此处"脉浮数"即是49条"脉浮数者，法当汗出而愈"之意，是由于胃热仍在，邪气侧重在表，故此仍以发汗治之。

为何本条用桂枝汤而非麻黄汤？按49条脉浮数的具体治疗，是用52条的麻黄汤，为何到本条同样是脉浮数则改用桂枝汤？这是由于病情有"发汗已解"的前提，49条是表郁较重而无汗，本条则曾经有汗，表气郁滞较轻，不必用发汗力更强的麻黄汤。另一方面，由于本证见"烦"，上焦有热本不当发汗，可是这种上焦热郁是由于表气不通加上轻微胃热所致，故此只要表气疏通则心烦得解，以桂枝汤则可。此即类似"大青龙汤证"见心烦之意，表气得通则烦躁自除。

五、二阳并病的基本治法——第 44~47 条

重新理解48条及其后列条文以后，回头再看48条前的数条条文，将更明白其写作意义。

1.《伤寒论》44 条

"太阳病，外证未解，不可下也，下之为逆。欲解外者，宜桂枝汤。"

这一条看似讨论表证未解则不可下，可是为何强调"不可下"？应是病情见"可下之证"，故此才有可能误用下法。此即为48 条作铺垫，在二阳并病的证情中，即使有阳明证，外证未解仍不可下。

另外，本条说"宜桂枝汤"，首先是由于前文42 条桂枝汤证见脉浮弱，这亦与后文的53、54 条用桂枝汤相呼应，提示53、54 条的外证未解。

2.《伤寒论》45 条

"太阳病，先发汗，不解，而复下之；脉浮者不愈；浮为在外，而反下之，故令不愈。今脉浮，故知在外，当须解外则愈，宜桂枝汤。"

本条在前一条的基础上更进一步，指出发汗之后又误下，此处的误下亦是由于同时有48 条"二阳并病"的考虑而误治。如何判断是否邪气在外？主要从脉象判断，脉浮即病位在外，这样与后文51 条前后呼应，可是51 条选择用麻黄汤，是由于其脉并非单纯为浮而是浮数或浮紧，45 条则应当是脉浮弱，两条文同样列出"脉浮"，均是强调病位，运用何方还要结合其他脉象与证候诊断。

3.《伤寒论》46 条

"太阳病，脉浮紧，无汗，发热，身疼痛，八九日不解，表证仍在，此当发其汗。服药已微除，其人发烦，目瞑，剧者必衄，衄乃解。所以然者，阳气重故也。麻黄汤主之。"

本条并非二阳并病，但却为48 条的"太阳初得病时"作铺垫。本条一开首即是典型的麻黄汤证，但是持续了八九日，正常太阳伤寒应当"发于阴，六日愈"（参《伤寒六经原意·发于阴阳》一文），八九日仍未愈反映病情较重，未能自愈，故此仍应发汗解表。

服药发汗以后，病情稍减，但患者却出现烦、目瞑，甚至
衄，张仲景自注说"阳气重故也"，即是指阳气郁滞较重，此即
如 48 条的"汗出不彻"之意，不同点在于 48 条是二阳并病而汗
出不彻，而 46 条则是单纯麻黄汤证而汗出不彻。因此，本条目
的在于提示伤寒表实若汗出不彻，则可导致表气郁滞加重。

4.《伤寒论》47 条

"太阳病，脉浮紧，发热，身无汗，自衄者愈。"

本条紧接上条而来，不同点在于本条并无"服药已微除"的
汗出不彻经过，此条最后出现"自衄"而愈，提示"衄"乃是一
种解决表气郁滞的途径。太阳伤寒是"卫气郁闭，营阴郁滞"，
而"衄"则可使营气郁滞得解，营卫得通。

本条与上一条同样强调了"衄"是表气郁滞较重的现象，属
于一种"辨证"方法，提醒医者，服药后或者太阳伤寒演变出现
"衄"，是疾病向愈的佳兆。

六、结语

综合上述讨论，以《伤寒论》48 条作为核心贯通上下文意，
更能明确理解仲景原意，揭示条文与条文之间的紧密联系。

重新解释这 15 条条文的意义，不但进一步解释了太阳传入
阳明的过程与诊治理论，而且 58 条之后《伤寒论·辨太阳病脉
证并治（中）》中的多条条文，其中为何有"误下"的病情，亦
当考虑有二阳并病的前提。

这些"二阳并病"条文的写作目的，在于讨论太阳与阳明并
病的表里治则，重点强调表未解当先解表。可是，表未解而同时
兼有阳明胃热，实际上可有多种情况，除了中风、伤寒两类以
外，还要视表气郁滞的轻重选择相应的治疗方法。张仲景十分强
调将脉与证作为表气郁滞轻重程度的判断依据，辨证细致入微，
值得读者仔细咀嚼体会。

桂枝汤"非发汗"解表机理

桂枝汤是调和营卫、发汗解表之剂，这是不争的事实。凡是《伤寒论》中发汗解表之剂，均需要"覆取微似汗"才能产生发汗的效果。这引申出一个疑问，单纯用桂枝汤而不加温覆能否发汗解表？仲景在治疗桂枝汤证上所用的是发汗解表的方法，这点是可以肯定的，但是单用桂枝汤中的药物，能否发汗则并不肯定，临床上常见服桂枝汤后却没有汗出。后世习惯称桂枝汤的功效为"解肌"，也说明单用桂枝汤不一定能发汗。方剂的功效，应该是药物、剂量、煎服法、服后医嘱、禁忌等各项环环紧扣的成果，而非单纯的药物组成。例如，桂枝甘草汤、干姜附子汤等，如果不是重剂及顿服的话，不能够起急救作用。因此，桂枝汤中的温覆取微汗，我们应该看成是桂枝汤组成的一部分。

桂枝汤能够通过调和营卫而发汗解表的机理，是众所周知的，不用详细论述。下文尝试提出桂枝汤的另外一个非发汗的解表路径——通过脾胃三焦而解表，以及其相关机理。

一、营卫与三焦的关系

桂枝汤是调和营卫之剂，由于营卫生化于脾胃，而脾胃又能化生气血，故此桂枝汤实能调和营卫、脾胃、气血、阴阳。营卫跟三焦是有密切关系的。《平脉法》中说："寸口脉微而涩，微者卫气不行，涩者荣气不逮。荣卫不能相将，三焦无所仰，身体痹不仁。荣气不足，则烦疼，口难言；卫气虚，则恶寒数欠。三焦不归其部，上焦不归者，噫而酢吞；中焦不归者，不能消谷引食；下焦不归者，则遗溲。"如刘渡舟所说："本条论述营卫与三焦之关系，从而扩展了对营卫的生理认识范围。这是《内》《难》

诸书未曾论及的。"这段营卫与三焦的关系可说是仲景首提，对《内经》之说有所发挥，但究竟能否体现在临床应用上？答案是肯定的。

　　"营卫不能相将"，《说文解字》说："将者帅也。"《说文解字注》则说："帅训率导、训将帅。"就像"气为血帅"之意，即营卫有互相领导、资生、辅助的意思。"三焦无所仰"，《伤寒论译释》说："'仰'字一般解释为'依靠'。"如果说是因为营卫虚弱不能相助，因而三焦无所依靠，这样较难理解。《说文解字》曰，"仰者举也"，"举者对举也"，就是举手的意思，引申有向上、升提之意，但这又可怎样理解？我们先从《内经》的论述分析。

　　《素问·灵兰秘典论》："三焦者，决渎之官，水道出焉。"三焦是身体水液输布的通道，与营卫有什么关系？《灵枢·营卫生会》："黄帝曰：愿闻中焦之所出。岐伯答曰：中焦亦并胃中，出上焦之后，此所受气者，泌糟粕，蒸精液，化其精微，上注于肺脉，乃化而为血，以奉生身，莫贵于此，故独得行于经隧，命曰营气。"水谷入胃腐熟化成精微，这就是营气，"营出于中焦"，营气上注于肺，经过心而化赤成血，因为"卫出于上焦"，营气配合卫气因而能奉养全身。《素问·经脉别论》："饮入于胃，游溢精气，上输于脾。脾气散精，上归于肺，通调水道，下输膀胱。水精四布，五经并行，合于四时五脏阴阳，揆度以为常也。"水液通过胃化生精气，即营气，上输至脾而运转上输于肺，再由肺通调水道的功能，亦即卫气的推动功能，将水液通过三焦而下输膀胱，由于膀胱是"州都之官，津液藏焉，气化则能出矣"，于是津液能够储藏于膀胱，并能通过膀胱的气化而输布周身。亦即《灵枢·五味》所说："谷始入于胃，其精微者，先出于胃之两焦，以溉五脏，别出两行，营卫之道。"胃之两焦意思就是上、中二焦。

　　因此，"三焦无所仰"，即是不能将水液升举至脾肺的意思，是因为"营卫不能相将"，营气化生不足，卫气不足以通调水道，所以三焦水液不能正常输布，出现三焦功能失常。

综上所述，我们可以发现桂枝汤的解表有两种机理，一是通过发汗的方法，二是非发汗的方法，通过脾胃三焦而解，这些都跟桂枝汤的方药和方后注有密切联系。

二、解表的发汗与非发汗机理

1. "发汗"的机理

发汗的方法也有二。

（1）从外发汗

《灵枢·营卫生会》："黄帝曰：人有热饮食下胃，其气未定，汗则出，或出于面，或出于背，或出于身半，其不循卫气之道而出何也？岐伯曰：此外伤于风，内开腠理，毛蒸理泄，卫气走之，故不得循其道。"这相当于桂枝汤证的病机，桂枝汤加上温覆，故属于直接取汗的方法，能直接调和在表之营卫并发汗。

（2）从内发汗

桂枝汤内可调理脾胃而化生营卫。《素问·经脉别论》："食气入胃，浊气归心，淫精于脉。脉气流经，经气归于肺，肺朝百脉，输精于皮毛。毛脉合精，行气于腑。"水谷可以通过这条路径：胃→心→脉→肺→百脉→皮毛，然后发汗。如桂枝汤方后啜热粥的方法，通过热力助汗，而水谷则能助营卫化生，从这一通道助外发汗。以上两点不作详述。

2. "非发汗"的机理

《素问·经脉别论》："饮入于胃，游溢精气，上输于脾。脾气散精，上归于肺，通调水道，下输膀胱。水精四布，五经并行。"这条通道是：胃→脾→肺→三焦水道→膀胱→各脏腑。不发汗怎么能够解表？参考小柴胡汤的证治，在《伤寒论》中有不少表证未解而用小柴胡汤治之的条文。最典型的如266条："本太阳病不解，转入少阳者……脉沉紧者，与小柴胡汤。"小柴胡汤的解表方法，显然并非"发汗"。其机理则是如230条说的："上焦得通，津液得下，胃气因和，身濈然汗出而解。"换句话说，即是胃气能够化生营卫，三焦水液输布正常而病解。这里的

"身濈然汗出而解"并非发汗，而是因为三焦水液输布正常而出现生理性的正常汗出，与五苓散方后注中"多饮暖水，汗出愈"的意思相同。

解表并非必须"发汗"。如在《伤寒论》第 49 条说："脉浮数者，法当汗出而愈，若下之，身重、心悸者，不可发汗，当自汗出乃解。所以然者，尺中脉微，此里虚，须表里实，津液自和，便自汗出愈。"应说明，这里所说的"须表里实"，实际上意思更侧重在"里实"，因为本条重在里虚，里气不虚才能使表气不虚。本条不可发汗，但为什么能自汗出而解？本条后文已经自注说明这一问题，是里虚的情况，仲景不发虚人之汗，因此要先实里，脾胃营卫充实，三焦通畅，因此津液自和，出现生理性的汗出表示疾病已经痊愈。再看第 93 条："太阳病，先下而不愈，因复发汗，以此表里俱虚，其人因致冒，冒家汗出自愈。所以然者，汗出表和故也。"这里所说的情况，跟前条所述一样，因为表里俱虚的情况禁汗，因此不可发汗，而这里的汗出自愈，也是因为营卫和，三焦通畅而汗出。

一般所指的发汗解表，是以辛散的药物或针灸、蒸浴、温覆等物理方法来开发腠理，以汗出邪去为目的。这里所指通过脾胃三焦的解表法，是以调和脾胃而化生营卫，使三焦通畅，从而达到阴阳调和的目的。此法最后所见的汗出，虽然也可能因此带走表邪，但这只算是一种"副作用"，并不等于发汗驱邪。因此，桂枝汤方后的将息为"若一服汗出病差，停后服，不必尽剂"。这种汗出的情况，我们可以总结为两种原因：一是汗出邪去，是治疗性汗出；二是生理性汗出，表示三焦通畅，阴阳调和，是向愈的佳兆。

三、非发汗解表途径的说明

1. 非发汗的解表方法，并非独为解表而设

《伤寒论》第 58 条："凡病，若发汗，若吐，若下，若亡血，亡津液，阴阳自和者，必自愈。""凡病"即泛指一切疾病，纵使

被任何方法误治而出现亡血、亡津液，只要阴阳自和就能康复。这里的"阴阳自和"，亦可看成营卫和，营卫和即反映脾胃和，和则能够化生气血，三焦津液也能正常输布，因而自愈。这是仲景重视脾胃后天之本的思想，贯穿体现在整个《伤寒杂病论》中。《金匮要略·脏腑经络先后病脉证》曰："若五脏元真通畅，人即安和。"这是仲景重视正气的具体表现。徐彬说："桂枝汤，外证得之，解肌和营卫；内证得之，化气调阴阳。"这确是对桂枝汤功效的精炼总结。实际上，也不单是桂枝汤才能做到这种营卫和三焦通畅而病解，其他很多方剂，特别是能够治疗水饮停滞的方剂，如五苓散、小青龙汤等，均可能因为疏通了三焦水液通道而解表。

2. 能否汗出不单看方药组成，还必须考虑到体质因素

如患者体质壮实，阳气充足，当感受外邪时卫气亢奋，出现卫闭营郁，则汗难出，要用发汗力强的麻黄汤来发汗。若患者素体较虚，出现卫强营弱，病时则自汗出，只要用桂枝汤发汗则可，发汗力量不用太强。若患者素体阳虚，平常容易自汗、盗汗，则只要用药轻微发汗，汗则易出，甚至有些人只要吃热粥、喝热水，甚或走动一会儿，亦能出汗。

应当理解汗出有几个不同层次的意思：感邪后营卫失和而汗出，属病理性的汗出；用药迫使汗出，是汗法，属治疗性汗出；平人阴平阳秘，运动后或吃喝热食物而汗出，或非用发汗药，因三焦水液通畅而汗出，应属生理性汗出。

3. 临床治疗时的有汗与不汗

以上的讨论，解释了临床上一些常见的问题。为什么临床上有时候不用温覆也能解表？为什么有时候没有汗出也能表解？这是因为通过脾胃、三焦这非发汗的通道而解表。为什么有时用麻黄汤不用温覆也能发汗？这可能因为药物用量已经到达大青龙汤的水平（相对于患者体质而言），又或者患者本身正气旺盛能够帮助发汗，又或者这种汗出并非真正发汗解表的汗，而是生理性的正常汗出。一首方剂能否发汗，不能单看方药的组成，而是要灵活地看证情的轻重、邪正的关系、药物的组成和剂量、方后医嘱、体质等。

四、讨论

1. 温覆及啜粥的作用

在能够解表的众方中，麻黄汤、桂枝加葛根汤和葛根汤三方是不用啜粥的，但还是要"覆取微似汗"，原因是什么？啜粥的重点在于脾胃营卫，不用啜粥是反映这两方的重点不在脾胃，而是直接通过温覆从外取汗。麻黄汤治疗伤寒表实证，相对于桂枝汤证表邪更重，因此应从外解。桂枝加葛根汤在桂枝汤证的基础上出现了项背强几几，说明寒邪阻塞太阳经气严重，因此应先解外，虽然桂枝加葛根汤也有桂枝汤的意思，但桂枝和芍药的用量已经减少，再加上葛根，说明本方的重点更偏于表，葛根汤更加用了麻黄，说明病情更重，所以急则治标，先祛表邪，不同时兼顾脾胃以达速效。另外，虽然麻黄汤作用力强，但仍要"覆取微似汗"，证明单靠药物不一定能够做到发汗解表，更说明方后医嘱的重要性。

《伤寒论》中唯一单纯服药即可发汗的方剂是大青龙汤，从大青龙汤的证情来看，可说是《伤寒论》中表郁最重的病证，而且还兼有内热，因此不用兼顾脾胃而啜粥，急则治标重用麻黄六两来大发其汗，即使不用温覆也能汗出。所以，大青龙汤方后注也特别写明："取微似汗。汗出多者，温粉粉之，一服汗者，停后服；若复服，汗多亡阳，遂虚，恶风、烦躁、不得眠也。"此很清楚地说明了一般情况下"一服"药便能缓解病情，说明药力峻猛，不可多服。

2. 桂枝汤应属解表之剂还是治里之剂

这问题要看怎么定义桂枝汤。因为桂枝汤的药物本身并非直接补益，而主要是通过振奋阳气、调和营卫来调和脾胃，然后再助化生营卫，桂枝汤应用于脾虚不甚的情况，才能借脾胃之力量来化生营卫气血，如果脾阳虚重，应该用理中汤而非桂枝汤。如果定义桂枝汤只是那五味药物的组成，不用温覆及啜粥，这时候的桂枝汤所运用的主要是非发汗的路径，应属治里之剂。而如果桂枝汤加上《伤寒论》第 12 条的方后注，这时候的桂枝汤是同时运用发汗和非发汗两条路径，勉强可说是"表里同治"。不过，实际上治表还是治里的分类，应该看疾病的病机本身，从桂枝汤证的证情来看，12 条所治疗的是太阳中风表证，里不甚虚。因此，桂枝汤还是治表之剂，只是其通过治表和治里两条不同路径来达到解表的目的。

［本文曾发表于《江苏中医》，2008，40（11）：21 - 23. 原题目为《桂枝汤"非发汗"解表机理》，收载时内容有所修改］

太阳病篇"非发汗"解表方

在《伤寒论》太阳病篇中，属于"发汗法"的方剂有不少，但是细考《伤寒论》原文，并非每一个解表剂方后注均有"覆取微似汗"一句，究竟为何？笔者在《桂枝汤"非法汗"解表机理》一文中指出，桂枝汤除了能够通过"发汗"而解表外，还有另一种通过调和三焦营卫解表的方法，本文进一步讨论在太阳病篇中，其他运用"非发汗"解表的方剂。

一、关于"覆取微似汗"

凡有类似"覆取微似汗"的方后注，因为其直接写出能够取微汗，显然属发汗解表之法。如在小柴胡汤的方后加减法中云："若不渴，外有微热者，去人参，加桂枝三两，温覆微汗愈。"虽然表述上有些不同，但仲景即使在这么一个加减法中，也特别提醒要温覆来取汗，一方面证明温覆取汗对于解表的重要性，另一方面也说明单靠药物的力量是不足以达到发汗功效的。由此可以反推，如果在方后注中看到有类似取汗的字句，说明该方的目的在发汗解表，若没有此句则代表该方治法不在于发汗。

另外，虽然不少麻桂类方的方后注有"将息如前法"一句，仔细比较可知，"将息"的意思是指桂枝汤的服药方法，主要是指怎样按照病的轻重来控制服药多少，并不包括温覆或啜粥之意。

在葛根汤后虽有"诸汤皆仿此"一句，但桂枝汤的将息法并非适用于所有经方。在不少方剂的方后注中，亦有后世增补内容的痕迹。如在《伤寒论》23 条方后注说："本云：桂枝汤三合，麻黄汤三合，并为六合。顿服。将息如上法。"这句显然是后世补充，并不符合原意，其中亦有类似的"将息如上法"一句，可知"诸汤皆仿此"一句亦可为后世所加。再者，"诸汤皆仿此"一句于理不合，是否所有方药都应该配合温覆？另外，即使是服药法，在《伤寒论》中大部分的药方，也是写明"日几服"的固定服药次数，与桂枝汤的灵活服药法不同。因此，桂枝汤法并不是对所有方剂都有指导意义。

二、太阳病篇属"发汗"解表之方

在太阳病篇方后注中明确要求"覆取微似汗"的方有：桂枝加葛根汤、葛根汤、葛根加半夏汤、麻黄汤和桂枝加厚朴杏子汤。桂枝汤虽然没有这句话，但很容易理解，"覆取微似汗"其实就是桂枝汤方后注"温覆令一时许，遍身漐漐微似有汗者益佳，不可令如水流离，病必不除"的缩写，是更详细具体的实践方法。"覆"是指"温覆"；"取微似汗"的"汗"是指"遍身漐漐微似有汗"。大青龙汤方后注没有温覆，但亦有写"取微似汗"，证明大青龙汤也是发汗之剂。

以上这七方，是《伤寒论》中无可非议的用于发汗的方剂，均是表证为重、正气不虚的情况，不用作详细讨论，这亦反证凡方后有"覆取微似汗"的就是发汗解表的方剂。在《桂枝汤"非法汗"解表机理》一文中，桂枝汤的解表是通过"发汗"与"非发汗"这两条路径，实际上上述七方均是通过相同机理，即两种路径并行而重在"发汗"。

在太阳病篇中，还有一些麻桂类的方剂，如桂枝加附子汤、桂枝去芍药汤、桂枝去芍药加附子汤、小青龙汤和桂枝新加汤，这五方方后注并无"覆取微似汗"。虽然这些方证在主流《伤寒论》学术界被认为是兼表证的，但既然其方在服药后并不需要取汗，可知其治法当属于"非发汗"解表，以下逐一讨论其"不可发汗"的原因（在太阳病篇还有"表郁轻证"的三首麻桂类方剂亦属此例，请参阅《表郁轻证并非病情较轻》一文）。

三、太阳病篇属"非发汗"解表之方

1. 桂枝加附子汤

《伤寒论》第20条："太阳病，发汗，遂漏不止，其人恶风，小便难，四肢微急，难以屈伸者，桂枝加附子汤主之。"本条是太阳病经过发汗之后，病情发生改变，出现了漏汗。这是由于发汗过多而伤阳，阳虚不能温煦肌表，导致表气不固而漏汗恶风。也因为汗出过多，阴液也伤，因此见小便难、四肢微急难以屈伸。本证明显是以里虚为重，有否兼表证，则要平脉辨证。"恶风"一证反映仍有风邪在表，笔者在《伤寒六经原意·表里部位概念》一文中指出，张仲景的"表证"是专指"恶寒"一证，故此本条并非张仲景认为的要"发汗"的表证。

桂枝加附子汤不属于"发汗"之剂。这条有否兼表并非重点，可以肯定本条所用的治法，并非发汗解表。第一，《伤寒论》中多次强调不发虚人之汗。如第88条说："汗家重发汗，必恍惚心乱。"病者素体阴液不足，发汗则更伤阴。23条："脉微而恶寒者，此阴阳俱虚，不可更发汗、更下、更吐也。"脉微而恶寒者是阳虚表现，阳虚不可发汗。211条："发汗多，重发汗者，亡其阳，谵语，脉短者死，脉自和者不死。"发汗过多后，不可再发汗，发汗则亡阳。这些都是仲景的发汗禁例，不发虚人之汗。第二，本证中出现了"小便难"的情况，《灵枢·病本》提到，"大小便不利治其标"，《素问·标本病传论》又说，"小大不利治其标"，"间者并行，甚者独行"。仲景重视经典，必定会遵守这些最基本的规律，在小便难的急重情况下，仲景岂有表里同治之理？就算是有表，也必遵从先里后表的道理。桂枝加附子汤证虽然仍有邪气在表，但是却因正虚而不得以"发汗"解之，当以调和脾胃营卫，使三焦通畅则能病愈。

2. 桂枝去芍药汤、桂枝去芍药加附子汤

《伤寒论》第21条："太阳病，下之后，脉促，胸满者，桂枝去芍药汤主之。"第22条："若微寒者，桂枝去芍药加附子汤

主之。"本条是太阳病经过误下之后，病情发生了改变，邪气内陷胸中，上焦不通因而出现胸满。从条文上看，本证前半段虽然没有"恶寒"表证，但参《伤寒论》第34条，"脉促者，表未解也"，可知误下以后正气仍意欲抗邪于外，故此出现脉促，可知仍有邪气在表，但是并非典型的"表证"。

虽然本条仍有邪气在表，但是所用之法显然不在发汗。参《伤寒论》第93条说："太阳病，先下而不愈，因复发汗，以此表里俱虚。"第49条又说："若下之，身重、心悸者，不可发汗。"在这样曾经误下的情况下，阳气已伤，从22条阳虚较重要加用附子可以助证，因此，不可再发汗不犯仲景不发虚人之汗的禁例。由此得知，这两方所用之法亦在于"非发汗"而解表。至于本方去"芍药"的原因，请参阅本书《桂枝汤方义在宣卫降营》一文。

3. 小青龙汤

《伤寒论》第40条："伤寒表不解，心下有水气，干呕，发热而咳，或渴，或利，或噎，或小便不利、少腹满，或喘者，小青龙汤主之。"第41条又说："伤寒，心下有水气，咳而微喘，发热不渴，服汤已，渴者，此寒去欲解也，小青龙汤主之。"小青龙汤是公认的治疗外寒内饮的表里同治之方，并没有怎么争论过，但既然能够解表，为什么方后注中没有"覆取微似汗"一句？

条文一开首写明，"伤寒表不解"。这条是表里同病无可否认，但不等于治疗一定是发汗解表。细查考"表不解"三字，在《伤寒论》运用"不解"一词主要有两种情况：一是经过误治后证情仍然存在。如16条："太阳病三日，已发汗，若吐、若下、若温针，仍不解者，此为坏病。"二是患病后没有治疗，经过了一段时间，正常情况下可以自愈，但证情却仍然存在。如46条："太阳病，脉浮紧，无汗，发热，身疼痛，八九日不解，表证仍在。"104条："伤寒十三日不解。"114条："到经不解。"这可以说明，小青龙汤证出现水饮内停，可能是误治引起的，又或者是经过了一段时间没有自愈，两者都说明了有里虚的情况，可是因为误治伤了阳气，或是本身阳气不足，正不能胜邪，导致水饮内停。如果写"未解"，则一般是指没有经过任何治疗，素体不一定亏虚。

小青龙汤证的水饮内停是因阳虚内寒所致。《金匮要略·痰饮咳嗽病脉证并治》第 12 条说："凡食少饮多，水停心下，甚者则悸，微者短气。"这里说明小青龙汤造成"心下有水气"，水饮停滞心下的原因是胃气虚弱而导致纳谷少，营卫气血化生不足，因而使脾失健运，水气内停，类似后世所说"脾为生痰之源"。从上述两首方剂的讨论可知，仲景一贯不主张发虚人之汗。《伤寒论》第 89 条："病人有寒，复发汗，胃中冷，必吐蛔。"这里的寒，可以不单指寒邪，如《伤寒论》41 条，"此寒去欲解也"的"寒"字是指寒水，因寒凝则水停而生痰饮，患者素体虚弱，内有寒或饮等外邪，如果再次发汗，就会更伤阳气，使胃阳更虚。

小青龙汤的发散力强，若同时发汗则出现治疗上的矛盾。可从《金匮要略》痰饮病篇（第十二篇）第 36 条的病案看到："青龙汤下已，多唾口燥，寸脉沉，尺脉微，手足厥逆，气从小腹上冲胸咽，手足痹，其面翕热如醉状，因复下流阴股，小便难，时复冒者，与茯苓桂枝五味甘草汤，治其气冲。"因为病者素体虚弱，误用小青龙汤而导致气冲等一系列变证。小青龙汤证本身也是因为脾胃虚弱而生痰饮，水寒射肺而致喘，从这个角度来看，同时兼有表证而要发汗的话，则会出现治疗上的矛盾。水停心下应温阳散寒化饮，如果此时发汗，则可能汗伤阳气，水饮更甚，或汗多伤津，饮从燥化，或用升散之药太过，引动水饮上逆等，加重病情。因此，即使有表证，也不宜使用发汗解表。

那么，小青龙汤中的解表药又如何解释？裴永清教授指出："小青龙汤证实可看做是一个里虚有寒水之气而又外感寒邪之证，故仲景不用峻汗无补的麻黄汤加减。"其指出本方不是麻黄汤加减而来的。方中用桂枝、芍药的目的是取桂枝汤之意，调和营卫和脾胃，治水气之源。麻黄并非方中的主药，这点可以从方后注的"五个加减法却有四个去麻黄"而肯定。为什么用麻黄？即使在麻黄汤中，也要用温覆才能取汗，而小青龙汤不用温覆，说明其意不在发汗。麻黄的功用，如《金匮要略》痰饮病篇的病案所说（第十二篇第39条）："水去呕止，其人形肿者，加杏仁主之。其证应纳麻黄，以其人遂痹故不纳之。若逆而纳之者必厥，所以然者，以其人血虚，麻黄发其阳故也。"这里说明麻黄的作用是"发其阳"，发其阳不等于发汗，是指麻黄通阳散寒、发越阳气的特性。麻黄的作用与杏仁相似，能够治疗"形肿"，即麻黄通过发散而利水消肿的功能，因此小青龙汤能够治疗溢饮，麻黄也能通过宣肺散寒，达到止咳平喘的目的。既然小青龙汤证不宜发汗，也不用温覆，可证麻黄的作用主要是宣肺散寒、止咳平喘，而不是发汗解表。如方后注云，"若喘，去麻黄，加杏仁半升"，就是里虚更重的时候，更不可以用麻黄，避其发散之性。总而言之，小青龙汤证的解表方法，并非通过发汗解表，亦是通过宣通脾胃营卫的"非发汗"解表方法，在温化寒水的同时达到解表之功。

4. 桂枝新加汤

《伤寒论》第62条："发汗后，身疼痛，脉沉迟者，桂枝加芍药生姜各一两人参三两新加汤主之。"本条是太阳病经过发汗后，病情发生改变，出现身疼痛、脉沉迟的情况。从条文上看，脉沉迟显然并不符合太阳病"脉浮"的特点，反映病位重点在里，但是"身疼痛"反映邪气仍在表。《伤寒论》91条说："伤寒，医下之，续得下利清谷不止，身疼痛者，急当救里；后身疼痛，清便自调者，急当救表。"这一条以"身疼痛"与"下利清谷"相对举，说明病位表里，显然"身疼痛"属于邪气在表之证。因此，桂枝新加汤证当属于表里同病。

本证见脉沉迟，反映营血不足，不可发汗。《伤寒论》第50条说："脉浮紧者，法当身疼痛，宜以汗解之。假令尺中迟者，不可发汗。何以知然？以荣气不足，血少故也。"表证出现身疼痛，应该见脉浮紧，而本证见脉沉迟，反映本有营血不足。所谓"阳加于阴谓之汗"，本证因发汗过多而导致阳气与营血两虚。《伤寒论》第85条："疮家，虽身疼痛，不可发汗，汗出则痉。"疮家是指素体营血亏虚，气阴两伤的人，如果更发汗，则更伤气血，仲景不发虚人之汗的禁例，可证桂枝新加汤的目的亦不在于发汗，而是通过"非发汗"的方法以解表。

四、结语

以上五方，均是正虚为重，虽然仍有邪气在表，但是却因正虚而不可发汗，而是通过"非发汗"的方法解表，若强行发汗则属于误治。这五方的证治，重点提示治法的不同，并非所有邪气在表之证均可以发汗，而必须见病知源，分清正邪关系，按表里缓急之法治之。《伤寒论》中能发汗解表的方剂，张仲景必然会在方后注写明"覆取微似汗"一句，明确邪气在表能否使用汗法，此对于"汗法"的准确应用有重要意义。

［本文曾收载于《湖北中医杂志》，2008，30（5）：26 - 27.原题目为《论伤寒论太阳病篇麻桂类方剂的兼变证分类》，收载本书时有所修改］

小青龙汤可不发汗

　　笔者在本书《太阳病篇"非发汗"解表方》一文中，指出了小青龙汤的治疗目的不在"发汗"，虽然仍有表邪未解，但是由于正气偏虚且寒水内停，仲景不发虚人之汗，发汗则伤正且引动水饮。但是，在《金匮要略》中明确指出小青龙汤属发汗之剂，究竟如何解释此一矛盾？另外，对于小青龙汤加减法，由于五个加减法中有四个皆去麻黄，因此有加减法"疑非仲景意"之说。就此等问题，本文欲对各小青龙汤证条文深入剖析，并且对小青龙汤方药及五个加减法的配伍理论进行重新探讨。

一、各条证候与病机分析

　　小青龙汤在《伤寒论》中共有两条条文，而在《金匮要略》中亦有五条相关条文，本文逐一论述其证治异同。

1.《伤寒论》第40条

　　"伤寒表不解，心下有水气，干呕，发热而咳，或渴，或利，或噎，或小便不利、少腹满，或喘者，小青龙汤主之。"

　　本条以"伤寒"为前提，即感受寒邪，然后明确地说"表不解"，即仍有表证。笔者在《伤寒六经原意·表里部位概念》一文中指出，"表证"是专指"恶寒"一证，故此"表不解"一句，一方面提示邪气仍在表，另一方面其症状当有恶寒。

　　"心下有水气"一句，是张仲景少有的、直接指出病机的条文，提示这是重要病机，单就证情未必能够判断，容易忽视。笔者在《伤寒六经原意·三焦与体表部位对应关系》一文中指出，"心下"是上焦的下部，在膈上，即心与膈之间的部位。心下有水气，即是水气停滞上焦，由于上焦与中焦之间有膈的阻隔，水性下流，因此水停在上焦的膈上。张仲景十分重视水停的部位，例如在《伤寒论》157条说，"胁下有水气"，395条说，"从腰以下有水气"，又如《金匮要略》第十四篇第24条说，"皮水为病，四肢肿，水气在皮肤中"。本条小青龙汤证水气停在心下，部位明确，与相应的治法用药有密切关系。水气停在心下的原因，参后41条所说的"服汤已，渴者，此寒去欲解也"，服小青龙汤后病情减轻而"寒去"，即是指心下有水气的原因，是由于寒邪伤上焦阳气以后，上焦水气不化而停滞，此亦可称为"寒水"或"寒饮"。

本证的辨证要点，主要在于"咳"。本证见"干呕、发热而咳"，由于发热在各种太阳病皆可见，并非辨证要点。干呕一证，《伤寒论》12条的桂枝汤证亦可见"鼻鸣干呕"，可知干呕亦非此证的专有特点，干呕的成因，若从桂枝汤证的角度看，是由于外感风寒以后，中焦卫气宣散受阻，因此，欲通过干呕以助宣散阳气，由于中焦胃无病，因此并非"有物"的呕吐。《伤寒论》324条说："若膈上有寒饮，干呕者，不可吐也，当温之，宜四逆汤。"本条指出干呕的成因，可因为"膈上有寒饮"，此即是小青龙汤的病机，上焦心下寒饮导致卫气宣散受阻，但中焦无病，故此只见干呕，从机理上与桂枝汤证的干呕略有区别。由此可知，小青龙汤证的辨证要点，均非在"发热"或"干呕"，重点在于"咳"，是在太阳病诸方证中所不见的。

咳的成因，与"心下有水气"直接相关。在《伤寒论》中"咳"所出现的条文不多，其中有咳的方证包括：小柴胡汤加减法七，"若咳者，去人参、大枣、生姜，加五味子半升、干姜二两"，真武汤加减法一，"若咳者，加五味子半升，细辛一两，干姜一两"，四逆散加减法一，"咳者，加五味子、干姜各五分"等三方（另还有319条猪苓汤证亦见咳嗽，但其机理不同，见《伤寒治内方证原意·猪苓汤与五苓散证比较》一文）。此三方加上小青龙汤一起比较，共同点就是有干姜与五味子两药，在水气较重时，真武汤和小青龙汤则使用细辛，小柴胡汤与小青龙汤中还用半夏。由此反映水饮停滞的几个不同程度，假如一般上焦水饮停滞的病情，最先选用干姜通阳化饮，同时用五味子补肺气，表示上焦水气停滞是由于上焦肺虚引起；假若上焦寒饮较重，则加用半夏，配伍干姜加强宣通上焦阳气之力；若水气停滞较重，则更加用细辛温肺化饮，而小青龙汤四药皆用，是心下有水气的对应用药。顺带一说，真武汤中不用半夏，是由于半夏属宣通上焦水饮之药，但真武汤水气停滞重点不在上，故此不用半夏。

小青龙汤证的咳嗽，是由于上焦肺虚以后，寒邪内入，使阳气不通，水停心下。又因水停心下，当阳气宣散时则被水气所阻，咳嗽的目的则在去除此一障碍，即与干呕之意相似，只是两者的病位不同。咳嗽病位在上焦肺，而干呕病位在中焦胃，两者皆因水停上焦心下、阳气不通所致。

后世一般在解释小青龙汤证的咳嗽时，以"水寒射肺"一词作概括，这一词虽非仲景原文，但形容生动，是指水气从下向上行的意思，由于心下在肺之下，心下的水气因阳气欲宣通而产生咳嗽，以水寒射肺一词作总结亦未尝不可。不过，由于过往多误以为心下属于"中焦的胃脘部"，水寒射肺是中焦上射至上焦，正确理解当为水气从胃上口、膈上的上焦下部，上射到上焦的上部肺。

本条的加减法证候，在后文方药分析中一并讨论。应注意，本证虽然有"表不解"，但是其方药治疗并非在发汗而解表，而是"非发汗"的解表方法，可参前一篇文章所论。

2. 《伤寒论》第 41 条

"伤寒，心下有水气，咳而微喘，发热不渴，服汤已，渴者，此寒去欲解也，小青龙汤主之。"

本条开首说："伤寒，心下有水气。"此与上一条条文只差"表不解"一句，提示本条并无邪气在表，表证已除、邪气入内。小青龙汤并非必然用在有表证的证情上，例如《金匮要略》的多条小青龙汤证情，均是无表证使用的。故此，本条一方面提醒无表证可用小青龙汤，另一方面亦从侧面反映上一条条文的证情，虽然上条有表证，但其用方目的不在发汗而解表。

本条提示"微喘"仍可用小青龙汤。本条的证候以"咳而微喘"为要点，咳与上一条相似，而本条更以咳为第一个证候，提示这是小青龙汤证的辨证要点。关于"微喘"一证，参上一条的加减法，若见"喘"则去麻黄加杏仁，要在小青龙汤的基础上加减，但是本条仍用小青龙汤原方主之而不加减，提醒"微喘"仍可考虑不加减。至于"喘"的机理，后文讨论加减法时再议。

关于"发热不渴"，如上所述，发热并非此证辨证要点，而且"不渴"并非"证候"的不适感觉，各种太阳伤寒、中风的病情皆不渴，由此理解"不渴"的辨证意义在何。说"不渴"的目的，是强调后文服汤药后转变成口渴的证情，在其他一般太阳伤寒、中风的病情，如服对应的汤药而出现口渴，应当考虑转化为太阳温病，抑或转入阳明的可能，但是这条却刻意提醒服药后口渴是由于寒邪去除，寒水得化而成。这服药后的渴亦非新病，不如上一条加减法见渴需要加减药物，不渴是由于水停心下所致。例如《金匮要略》第十二篇第28条说："呕家本渴，渴者为欲解，今反不渴，心下有支饮故也。"这条明确指出心下有饮停则不渴，若见口渴则为欲解，是向愈的佳兆。《金匮要略》第十二篇第38条又说："以细辛、干姜为热药也，服之当遂渴，而渴反止者，为支饮也。"小青龙汤中的细辛、干姜性温热，是导致寒去成渴的原因。

本条目的，在于补充小青龙汤的辨证要点。首先，强调无表证可用。第二，强调主要症状是咳嗽。第三，提示"微喘"可用小青龙汤。第四，提醒服药后见口渴是病情减轻，而非病情加重。

3. 《金匮要略》第七篇第14条

"肺胀，咳而上气，烦躁而喘，脉浮者，心下有水，小青龙加石膏汤主之。"本条当属小青龙汤类方，是在小青龙汤原方的基础上，加上石膏二两，由于证情相近，在此一并论述。

本条属于"肺胀"病，肺胀的定义，在同篇的上一条（13

条）说："咳而上气，此为肺胀。"实际上即是本条的第一句话，
"肺胀，咳而上气"，肺胀即是在咳的基础上见"上气"。关于
"上气"，是因呼吸太过而出现咳嗽。《金匮要略》第一篇第5条
说："息引胸中上气者，咳；息张口短气者，肺痿唾沫。"呼吸之
气息引胸中上气而引起咳嗽，上气当见咳嗽，但与咳嗽的区别，
在于上气当见胸部因呼吸太过而扩张，这又与后文的"短气"相
对应，短气者呼吸不及，胸部未能扩张。因此，肺胀实际上是指
上气的表现特点，即由于呼吸太过导致胸部胀大。

　　本条加用石膏的原因，是见"烦躁而喘，脉浮"。本条同样
明确指"心下有水"，即《伤寒论》40条的"心下有水气"的另
一种表述。但其证除了从咳嗽辨别心下有水以外，如何辨别其内
热呢？当然，是否烦躁是直接的辨别方法，即如大青龙汤中加用
了石膏，就是因为其见烦躁，但实际上喘与脉浮皆是上焦有热之
象。例如《金匮要略》第七篇第4条说："上气喘而躁者，属肺
胀。"肺胀病情可见上气、喘、烦躁皆作，是由于上焦肺气不通
甚重所致，因而导致咳喘并见，且上焦郁滞而生内热。另外，第
七篇第8条说："咳而脉浮者，厚朴麻黄汤主之。"本条选用的厚
朴麻黄汤，用麻黄四两、石膏如鸡子大，但其辨证只是咳嗽且脉
浮，为何如此？由于《金匮要略》讨论的咳嗽属于内伤杂病的咳
嗽，并无外感邪气逐渐入里的来路，见脉浮，并非代表邪气在
表，而是反映上焦有热、正邪交争激烈，假如热象更重，甚至可
出现脉浮大，即如第七篇第13条说："咳而上气，此为肺胀，其
人喘，目如脱状，脉浮大者，越婢加半夏汤主之。"越婢加半夏
汤中麻黄更用六两、石膏半斤，剂量甚重，其证与下一条的小青
龙加石膏汤同样见咳而上气、喘、肺胀、脉浮，差别就在于"目
如脱状"和脉大。由此可知，小青龙加石膏汤证中所见的脉浮，
是因热在上焦所致，而非邪气在表。

　　值得指出，本条见"喘"，理应在小青龙汤的基础上，去麻
黄加杏仁，但本条并非用此一加减法，却加上了石膏，目的为
何？这同样是由于外感病与内伤病的成因不同，以及两者喘的机

理不同所致。由于外感病的过程中，邪气从外及内，若在此时见喘，即反映上焦肺气偏虚，才导致邪气内入，因此，从咳嗽变成见喘，反映肺气偏虚较重，不可用麻黄的宣散以防发汗太过伤正。但本条所见的喘，并非邪气从表入内的来路，而是由于上焦肺气郁闭太过所导致的，是肺胀的特点，其中内热亦为重要原因，从脉浮可知正邪交争激烈，反映上焦肺虚相对偏轻，是故不忌麻黄。

顺带讨论，从外感与内伤的差异来看，可知小青龙加石膏汤证，并不能出现在《伤寒论》的外感病过程之中。从外感病的过程来看，假如邪气能从表入内，则反映上焦偏虚而不能形成郁热，能形成郁热则当如大青龙汤证般正气不虚，表气郁滞甚重，假如表气与上焦肺气偏虚，则邪气入内而正邪交争较弱，则不可能出现上焦郁滞甚重而生内热。是故小青龙加石膏汤证，是在《金匮要略》内伤杂病之中所独有的。

4.《金匮要略》第七篇第 15 条

"肺痈，胸满胀，一身面目浮肿，鼻塞清涕出，不闻香臭酸辛，咳逆上气，喘鸣迫塞，葶苈大枣泻肺汤主之。"本条紧接在上一条小青龙加石膏汤之后，而其方并非对此证的直接治疗，是在条文后的注文之中，未必是仲景原文，本文尝试讨论其运用小青龙汤是否合理。

本条是肺痈与肺胀同病。肺痈以"咳即胸中隐隐痛"，"咳唾脓血"，"口干，喘满，咽燥不渴，时唾浊沫，时时振寒"为证候特点，但本条所见，除了"不闻香臭酸辛"可以属"唾浊沫"、"喘鸣迫塞"等肺痈之象，其余均与肺痈无直接关系。实际上，其余证候当属肺胀的病情，文首说"胸满胀"是形容肺胀的"息引胸中上气"，"咳逆上气"即是肺胀的特征，亦可伴有气喘，而本条的特点在于见"一身面目浮肿，鼻塞清涕出"，这实际上是类似于"溢饮"的病情。《金匮要略》第十二篇第 2 条说："饮水流行，归于四肢，当汗出而不汗出，身体疼重，谓之溢饮。"周身浮肿是由于水气泛滥所导致，再参痰饮病篇第十二篇第 23 条：

"病溢饮者，当发其汗，大青龙汤主之，小青龙汤亦主之。"因此，可用小青龙汤治此溢饮，而溢饮又可理解为肺胀病情的进一步发展，即类似于上一条的小青龙加石膏汤证。

但是，本条若先用小青龙汤并不正确。本条注文所说的"此先服小青龙汤一剂乃进"，是指在服用葶苈大枣泻肺汤之前可先服用小青龙汤一剂，目的在于治疗此溢饮之证。但是，本证是肺痈与肺胀同病，由于肺痈属于风热在上焦，伤肺而成脓血，若用小青龙汤的辛温药物则加重病情，是治疗肺痈的禁忌。

本条的目的，在于示范多种肺病同见的先后缓急判断。本条在《金匮要略》第七篇的最后，是介绍了多种肺病证治以后，最后的总结。第七篇第11条说："肺痈，喘不得卧，葶苈大枣泻肺汤主之。"葶苈大枣泻肺汤只能治疗肺痈喘不得卧，未能治疗本条所列出的其他诸多病情，但是由于肺痈为急，参第七篇第2条的说法，"始萌可救，脓成则死"。因此，当先治疗此证，再考虑下一步治疗。本条的注文提示用小青龙汤，虽然是看到了本证之中含有可用小青龙汤的证情，但是未能体会到仲景原意中分清先后缓急之意，当非仲景原文，乃后世所加。

5.《金匮要略》第十二篇第23条

"病溢饮者，当发其汗，大青龙汤主之，小青龙汤亦主之。"

上述引文（《金匮要略》第十二篇第2条），溢饮是水饮流行在身体四肢的病证，是由于"当汗出而不汗出"所引起的，故此发汗即能治愈。

本条值得讨论之处，在于为何两方皆能治同一种病，即为何能"同病异治"？这是由于两方通过不同途径发汗而治疗溢饮。大青龙汤治疗的方法，主要在于直接从表发汗，解除表气郁滞；小青龙汤并非单纯考虑在表，而更考虑上焦的水停。溢饮是水气停滞在内，继而泛滥出表，从这一角度看，大青龙汤所治的溢饮偏于治标，小青龙汤则相对治本。

为何本条小青龙汤属于"发汗"之法，而不如《伤寒论》的小青龙汤证不可发汗？这是由于《伤寒论》的小青龙汤证本身是从表入内的过程，上焦肺气偏虚，发汗则伤正，而且其证以咳嗽为主，发汗则可诱发"水寒射肺"而加重咳嗽。而本条《金匮要略》的小青龙汤证，并非上焦肺气偏虚，其病亦无咳嗽，故此无"不可发汗"的禁忌。

应指出，本条以小青龙汤治疗溢饮，病机并非"水停心下"，而是水停中上二焦及泛滥在表，能以小青龙汤治疗此证，是因小青龙汤本身即能治疗在表以及上焦之水，而不局限在心下。

6.《金匮要略》第十二篇第 35、36 条

"咳逆倚息不得卧，小青龙汤主之。""青龙汤下已，多唾，口燥，寸脉沉，尺脉微，手足厥逆，气从少腹上冲胸咽，手足痹，其面翕热如醉状，因复下流阴股，小便难，时复冒者，与茯苓桂枝五味甘草汤。"首先使用了小青龙汤，其后却出现了一系列变证，反映小青龙汤使用不当，属于"误治"。

为何本条不当用小青龙汤？由于本证属于"支饮"。本证以"咳逆倚息不得卧"为主要症状，从咳嗽来说，确实可以是小青龙汤主治之证，但是小青龙汤证并非见"倚息不得卧"般的严重咳嗽。《金匮要略》十二篇 2 条说："咳逆倚息，气短不得卧，其形如肿，谓之支饮。"咳逆倚息不得卧是支饮的特点。又参本条之后十二篇 38 条说："咳满即止，而更复渴，冲气复发者，以细辛、干姜为热药也。服之当遂渴，而渴反止者，为支饮也。"假如其病咳满还未止，服用温药以后仍不见口渴，这是由于支饮所致，亦即回到本条一开始"咳逆倚息不得卧"的证情。支饮的治疗方法，在《金匮要略》十二篇中有详细记载，列出了多首方证，其中均无使用小青龙汤的治法。

本条目的，在于强调上焦肺虚不可用小青龙汤。由于支饮病有上焦肺虚的病机特点，故此其证并非单纯出现咳嗽，更见倚息、气短、不得卧，在治法上首先并不如溢饮般能"发汗"，甚至辛温太过亦能伤正，不可用小青龙汤中的麻黄。《金匮要略》第十二篇 39 条亦说："水去呕止，其人形肿者，加杏仁主之。其证应内麻黄，以其人遂痹，故不内之。若逆而内之者，必厥，所以然者，以其人血虚，麻黄发其阳故也。"其证情本身似是该用麻黄之证，但由于"血虚"，麻黄通阳太过则伤血，使病情加重。在本条一开首的"咳逆倚息不得卧"证情本无血虚，但是误用小青龙汤以后出现一系列的变证，如"尺脉微，手足厥逆"的证候，则是伤血的反映，这是由于发汗太过，津液亏虚则伤血。本条提示假若辨证不准，只见咳嗽即用小青龙汤可导致的恶果，提醒医者小心诊断，辨证入微，以防误治。

7. 《金匮要略》第二十二篇第 7 条

"妇人吐涎沫，医反下之，心下即痞，当先治其吐涎沫，小青龙汤主之。涎沫止，乃治痞，泻心汤主之。"

本条一开首见"吐涎沫"的病情，本应用甘草干姜汤治之。参《金匮要略》第七篇第 5 条说："肺痿吐涎沫而不咳者，其人不渴，必遗尿，小便数。所以然者，以上虚不能制下故也。此为肺中冷，必眩，多涎唾，甘草干姜汤以温之。"第十二篇第 4 条又说："水在肺，吐涎沫，欲饮水。"吐涎沫的成因，是上焦肺中冷而导致水停在肺，因此出现吐涎沫。

本当用温肺化饮之法，却误用了下法，导致中焦胃气受伤，继而成痞。痞的成因，如《伤寒论》131 条说："病发于阴，而反下之，因作痞也。"这里的"病发于阴"在《伤寒六经原意·发于阴阳》一文中指出，"发于阴"即发于伤寒，因伤寒误下以后则伤胃气而成痞，具体关于痞的病机，《伤寒治内方证原意·心下痞并非单纯病在中焦》一文中指出，痞的成因是胃虚而虚热上炎，符合少阳病的病机特点，且有下焦的营气偏虚。此时病情较前复杂，上焦饮停但又同时出现上焦虚热上炎、中焦胃虚而下焦营气偏虚，单看上焦病机则寒热并见，应考虑治疗的先后。

本属单纯上焦水停之证，当用甘草干姜汤治疗，但由于误下以后产生他证，心下营卫不通而成痞，本属上焦水停在肺，因心下不通更成水停心下，单用甘草干姜汤已不能治本，乃应以小青龙汤治之。实际上小青龙汤中亦包含了甘草干姜汤这两味药的组成，只是更添加了其他辛温药物，温化寒水力量更强。

为何本证要先治吐涎沫、后治痞？若先治痞而用泻心汤（指大黄黄连泻心汤）以清上焦之热，寒凉药物则加重上焦之寒饮，导致上焦心下营卫不通更重，且胃虚之本仍在，仍有产生虚热上炎的可能，痞证不除，仍不可用小青龙汤治本。若先治吐涎沫用小青龙汤，虽然有可能加重上焦之虚热上炎，但先解决了上焦的寒饮，则可再用泻心汤治上焦之热。先治吐涎沫后治痞的思想，接近于《伤寒论》164 条"当先解表，表解乃可攻痞"的思想，即先治较为表层的疾病，其后治疗深一层的病证，以免先治痞后，引导邪气入里，加重病情。

二、方药分析

小青龙汤中含有八味药物："麻黄（去节）、芍药、细辛、干姜、甘草（炙）、桂枝各三两（去皮），五味子半升，半夏半升（洗）。"这些药物可以分为两组，第一组为麻黄、桂枝、芍药、甘草，即"麻桂芍草"配伍；第二组为干姜、细辛、半夏、五味子，简称为"姜辛夏味"配伍。

第一组药物"麻桂芍草"。先不说麻黄，其余三药，即是桂枝汤去姜枣，为何要去之不用？这是因为其见咳嗽。参小柴胡汤加减法七："若咳者，去人参、大枣、生姜，加五味子半升、干姜二两。"见咳嗽时要去姜枣，这是张仲景的用药理论，其原因在本书《小柴胡汤证重在邪结下焦》一文中有所详论。去大枣与小柴胡汤加减法四的成因相同，是由于大枣甘缓之性，有碍寒饮温化；去生姜的目的，一方面由于已经用上干姜，则不用生姜，而另一方面，生姜相较干姜宣散力量更强，而温性较弱，因此，生姜宣散中焦卫气至上焦时，则能诱发水寒射肺，故宜除之。

然则，为何加用麻黄，先看麻黄与桂枝配伍的方剂比较：

表4 **麻桂类方中麻黄与桂枝的剂量比较表**

方剂	麻黄	桂枝
大青龙汤	六两	二两
葛根汤	三两	二两
麻黄汤	三两	二两
小青龙汤	三两	三两
桂枝麻黄各半汤	一两	一两十六铢
桂枝二麻黄一汤	十六铢	一两十七铢

上表所示，若表气郁滞较重的病情，则麻黄用量重，而桂枝剂量减轻作为助药配伍，在大青龙汤、葛根汤与麻黄汤中皆是如此。但若表气郁滞相对较轻，例如桂麻各半汤与桂二麻一汤，则桂枝剂量比麻黄重，反映当病情趋于内、趋于上焦而不在表，则桂枝用量比麻黄更重。由此反观小青龙汤，麻黄与桂枝剂量相同，则属于各方的中间情况，属于在表与上焦的过渡类型，即治疗中宣通表与上焦的阳气并重。从方药配伍上看，由于桂枝配上芍药宣降营卫、调和营卫，则麻黄配桂枝更侧重在宣通卫阳，以温化上焦寒水。

值得一提的是，一般解释麻黄的功效为"止咳平喘"，小青龙汤中用麻黄目的确为针对主要症状以治咳，但若见喘严重则按加减法一去麻黄，可知小青龙汤中使用麻黄重点不在治喘而在治咳。但参《伤寒论》41条的小青龙汤证亦有微喘，可知若在喘较轻时麻黄亦能兼治，若喘较重则麻黄并不胜任。实际上，喘的成因颇多，部分喘证麻黄能够胜任，例如《金匮要略》小青龙加石膏汤、越婢加半夏汤亦能治喘，但桂枝加厚朴杏子汤证的喘则并非麻黄能治，因此麻黄的"平喘"仍要仔细辨别原因使用，而非所有喘证皆可用之。

再说第二组药物"姜辛夏味"。这一配伍在上文《伤寒论》第40条的讨论中亦有所提及，在这补充说明这些药物的剂量配伍理论。

表5　　　　　　　多首方剂的姜辛夏味配伍剂量比较表

方剂	干姜	五味子	细辛	半夏
小青龙汤	三两	半升	三两	半升
小柴胡汤加减法七	二两	半升	/	半升
真武汤加减法一	一两	半升	一两	/
苓甘五味姜辛汤	三两	半升	三两	/
苓甘五味姜辛夏汤	二两	半升	二两	半升

　　上表各方皆为治咳之方，以小青龙汤中四药最为齐备且剂量最重。比较小柴胡汤加减法，由于小柴胡汤证的咳嗽寒水较轻，故此不用细辛，且干姜剂量减轻。再看真武汤加减法，其证重点为水停在下，而非在上焦心下，故此不用半夏温化上焦寒水，而且干姜与细辛的剂量亦减，此亦反映在阳气偏虚之时，要减轻辛温通阳之力，以防加重寒水射肺而诱发咳嗽。由此比较真武汤与小青龙汤，可知小青龙汤虽然有阳气偏虚，但是其虚相较真武汤为轻，故此总体方药剂量较重。另外，与苓甘五味姜辛汤比较，此方中三药剂量与小青龙汤等同，但由于该方并无麻黄，且其煎服法为分六次服（小青龙汤分三次服），实际上比小青龙汤剂量要轻一倍，反映正虚较重。其后的苓甘五味姜辛夏汤，加用半夏以后，则干姜与细辛剂量减轻，这是由于其证咳满已止，却见冒与呕，故加用半夏。

　　从上述多方比较可知，小青龙汤的"心下有水气"病情突出而明显，由于水饮在上，且相对其他方证正气偏虚较轻，故此四药皆用且剂量较大，若水气停滞部位不同，以及正气偏虚较重，则选用较少药物，且剂量减轻。

　　综合全方，两组药物，第一组侧重在宣通上焦阳气、调和营卫，第二组则在于温化寒水，而麻桂之辛温又能加强温化寒水之功，全方共奏调和营卫、温化寒水之效。

三、小青龙汤加减法分析

在《伤寒论》第 40 条小青龙汤方后，列出了五个加减法，是《伤寒论》之中少数在方后详列加减法之方。这反映了小青龙汤具有多种病机演化的可能，要视乎病情转变而加减药物。一般认为，出现加减法证情的原因，是由于"水饮之邪变动不居，可随三焦气机升降出入，或壅于上，或积于中，或滞于下，故其症状也多有变化"（《伤寒学》）。这种解释较为含糊，水饮病情如此多变，为何张仲景在此特别强调这五种情况？五种情况与小青龙汤证本身有何联系？这才是更值得深入探讨的问题。以下对五个加减法逐一分析。

1. 若渴，去半夏，加栝楼根三两

本条加减法与小柴胡汤加减法二相近，"若渴，去半夏，加人参，合前成四两半，栝楼根四两"。本书《小柴胡汤证重在邪结下焦》一文中，对此有详细论述，指出口渴的成因是由于阳明胃中干燥、津液亏虚所致，因此不宜再用半夏以助升散中焦之津液上行，而加用瓜蒌根（即天花粉）清热生津。小柴胡汤加减法的胃热津伤更重，因此还加重人参剂量，且天花粉的剂量比本条小青龙汤加减法更重。本条小青龙汤的加减法，同样是因胃热、胃中干，因此出现口渴，但程度较小柴胡汤加减法要轻，由于未有下焦津液亏虚，故此不用人参。

值得讨论的是，为何小青龙汤证可出现渴？小青龙汤证本因水停心下，当见不渴，而在未服药时见渴，一方面可能是寒水得除，如《伤寒论》第 41 条服药后的情况，但若是见渴则当属病情向愈的佳兆，可继续守方治疗，不用加减。由此可知，此证见渴是病情演变，乃因邪气进一步入里，从上焦进入中焦胃，正邪交争伤胃而出现渴，亦即病从太阳逐渐传入阳明、太阳阳明并病之意。

2. 若微利者，去麻黄，加莞花（如一鸡子，熬令赤色）

本条"微利"当指"微下利"，是指大便下利而不是小便利。小青龙汤证本无小便不利，"微利"指小便微通利则意义不明。如在《伤寒论》104 条说："已而微利，此本柴胡证，下之以不得利，今反利者，知医以丸药下之。"又如桃核承气汤方后注说，"日三服，当微利"，微利就是指服药后大便轻微通利。

本证见微利的原因是上焦水气停滞较重，类似于"脾约"。《伤寒论》32 条说："太阳与阳明合病者，必自下利，葛根汤主之。"葛根汤证为何出现下利？笔者在《伤寒六经原意·脾约》一文中，指出葛根汤证下利属于典型的脾约，是由于"表气郁滞较重，上焦肺气不通，因而脾气不能上升，同时胃气亦盛实，胃中'游溢精气'所产生的津液，由于不能通过脾而往上归肺，于是逼迫趋下而下利"。小青龙汤证见下利的原因，一方面同样是表气郁滞，但亦可无邪气在表，主要由于水停上焦心下，若水停较重则阻碍中焦脾气宣散，故此津液逼迫下行，但其不若葛根汤证般表气郁滞甚重，故此下利只是"微利"。

由于病情有下利的趋势，因此可因势利导，选用莞花以助利水。在仲景书中，莞花只出现过一次，未有其他例证可参。在《神农本草经》记载："莞花，味苦、寒，有毒。治伤寒，温疟，下十二水，破积聚大坚，癥瘕，荡涤肠胃中留癖饮食，寒热邪气，利水道。"莞花味苦能通降，具逐水的功能，尤其通下中下二焦胃肠之水，在此证中见"微利"，反映上焦水气泛滥波及中下，故此用莞花的目的主要在于通下中下二焦之水。

去麻黄是由于麻黄之性与莞花相矛盾。参《金匮要略》第十四篇第 25 条："里水，越婢加术汤主之，甘草麻黄汤亦主之。"这里说的"里水"，专指水气停滞在下焦，却用甘草麻黄汤即能治疗，可知麻黄能从下焦开始宣通阳气。再参《金匮要略》第十二篇第 39 条："其证应内麻黄，以其人遂痹故不内之。若逆而内之者必厥，所以然者，以其人血虚，麻黄发其阳故也。"由于麻黄宣通阳气，能够从下焦开始宣散，而下焦是藏血之所，故此血虚者不能用之。由于麻黄能够从下焦宣通阳气，可是在此证中用莞花的目的为通降下行，尤重在中下二焦的水气，故此麻黄与莞花的药性矛盾，应去除麻黄。这同时也解释了，为何不用去除桂枝，这是由于桂枝的宣通之性，只在宣通上焦阳气，无碍莞花的通降。

值得注意，本加减法中加上莞花，并非单纯是逐水之方，由于仍有其他辛温药物配伍，其方重点仍在温化上焦寒水、宣通阳气。实际上，此加减法属于相对"治标"的方法，主要解决"微利"的进一步变证，假若用药后微利已除，则当用小青龙汤原方治疗。

3. 若噎者，去麻黄，加附子一枚（炮）

"噎"是咽喉肿大堵塞的意思。"噎"在《说文解字》中被解释为"饭窒也"，即是咽喉中一种明确的堵塞感觉。"梅核气"是一种"如有物"的堵塞感觉，而噎则是"真有物"堵塞，当是咽喉肿大，导致饮食不下、呼吸不畅，属于一种严重疾病。

"噎"是阳气虚衰，寒水相搏，营卫不通的证候。《辨脉法》说："寸口脉浮大，而医反下之，此为大逆。浮则无血，大则为寒，寒气相搏，则为肠鸣，医乃不知，而反饮冷水，令汗大出，水得寒气，冷必相搏，其人即饐。"本条所说的"饐"是"噎"的异体字，本条明确指出，噎是由于血虚有寒，水气与寒气相搏所致。在《金匮要略》十四篇21条，对于"噎"的成因有详细论述，说："问曰：病者苦水，面目、身体、四肢皆肿，小便不利，脉之，不言水，反言胸中痛，气上冲咽，状如炙肉，当微咳喘。审如师言，其脉何类？师曰：寸口脉沉而紧，沉为水，紧为寒，沉紧相搏，结在关元。始时当微，年盛不觉。阳衰之后，营卫相干，阳损阴盛，结寒微动，肾气上冲，喉咽塞噎，胁下急痛。"本条首先是水气停滞的病情，但由于病情日久阳气虚衰，"咽喉塞噎"则是由于阳虚而水气停滞，营卫不通，肾气上冲所致。

因此，在小青龙汤证的基础上见噎，反映阳气亏虚较重，寒邪与水气相结。加附子的原因，即是在于加强温通阳气，治疗寒水停滞，如真武汤中用附子温阳化饮。

去麻黄的目的，与"肾气上冲"有关。噎是由于阳气偏虚，此阳虚与下焦肾阳虚有关，因阳虚导致肾气上冲，若在此时运用麻黄，由于麻黄能从下焦开始宣通阳气，则可加重气上冲，使噎加重。此应与少阴病篇的麻黄细辛附子汤等方作鉴别，笔者在本书《麻黄细辛附子汤证并非太少两感》一文中指出，麻黄细辛附子汤在于温化下焦寒水，故此方中用麻黄与附子相配即在于宣通、温通下焦阳气。但是，本条小青龙汤加减法，并非水停下焦，而是水停上焦，两者同有下焦阳气偏虚，故此不当用麻黄而只用附子。

4. 若小便不利、少腹满者，去麻黄，加茯苓四两

本证反映水气停滞下焦。笔者在《伤寒六经原意·三焦与体表部位对应关系》一文指出，少腹属于下焦的对应部位，此证中少腹满与小便不利并见，显然是水气停滞下焦的反映，且其证治疗时加茯苓可证。参小柴胡汤加减法五："若心下悸，小便不利者，去黄芩，加茯苓四两。"此证同样是小便不利，加用茯苓的目的即在利小便。

本证为何出现水停下焦？一方面反映水气停滞较重，但更重要的是下焦气血偏虚。《金匮要略》六篇 5 条说："男子脉虚沉弦，无寒热，短气里急，小便不利，面色白，时目瞑，兼衄，少腹满，此为劳使之然。"本条同样见小便不利与少腹满，是由于虚劳病下焦气血亏虚，因此水气停滞不化所致。至于本条小青龙汤证，若是单纯由于上焦水气停滞太过、中下二焦不虚，则当如加减法二的情况出现微利，但如此证出现小便不利而少腹满，反映下焦气血偏虚，阳气不通，因而水气不化而成此证。

本证去麻黄的原因，一方面是麻黄的辛温宣散之性与茯苓之利小便不合，故此宜除之。而更重要的原因是麻黄能够从下焦通阳气，若下焦气血偏虚，则用麻黄并不适宜，如前述《金匮要略》十二篇 39 条说，"以其人血虚，麻黄发其阳故也"，用麻黄

使血虚且病情加重。

5. 若喘者，去麻黄，加杏仁半升（去皮尖）

"喘"是肺气不降的反映。按《神农本草经》所载："杏仁，味甘、温，有毒。治咳逆上气，肠中雷鸣，喉痹，下气。"本条中加用杏仁，即在于降肺气以治喘，即如《伤寒论》18条说："喘家作，桂枝汤加厚朴、杏子佳。"

此证的肺气不降与肺虚有关。杏仁在《神农本草经》所载的性味是"甘温"，而非味苦通降，且本条加减法只用杏仁而不用厚朴，即是不用厚朴之"苦温"，而取较轻的通降之性，因其甘温能补肺虚，配伍方中其他辛温药物能化饮治喘。

本条的喘要与麻黄汤证作鉴别。小青龙汤证的喘，并非肺气闭郁所导致，不像麻黄汤证用麻黄桂枝宣通肺气即能治之，麻黄汤证是表气郁滞在肺之上，小青龙汤证是水停在心下，即肺之下，两者有一上一下的区别。

更进一步说，本条的喘，当有下焦气血偏虚之本。小青龙汤证本身已有肺气偏虚，若单纯水停心下较重，仍不足以解释见喘的原因，若说水停心下较重，则当如加减法二见微利，而非突然见喘。《金匮要略》第六篇4条说："男子面色薄者，主渴及亡血，卒喘悸，脉浮者，里虚也。"第六篇11条又说："脉沉、小、迟，名脱气。其人疾行则喘喝，手足逆寒，腹满，甚则溏泄，食不消化也。"喘是在虚劳病中常见之症状，是由于下焦气血亏虚所致，即类似于一般所说的"肾不纳气"，由于下焦气血偏虚、营卫不通所致。本条加减法，与上一条加减法同样具有下焦气血偏虚，差异就在于本条并无下焦水气停滞。

本条去麻黄，一方面因此证并非表气郁闭所导致的喘，不需要如麻黄汤般用麻黄宣通表气，而更重要的是由于本证具有下焦气血偏虚，因此不可用麻黄通阳气。

6. 加减法病机小结

以上五个加减法的病机特点，总结为下表：

表6　　　　　　　　　小青龙汤加减法病机归纳表

加减法	病机特点	证候	加减药物
一	阳明胃热津伤，胃中干	渴	去半夏，加栝楼根三两
二	上焦水气停滞较重	微利	去麻黄，加荛花，如一鸡子，熬令赤色
三	阳气虚衰，营卫不通，肾气上冲	噎	去麻黄，加附子一枚，炮
四	下焦气血偏虚，水气停滞下焦	小便不利，少腹满	去麻黄，加茯苓四两
五	下焦气血偏虚，肺气虚，肺气不降	喘	去麻黄，加杏仁半升，去皮尖

从上表的总结，可见张仲景列出此五个加减法，是先按照小青龙汤证的病机特点，在此基础上提出其病机演变的可能方向。

首先，在小青龙汤证的上焦偏虚没有加重的前提下，可有两种病机发展的可能：一是在小青龙汤证的基础上，演变为阳明胃热之证，见加减法一的"渴"；二是小青龙汤证的水停心下病机加重，则当见加减法二的"微利"，继而水气泛滥中下二焦。

假如小青龙汤证的上焦偏虚进一步加重，同时兼有其他正气偏虚，则可出现三种可能：一是下焦阳气偏虚，水寒相搏而出现"噎"；二是下焦气血皆虚，且有水气停滞下焦，则出现"小便不利、少腹满"；三是下焦气血皆虚，无水气停滞下焦，则出现"喘"。

应指出，四个加减法中"去麻黄"是一种折衷的用法。由于小青龙汤中麻黄有其重要作用，用以宣通卫阳与助温化寒水，若除之则此功效减弱，只能以桂枝的辛温代之。纵观各种去麻黄的加减法，亦是病情进一步加重的情况，乃因新病较重，且用麻黄则加重病情，故此只能无奈去之，而侧重在治疗新的"标证"。加减法二的正气偏虚较轻，在使用加减法后微利当能解除，则用回小青龙汤原方，但除此以外，其他加减法的下焦正气偏虚较重，即使用此加减法减轻了新的"标证"，下焦之虚亦非因此即能恢复，故此若小青龙汤证未除，仍当去麻黄治之。

7. 加减法"疑非仲景意"的问题

在《伤寒论》40条小青龙汤方后注，有一段文字说："且荛花不治利，麻黄主喘。今此语反之，疑非仲景意。"由于小青龙汤的五个加减法中，四个皆去麻黄，再加上这段文字，导致后世对小青龙汤的加减法多存有怀疑态度，认为非仲景原意。

在这段文字后面，宋代林亿等人已经为此"平反"，说："臣亿等谨按：小青龙汤，大要治水。又按《本草》，荛花下十二水。水若去，利则止也。又按《千金》，形肿者，应内麻黄，乃内杏仁者，以麻黄发其阳故也。以此证之，岂非仲景意也。"林亿等人在荛花治利与麻黄不治喘这两个问题上，提出相关理论依据，认为加减法应当是仲景原意。

仔细分析林亿等人的观点。这段文字中指出，加减法二中的荛花能下水而止利，是引用《神农本草经》的记载，与上文讨论相同，论证正确有据可依，但未具体提到为何要去麻黄。至于麻黄主喘的问题，引用了《千金方》的记载，实际上这段引文若直接引用《金匮要略》十二篇39条则更为可信，因其是仲景原文。其中所说的"麻黄发其阳"是不用麻黄的依据，这基本上是正确的，但更重要的是应当还有前面一句，"以其人血虚"，是因为血虚则不可用麻黄以治喘。不过，这里没提到用杏仁的原因，假若单纯形肿则加杏仁，未能解释加减法五中为何要加杏仁。由此可知，林亿等人在解释这两个加减法时，尝试反驳前人非仲景意的观点，但还未能够深入解释每一个加减法的合理性。

通过上文对于每一个加减法的详细解释，可发现小青龙汤的五个加减法，具有明确的机理，辨证加减用药细致严谨，且加减法之间具有整体性，是小青龙汤的病情发展而来的五种可能，与小青龙汤自身的病机有紧密联系。对于五个加减法中四个去麻黄的问题，实际上每一个去麻黄的加减法，其意亦有所不同，并非某一简单原因即全部要去麻黄。由此观之，五个加减法当属仲景原意无疑。

四、讨论

重新认识小青龙汤的证治以后，对一些相关问题进行深入探讨。

1. 如何辨别"心下有水气"

小青龙汤证"心下有水气"，一般认为在咳嗽的基础上见"痰白清稀"，则可以辨别为寒水导致，又如在《中医内科学》的哮病之中，"冷哮"一类中选用小青龙汤，其证则见"痰少咯吐不爽，色白而多泡沫"。这种以咳痰辨证的思想，对于现代中医临床辨证运用小青龙汤有重要影响。

但是，在整个仲景书中，皆无以判断"痰"的色质作为诊断的方法，如在《金匮要略》中的"痰饮"病，均非指咳吐痰涎，"痰"是一种病机理论而并非临床表现。或许由于《金匮要略》的小青龙汤可用于治疗"吐涎沫"，于是误以为其咳嗽当见痰清稀，但实际上"吐涎沫"与"咳痰"是两种不同的概念，咳痰是痰从肺而出，涎沫则在口中生成吐出。

小青龙汤辨别"心下有水气"的方法，只见"咳"即可，而不用咳痰作辅助。小青龙汤证的咳，即是由于寒水停滞，水寒射肺所致，若在"伤寒"的前提下，进一步见咳嗽，即能判断为水停心下而导致的咳嗽。张仲景在辨别各种咳嗽的时候，均不用咳痰的情况作为辨证依据。例如，小柴胡汤加减法所见的咳嗽，只见咳嗽即加用干姜以温肺化饮，但小柴胡汤证一般不称为"水停心下"，见咳嗽而选用干姜，反映上焦不通则可导致上焦水气轻微停滞而咳，若上焦不通加上寒邪在上焦，则饮停更甚。

当然，小青龙汤证的咳嗽，临床上可以伴有咳痰，但咳痰可以有许多不同情况，而且即使不见咳痰，亦不代表此非心下水气所导致。由于水停在"心下"，属于上焦的下部，实际上其寒水停滞的部位并不在"肺"，因此这寒水并非能够直接"咯出"，

"心下有水气"并不能够直接等同于咳痰，甚至说，心下有水气的病情，实际上亦可以出现"干咳无痰"的证情，小青龙汤证不以咳痰为辨证要点。

应注意，并非每一个小青龙汤证均是"水停心下"，例如《金匮要略》治疗溢饮及妇人吐涎沫的证情，即是一般水停上焦，而不是专指在"心下"的部位。

2. 小青龙汤是否为发汗之剂

一首方剂是否为"发汗剂"，不但要看药物组成，还要视乎病情、方后注医嘱等。虽然《伤寒论》40 条的小青龙汤证仍有"表不解"，但不代表此即用发汗以解表，在《伤寒论》中有表证但不治表的例子有不少。在本书《太阳病篇"非发汗"解表方》一文中讨论了小青龙汤并非发汗剂的原因，实际上小青龙汤在治疗40 条与41 条证情时，当属于宣通与温化之剂，重点在于宣通上焦阳气与温化上焦寒水。另外，《金匮要略》治疗妇人吐涎沫时用小青龙汤，显然没有表证，其治法亦属此例。小青龙汤不用在发汗时，则只服汤药而不用啜粥与温覆。

即使没有表证，也不代表小青龙汤并非使用"汗法"。在治疗溢饮时用小青龙汤，条文中明确指出是"当发其汗"，显然小青龙汤在此的目的在于发汗。又如小青龙加石膏汤治疗的肺胀病，参《金匮要略》七篇4 条说："上气喘而躁者，属肺胀，欲作风水，发汗则愈。"治疗肺胀可用发汗之法，小青龙加石膏汤证则属于此例。这两证发汗的目的，皆不在于解表，而是在于宣通表气以治水，抑或发汗以解除郁滞。若小青龙汤用于发汗，应当在服药后啜粥与温覆以取汗。

上述病情进一步比较，《伤寒论》之外感病过程中所见的小青龙汤证则不当用汗法，反而《金匮要略》之内伤杂病过程中见小青龙汤证可用汗法。这种情况看似矛盾，其实不然。在外感病过程中见"心下水气"，即是反映上焦偏虚，寒邪入内，由此才能生成水气，故此不宜发汗。在内伤杂病过程中生成上焦水气，未必是上焦偏虚的反映，而可能是水气泛滥，抑或肺气郁滞所造成，因此则无不可发汗的禁忌。

由此可见，"小青龙汤证"一说的概念范围较广，包含了多种外感与内伤病证的可能，小青龙汤证并不能直接等同于《伤寒论》40 条的证情。小青龙汤属于何种治法，仍要视乎病情及方药用法而定。

3. 小青龙汤谁为君药

本方的君药为何？方中每一味药物剂量基本相同（五味子与半夏各半升，实测称重接近于三两），未有某一味药明显突出其作用。单以"主病之谓君"的角度讨论，则要视乎小青龙汤的"主病"是什么？从《伤寒论》41 条的角度，是以"心下有水气"、"咳而微喘"为主病，并且无表证，因此应当以温化寒水的药物作为君药，其中以干姜、细辛为最直接对应的药物，麻黄则为助药配伍。反观 40 条同样是"心下有水气"，但还兼有"伤寒表不解"，可是此证的治则并非"发汗解表"，亦非"先表后里"，不是先治表、后治水，是两者同时治疗，因此在 40 条应当是"解表"与"治水"两方面药物共为君药，麻黄、桂枝与干姜、细辛皆为君。

至于《金匮要略》使用小青龙汤的数证：小青龙加石膏汤证所治疗的肺胀，虽然其病同有"心下有水气"，但肺胀和水气停滞的成因为上焦肺气郁闭，故此仍以麻黄为君药；治疗溢饮使用小青龙汤，明确属"汗法"，以汗法治疗水饮停滞，其次才是温化寒水，因此亦以麻黄为君药；治疗妇人吐涎沫中用小青龙汤，证情本身在误治之前当用甘草干姜汤治疗，误治后则要用小青龙汤，反映单用甘草、干姜温化寒水不足以治疗疾病，但由于主病"吐涎沫"是因上焦寒水所致，此证非上焦郁滞，亦无表证，故此仍以温化寒水的药物为主，宣通上焦阳气的药物为次。

由此可知，小青龙汤中何者为君药的问题，并非能单看药物组成来回答，而是要通过病情综合分析，视乎"主病"为何，才能够判断何谓君药、药物与疾病之间的关系。单纯说"小青龙汤证"为何，并非专指《伤寒论》第 40 条的病情，而有多种情况要鉴别。

4. 小青龙汤是否由麻黄汤化裁

按《伤寒论》原文中对小青龙汤的药物排列，以麻黄为首，似乎当以麻黄为君药，由此或会推论小青龙汤属麻黄汤的化裁。但是，由于小青龙汤的五个加减法中，四个是去麻黄的，麻黄是否为君药值得质疑。

这里先回答小青龙汤四个加减法去麻黄的问题。先要理解，小青龙汤加减法是专为第 40 条的证情而设，并非所有证情均要考虑加减法。例如，真武汤在《伤寒论》中出现两条条文，包括第 82 条与第 316 条，假若两条真武汤证皆要加减法，则其加减法当列在前面第 82 条，但张仲景却把加减法列在第 316 条后，可知真武汤加减法是专为第 316 条证情而设。由此理解，为何小青龙汤在第 40 条的证情需要时常考虑去麻黄？一方面，第 40 条的证情本身，麻黄与干姜、细辛共为君药，但是若出现了加减法的证情，则病情演变。例如，要专一治水，抑或正虚则不当宣散太过，病情转变后，主病演变了，使全方更侧重在治疗"心下水气"，因此麻黄亦可去除不用。从这角度来看，若该小青龙汤的证情不以麻黄为君药，则无必要说小青龙汤是麻黄汤的化裁。

再者，从方药组成来看，虽然麻黄汤与小青龙汤共有三药组成相同，但在葛根汤、大青龙汤中更有四药与小青龙汤相同，为何不将之称为此两方的化裁？而且麻黄汤证重点在于治喘，而小青龙汤证不当见喘，或见喘则反而不用麻黄，反映两者之喘的病机并不相同，以麻黄汤的角度解释小青龙汤并不恰当。实际上小青龙汤的药物组成，其中"麻桂芍草"的组合与葛根汤更为相近，麻黄汤中没有芍药，小青龙汤中没有杏仁，从药物组成上与葛根汤更为接近。本书《葛根汤属太阳伤寒代表方》一文中的讨论指出，葛根汤比麻黄汤更适合成为太阳伤寒的代表方，从葛根汤演变成小青龙汤的角度理解，能更容易明白小青龙汤的组方意义。

由于小青龙汤中的"姜辛夏味"配伍亦十分重要，而此一配伍在太阳病其他诸方中没有出现，由此理解小青龙汤为一首独立新方更为适宜。若要深入理解小青龙汤，需要与多首麻桂类方剂作比较，如在上文表4"麻桂类方中麻黄与桂枝的剂量比较表"中已有所论，看到"方与方"之间的演变联系，各首方剂的异同，这才能更深刻地明白仲景组方原意。

5. 大、小青龙汤的关系

《伤寒论》中有大、小青龙汤，方以"青龙"名之，是受到道家"四神"思想影响，认为青龙属于东方，具有"升发"之意，或说认为"青龙"能翻江倒海、行云降雨，意味青龙汤能"发汗"。至于大、小青龙汤的区别，一般认为在于"水火"之别，大青龙汤治疗热郁属于"火"，小青龙汤治疗心下有水气属于"水"。从本文的研究角度来看，仲景原意是否将这两方作为水火相对？

关于两方属"水火"的问题，存在不少矛盾。虽然两方确实有上焦热郁及水停的病机，但是并非所有大青龙汤证均有上焦热郁。例如，溢饮用大青龙汤的证情，甚至如《伤寒论》第39条使用"大青龙汤发之"的证情，亦不见明显热郁的证候。还有，假如小青龙汤以"东方的水"作为解释，则小青龙加石膏汤的病情甚为尴尬，难道解释为水火并见？若水火并见则是否当称为"大小青龙汤"更为合适？实际上，若是考虑东方且属火，当考虑太阳温病，越婢汤更为合适（参本书《越婢汤属太阳温病代表方》一文），若考虑东方且属水，则治疗水气停滞在表的桂枝去桂加茯苓白术汤更为合适。

那么，该如何理解大、小青龙汤的相对意义？先说大青龙汤，大青龙汤是在仲景书中发汗力量最强的方剂，从其麻黄剂量及方后医嘱可证。因此，大青龙汤之所以大，是言其发汗力量峻猛，是诸方中最强，的确符合了"东方升发"之意。相对而言，小青龙汤发汗力量较弱，甚至说小青龙汤并不一定在于发汗，其小可理解为发汗力量偏弱。关于"大小"方的区别，在仲景书中有不少"大小"相对的方剂，例如大、小承气汤，大、小建中汤等。笔者在本书《大柴胡汤证无邪在阳明》一文的开首，曾对多首"大小"经方的关系进行探讨，指"大小"经方的关系，在于有无考虑正虚、是否"泻而无补"。从这角度出发，大青龙汤专一发汗，并无正虚，由于正气最为充实，正邪交争激烈，才导致邪气郁滞在表甚重；小青龙汤则由于同时存在正气偏虚，继而产生水气停滞，因此发汗力量相对较弱，甚至只是宣通之剂而非发汗。

张仲景对于大、小青龙汤的理解，实际上并未完全按道家思想，或者说，两者确实以"升散"作为主要治法，但是并非必然发汗，这或许反映"青龙"的思想主要指东方阳气生发之意，而不取青龙形象比喻的降雨"发汗"之意，两方的关系更非以水火相对作理解。再者，太阳病篇许多方剂，如麻黄汤、桂枝汤、葛根汤亦有升散表气的作用，为何不命名为"青龙汤"？当然，大青龙汤由于发汗力量最强，名为大青龙是十分合理的，而小青龙汤相较于其他太阳病发汗的方剂来说，上焦偏虚最重，同时仍兼有发汗力量，由此理解则能明白小青龙汤方名的特殊意义，实际上并非强调其方能发汗，而是在于强调其心下有水气的成因是由于正气偏虚。

五、结语

小青龙汤不单是《伤寒论》太阳病篇的一首重要方剂，更是在《金匮要略》中多次出现。过往对于小青龙汤证的理解，多局限在"外寒内饮"的说法，实际上未能概括全部小青龙汤证的病情。本文对小青龙汤证及其方药进行深入讨论，明确了其辨证及应用思路，对于理解仲景学说理论及临床使用皆有重要意义。

五苓散并非表里同治

　　从五苓散的药物组成来看，方中有桂枝，会让人联想到发汗解表，但是从原方的药物重量计算，全方药物共重 96 铢，桂枝重 12 铢，每服方寸匕（约 6 克），即 $12/96 \times 6 = 0.75g$，不到 1 克桂枝，怎能做到辛温发汗？而且，纵观整个《伤寒论》，似未见用单味桂枝来发汗解表的例证，假如单味桂枝能解表，为何要设立桂枝汤、麻黄汤？

　　既然五苓散未能发汗解表，为何学术界普遍认为五苓散能治蓄水兼表证？这要先从原文分析。

一、五苓散在《伤寒论》原文是否有兼表证

　　五苓散条文见《伤寒论》第 71 至 74 条，以及 386 条。一般认为第 71 至 74 条是表里同病，而 386 条的霍乱是否有表证还没有定论，因此，后世把五苓散的应用概括为"有表证可用，无表证亦可用"。本文讨论五苓散能否治疗表证的问题，将集中讨论第 71 至 74 条内容（以下简称四条条文）。

　　不少注家认为四条条文所指的是蓄水兼表证，如成无己说，"五苓散和表里、散停饮"；刘渡舟说，"证为膀胱蓄水兼表邪，故予五苓散表里双解"；陈亦人说，"病机仍是（指 74 条）蓄水兼表，所以治疗同样使用温阳化气利水和表的五苓散"。各版教材亦持同样观点。对于四条条文是否兼有表证，历来虽无大异议，但深入研究《伤寒论》发现，这几条原文似乎并不一定兼有表证。

　　蓄水兼表的相关条文包括 71 条，"若脉浮，小便不利，微热消渴者，五苓散主之"；72 条，"发汗已，脉浮数，烦渴者，五苓

散主之"；第73条，"伤寒，汗出而渴者，五苓散主之"；第74条，"中风发热，六七日不解而烦，有表里证，渴欲饮水，水入则吐者，名曰水逆，五苓散主之。"四条条文中，可以反映表证的证候包括脉浮、微热、汗出三个症状，但这三个症状所反映的也不一定是表证。参看猪苓汤的条文，第223条："若脉浮，发热，渴欲饮水，小便不利者，猪苓汤主之。"其中的证候表现，跟第71条所说的十分接近，只是微热与发热、消渴与渴欲饮水的不同，临床上难以鉴别。两条文文字相似，却没有人说猪苓汤能够治表证，因此，单看这些证候，是不能说明第71条是兼表证的。

五苓散有表证的论据是什么？以下逐一讨论：

1. 以方测证

五苓散中有桂枝，因而猜想能够解表，但这点实在费解，桂枝在方中用量极少，是没可能起发汗作用的。桂枝亦非一定是解表药，正如冉雪峰说："各家见有桂枝，即扯向太阳，见有大黄，即扯向阳明，经论旨意毫未领略。"桂枝在五苓散中是起温阳化气作用的，而非发汗解表。

2. 条文开首的"伤寒"、"中风"等词

第73条五苓散证一开首说："伤寒，汗出而渴者，五苓散主之。"因此，或以为这即是"太阳伤寒"。但实际上，在《伤寒论》中的"伤寒"、"中风"等词，多是指病情一开首的来路，而非直接等于该条的病名。例如《伤寒论》第38条的大青龙汤证一开首说"太阳中风"，但显然大青龙汤证并不属于"中风"。其后第39条即说"伤寒，脉浮缓"，假若是典型"伤寒"应当见"浮紧脉"，显然此证亦非典型"伤寒"。又如第99条一开首即说"伤寒四五日"，没有经过误治而选用了小柴胡汤，可知"伤寒"是就病情来路而言，并非指太阳伤寒。因此，不能拘泥于病名，而应从脉证判断条文病机。

3. 小便不利

一般认为，五苓散证中出现小便不利是因为邪从太阳经入腑，因此可有太阳表证存在。但小便不利明显不是表证必然的表现，而且在《灵枢·病本》提到，"大小便不利，治其标"，《素问·标本病传论》又说，"大小不利治其标"，"间者并行，甚者独行"。仲景重视经典，定当遵守这些基本戒律，在小便不利的急重情况下，仲景岂有表里同治之理？即使有表证，也必遵从先里后表的原则。

4. 从上下文推断

例如，猪苓汤证在阳明病篇，第223条和第221条、222条的五个"若"字，正是讨论阳明热证的五种不同类型，所以猪苓汤证除了本身证候外应还有"身热，自汗出，不恶寒反恶热"的表现。五苓散在太阳病篇，因此可兼有太阳表证。但是这样的推论没有必然性，仔细研究五苓散在太阳病篇的上下文会发现，按照条文顺序，自麻黄汤证治讨论结束后，从61到70条分别讨论了十个方证，都是误治变证的治疗，然后讨论五苓散的四条条文，之后再从75到82条继续讨论变证的治疗，提出了四个方证，这样看来，似乎五苓散也是属于变证而不兼表的可能性较大，这样比较符合文章的结构。

事实上，《伤寒论》在第58条前已经把整个表证的证治完整地进行了讨论，剩下的太阳病篇条文，大部分都没有兼表证（58条后除五苓散外，还有可能是表里同治的方剂是桂枝人参汤和桂枝新加汤，但据笔者考证，此两方亦非表里同治，详见本书《桂枝人参汤并非表里同治》及《太阳病篇"非发汗"解表方》等文）。纵使有表里同病的条文，仲景会严格按照先后缓急的原则进行先表后里，或先里后表的方法治疗，却没有表里同治的方法，为什么唯独五苓散不按照先后缓急的原则治疗？这并非仲景惯用的方法，五苓散属于单纯治里之剂更为合理。

5. 关于"有表里证"

第74条写明"有表里证"一句，是五苓散有表证较直接的论据，但并不代表五苓散的治法在于解表。74条前段所说的"中风发热，六七日不解而烦，有表里证"，"表证"是指前段太阳中风"不解"的概括，但是，由于本条所说的证情属于"急证"，本条说"水入则吐者，名曰水逆"，而在后文 76 条又说，"发汗后，水药不得入口，为逆，若更发汗，必吐下不止"。显然，这种病情不可再用发汗解表，由于"水药不得入口"则难以治疗，因此，急当先治其里，是分清表里先后的治法。类似表里同病而先不治表的情况，例如 91 条见"下利清谷不止，身体疼痛"，当先里后表，124 条的抵当汤证亦属一例，因此不能因条文中说表证不解，即说其方目的在于解表。

6. 从方后注

五苓散方后注云："以白饮和服方寸匕，日三服，多饮暖水，汗出愈。"一般认为，这是类似桂枝汤的啜粥发汗方法，其实并非如此。首先，这里的"白饮"，有认为是米汤，也有认为是白开水，这是还有争议的。但不管怎样，"白饮"肯定是与"热稀粥"不一样，否则何不用同一个术语来表达？可知一般解释"白饮的功能与桂枝汤啜热稀粥的意思类似"是不完全的。

桂枝汤证的啜热稀粥方法最少包含着两层次的意思：一是热，通过粥的热力以助发汗；二是粥，通过吃稀粥而养胃气，补营卫化生之源的脾胃而助发汗。理中汤方后注云，"饮热粥一升许，微自温，勿发揭衣被"，就是这个意思。但白饮没有要求是热的，也没有米粥来养脾胃，因此不能同日而语。因为五苓散是散剂，而原文特别写"以白饮和服"，看来白饮的主要功能只是送服药散而已。

另外，据裴永清教授所指："此处的'汗出愈'，与麻桂等方解表时的'汗出愈'，其含意是迥然不同的。它并非指表邪从汗而解，而是通过'多饮暖水'后见到出汗，来判断病人的水饮已由三焦膀胱气化复司而解。换言之，汗出是三焦和膀胱气化复司的外在征兆。"此可论证五苓散的方后注并非指解表而言。

综合以上六点，五苓散证四条条文之中，71～73 条兼有表证的论据并不充分，而即使 74 条是兼有表证，仍不代表五苓散的治法目的在于解表。

二、五苓散证的病机

如果五苓散证的脉浮、微热、汗出不是表证，其病机应该是什么？这可以从桂枝去桂加茯苓白术汤得到启示。《伤寒论》第28条："服桂枝汤，或下之，仍头项强痛，翕翕发热，无汗，心下满微痛，小便不利者，桂枝去桂加茯苓白术汤主之。"本条虽有去桂和去芍的争议，但现代对此条文渐有共识，认为本条应属太阳病的类似证，如第七版《伤寒论》教材即持这观点，把条文收进类似证内。《伤寒论临床学习参考》认为本条的病机应属水停阳郁，而《伤寒论讲义》则称为"水气内停兼太阳经气不利"，因而出现类似于太阳病的表现，但实际上病已经不属表证。

桂枝去桂加茯苓白术汤的药物组成跟五苓散类似，皆有茯苓和白术，而水气内停也可以出现类似太阳表证的证候，其中的"翕翕发热"，更与五苓散证的"微热"相近。也因为水气内停，郁遏阳气，阳气鼓动抗邪而出现脉浮。唯一不同的是，本方证无汗，《伤寒论》第74条五苓散证有汗出，二者有何不同？汗出一证，寒热虚实皆可见，并非表证所独有，单看汗出实难辨其属性。桂枝去桂加茯苓白术汤的无汗是因为水停阳郁在表，郁滞较重引起的，因全方专攻利水而不用桂枝。五苓散之有汗，不一定是表证汗出，也可以是水停于里，阳气郁滞，正气抗邪，阳气蒸腾而汗出，就如五苓散方后注云"汗出愈"的道理，也如《伤寒论》152条的十枣汤证，表已解，水邪外攻，可出现漐漐汗出。

因此，五苓散证所见的脉浮、微热、汗出，是因为水停阳郁所致，并非兼有表邪，这正与苓桂剂的一般病机符合。另外，苓桂剂类的方中，均用桂枝，而且剂量也较五苓散要大，却没有一方被认为能够表里同治，再次助证用五苓散的目的不在解表。

三、有表证能否用五苓散的讨论

虽然五苓散不能从发汗而解表，但历代众医家均认为五苓散能够表里双解，而且在查阅医案的时候，的确偶尔会看到五苓散治疗表里同病的报导，究竟是什么原因？实际上，五苓散治疗非表证的病案甚多，但治疗表里同病的病案却极少，这又是为什么？这是因为临床上兼表的情况较少，还是它们治疗表证的功效较差？

从《伤寒论》的原文来看，五苓散在霍乱病篇中的用法，确实是用于表里同病的证情，只不过其用药目的肯定不在于解表，要吐利止后再用桂枝汤。但是，是否有可能在服用五苓散后表证亦能同时解决？我们可以从小柴胡汤得到启示。

1. 小柴胡汤的解表机理

《伤寒论》第 99 条："伤寒四五日，身热恶风，颈项强，胁下满，手足温而渴者，小柴胡汤主之。"这条是三阳合病的证治，身热恶风、项强是太阳的表现；颈强、胁下满是少阳的表现；手足温而渴一般认为是阳明里热但还没到肠腑燥实的表现，但也有认为"手足温"是太阴病的"手足自温者，系在太阴"。不管怎样，本条肯定是表里同病而治在少阳，用小柴胡汤。

小柴胡汤为什么能够治疗三阳同病、表里同病？《伤寒论》第 230 条说："阳明病，胁下硬满，不大便而呕，舌上白苔者，可与小柴胡汤。上焦得通，津液得下，胃气因和，身濈然汗出而解。"这条也是治疗少阳与阳明同病，用小柴胡汤治疗，而后段文字说明了小柴胡汤的作用机理，是因为小柴胡汤能够疏利上下二焦，因而三焦气机通畅，津液输布正常而表里得解。这里的"身濈然汗出而解"，并非发汗解表的发汗，一般说"濈然"是"突然而且持续的流水貌"，这跟发汗解表中的"全身漐漐微似有汗"的微汗虽类似但不完全相同。同时，这又不等于 208 条阳明腑实证因为热逼于外的"手足濈然汗出"，也不同于 191 条阳明中寒证因为虚不敛津的"手足濈然汗出"，因为这两者均是病理性的汗出，汗出也局限于四肢。第 230 条所指的汗出，是生理性的，表示病情向愈，并非治疗方法。

仔细分析 230 条"身濈然汗出"的机理，其是由于"胃气因和"引起的，这条条文本身是有次序性的。首先，因为小柴胡汤疏解了上焦与下焦，因而枢转了中焦气机，故胃气和。胃气和为什么能使汗出？如 192 条说："阳明病……濈然汗出而解者，此水不胜谷气，与汗共并。"因胃气和，能够运化水谷，化生营卫，通过上焦输布水液而汗出，是正胜邪去之象。

有三点要特别说明：第一，这种汗出并非直接因"上焦得通"而发汗，而是三焦通畅之后，自身正气能够抗邪的表现。第二，这不是治疗意义上的"发汗解表"，这里的汗出并不是直接用辛温之药宣散表邪的方法，而是三焦得通，水液输布正常的表现，属生理性汗出。正如 192 条是阳明病水气停滞，没有经过任何治疗而自愈，"与汗共并"，是指谷气与津液一同外出，亦正是《素问·阴阳别论》中"阳加于阴谓之汗"的意思。其实很容易理解，如果水气停留在表较轻，汗出的同时也能被动宣散水气，而如果水湿较重，则要用真正意义上的发汗来解表。第三，发汗可以解表，但解表一定不等于发汗。解表还有许多不同方法，如《伤寒论》第 58 条说的"阴阳自和者，必自愈"，还如《辨脉法》中说的"病有战而汗出，因得解……病有不战、不汗出而解"，抑或如后世温病学上的辛凉透表、滋阴解表等。

2. 五苓散的解表机理

小柴胡汤的"身濈然汗出而解"，与五苓散方后注"多饮暖水，汗出愈"的机理基本相同，其不同点在于，五苓散是先解除胃中的水停热郁，再使津液得以上下，而小柴胡汤则是先疏通上下二焦，继而使"胃气因和"，但两者最后的结果均体现了"身濈然汗出而解"，可谓殊途同归。

五苓散虽然本身不能发汗，但因为三焦通畅，表里之邪因而同解。再三强调，这种表解并不是真正意义上的发汗解表，而是通过自身正气抗邪而表解。就像 229 条小柴胡汤能够治疗三阳同病，是"三阳同病，治在少阳"，而非"三阳同治"，小柴胡汤虽然能够解表，但我们不会说小柴胡汤是解表剂或者是清里剂，因为小柴胡汤是通过疏通三焦气机而扶助正气抗表里之邪。正是同一道理，我们也不会认为五苓散是解表剂，又或者是表里双解之剂，五苓散还是属于治里之剂。因此，为什么五苓散中的桂枝量极少，临床上却又能解表？因为其解表功能是通过全方药物的配伍，调整全身三焦气机所实现的。但我们不能因此说五苓散证的原文是兼有表证，只能说五苓散在临床应用时或许能够同时解表。

五苓散的解表功效，必须符合两方面条件：第一，符合五苓散证病机。五苓散通过疏解水停阳郁，做到疏通三焦气机，所以如果没有水停阳郁而兼表证，五苓散是没有办法疏通三焦而解表的。第二，表邪较轻。这种解表方式其实是用机体正气去抗邪，能否解表仍要看正邪的关系。因此，五苓散的解表功效并不直接，也说明了为什么临床上五苓散表里同治的病案极少，是因为其解表功能只能够用在表邪轻的情况下，亦说明了《伤寒论》386条使用了五苓散或理中丸治霍乱后，仍要用桂枝汤解表的原因。

四、"扶正解表"的普遍意义

通过各种治疗手段，亦能够使三焦营卫得通。如在《伤寒论》第216条说："阳明病，下血谵语者，此为热入血室。但头汗出者，刺期门，随其实而泻之，濈然汗出则愈。"这种热入血室的疾病，虽然不是表证，但用针刺期门的方法，也能达到汗出而愈的效果。这里的汗出，不是因为刺期门能够发汗，笔者在《伤寒六经原意·针灸应用原则》一文指出，216条是由于针刺后泄热以助下血，因而使营卫得通而津液得复，类似于上述小柴胡汤的解表机理。由此可推论，凡能够疏通三焦气机，通利水气，鼓动阳气，调和营卫等的方剂，都可以通过治里而解表。

这种治疗方法可称为"扶正解表"，是另一种常用的解表方法。这种"扶正"并非"补虚"的概念，是指广义的扶助人体正气，包括了疏通气机、以通为补的治法，五苓散与小柴胡汤的解表即属此例。例如，笔者在本书《桂枝人参汤并非表里同治》一文中，指出其方不能发汗解表，但桂枝人参汤可以通过温补中焦阳气，宣通上焦，使三焦通畅，正气抗邪，解除轻微在表之邪。再如，笔者在本书《葛根黄芩黄连汤并非表里同治》一文中指出其方不能发汗解表，可是葛根芩连汤能通过升津止利，上焦得通，使三焦水液通畅，亦可助正气抗邪而表解。

因此可以说明，为什么在临床上也有少量运用桂枝人参汤、葛根芩连汤能够表里同治的病例，甚至所有方剂、针灸，均可能达到这种解表目的。因为，即使不用治疗，如果表邪轻的话，可以通过身体本身正气抗邪的自愈能力而解。正如《伤寒论》第10条："风家，表解而不了了者，十二日愈。"并不是所有疾病都一定要治疗才能康复，这也正给医者一个提醒，医生的工作只是辅助病者抗病，如果患者的正气不能抗争，治疗则难以获效。《金匮要略·脏腑经络先后病脉证》说："若五脏元真通畅，人即安和。"各种治疗的最终目的，是要让五脏元真之气通畅，达致阴平阳秘，病能自愈。

桂枝人参汤并非表里同治

桂枝人参汤是公认的表里同治之剂，基本上没有争论过，可是桂枝人参汤的主要解表药是桂枝，那么单味桂枝能否解表？在《伤寒论》中，单以桂枝解表的只此一处，况且，假如单味桂枝能解表，则为何设立桂枝汤、麻黄汤？假如桂枝的作用不是辛温解表，为何学术界普遍认为桂枝人参汤能治里虚兼表的痞利证？这要先从原文分析。

一、桂枝人参汤的原意是否在于解表

1. 原文分析

桂枝人参汤在《伤寒论》第163条："太阳病，外证未除，而数下之，遂协热而利，利下不止，心下痞硬，表里不解者，桂枝人参汤主之。"条文中首先说明"外证未除，而数下之"，数下之后表证是否仍在，则要从脉证判断，不能拘泥病名。"协热而利"，众注家均明确指出，这里的热是指外证发热的表现，而不是指热邪在表，但因为六经也有发热，这里的"热"也不一定是指表证的发热。但是从后文"表里不解者"一句，可知确实有"表证"仍在，但是并不代表用桂枝人参汤的目的在于解表，本书《五苓散并非表里同治》一文中指出，《伤寒论》74条五苓散证中虽然有"有表里证"一句，但并非等同于用五苓散的目的在于解表，而是为了分清治法上的表里先后缓急。这一点在后文继续探讨。

2. 单味桂枝能否解表

（1）非助阳解表

有人认为人参汤（即理中汤）的功效像麻黄细辛附子汤那样

是温阳解表，但按照方中的药物组成来看，其中的人参、白术、干姜都是属于温中守而不走的药物，这不及附子、细辛等的辛散走而不守，因此理中汤的组成只能温中而非助阳解表。

（2）桂枝配甘草的目的

虽然本方还有一药甘草看似能够帮助桂枝解表，但治疗心阳虚重证的桂枝甘草汤却没有人说是为了解表。还有，桂枝人参汤中的甘草，从原方理中汤的三两增加至四两，比较两条文便知道其目的是为了治疗下利，如甘草泻心汤中的甘草，从本来半夏泻心汤的三两增加至四两一样，其原因是 158 条所说的"其人下利日数十行，谷不化"，此证类似于桂枝人参汤中的"利下不止"，增加甘草用量目的是补胃气而缓急止利。

（3）方剂配伍目的

如果说桂枝人参汤是表里双解，只用桂枝一味药去解表，并不符合临床实践。中药的性能功效，应该是在整个方剂配伍中体现的，即使是桂枝汤，方中也不是靠桂枝一味药来解表，而是通过五味药环环紧扣的互相配伍才能发挥功效，其解表功效绝对不等于个别五味药物的功效相加。而且严格来说，单纯桂枝汤也不能做到发汗解表的功能，如果要汗出而表解，必须按照方后注的医嘱，如服药次数、药后避风、温覆盖被、啜热稀粥等，否则单靠桂枝汤本身的药力并不足以发汗。如果是表轻的时候，可否单用桂枝以解表？在《伤寒论》中，就算是表郁轻证，也会用桂枝麻黄各半汤一类方剂，并没有见过用一味桂枝就可以解表的方法，所以通过单味桂枝以发汗解表的说法是说不通的。

3. 小柴胡汤方后注

《伤寒论》第 96 条方后注云："若不渴，外有微热者，去人参，加桂枝三两，温覆微汗愈。"先说明一点，这里加桂枝以解表，并非单味桂枝即能发汗，而是通过桂枝与小柴胡汤中的生姜、大枣、甘草等药物配伍，并且加上温覆的效果。这里清楚地说明了仲景在治疗表证时习惯去人参，目的是防止人参的壅补、助邪、留邪。桂枝人参汤中没有去人参，还将人参写入方名中，特别强调了人参的重要性，可证本方目的不在解表而在温里。亦有人认为，因为"桂枝后下，故此可以不避人参而分走表里"，这说法虽看似有道理，但上文讨论了单味桂枝不能解表，如果看过理中丸的方后注加减法，便会更清楚加桂枝的目的，这点稍后讨论。

4. 表里治则

（1）先表后痞

桂枝人参汤证的后一条条文，第164条："伤寒大下后，复发汗，心下痞，恶寒者，表未解也，不可攻痞，当先解表，表解乃可攻痞。解表，宜桂枝汤，攻痞，宜大黄黄连泻心汤。"这里明确指出治疗痞证的原则，是必须先解表，然后才可攻里。假若桂枝人参汤属于表痞同治，则为什么在前一条条文即强调表证与痞证分治，这显然自相矛盾。按照仲景的治法，治疗痞证必先解表，后攻痞，在太阳病篇12个治疗痞证的方证中，都是按照这个原则，而没有表痞同治的。

（2）急则治标

《素问·标本病传论》说："大小不利治其标"，"间者并行，甚者独行"。《伤寒论》第363条说："下利清谷，不可攻表，汗出必胀满。"仲景深明这些道理，急则治标，在桂枝人参汤证下利不止的急重情况下，仲景岂有表里同治之理？164条表里先后的治则正好放在163条桂枝人参汤后，好像仲景知道人们很容易看到桂枝就想到解表，而给后世再三提醒。

5. 桂枝剂量

桂枝人参汤中的桂枝用量是四两，但按仲景的用药习惯，用四两桂枝之方中，没有一方属解表剂，如桂枝甘草汤、茯苓桂枝甘草大枣汤、甘草附子汤、桂枝附子汤等，而一般解表剂的桂枝用量是三两，如桂枝汤、桂枝加附子汤、桂枝加厚朴杏子汤等。可见仲景的用药习惯，四两以上桂枝多用于温通心阳、平冲降逆、通阳散寒除湿等，解表用桂枝，多在三两或以下。

6. 温覆微似汗

一般麻桂类发汗解表的方剂，其方后注均有"温覆微似汗"或"啜粥"等子句，桂枝人参汤却完全没有这样的说明，侧面证明本方目的不在解表。另外，从理中汤的方后注中也可以反证，注中提到要啜粥盖被才能温中，可见啜粥盖被对于理中汤的温中功能起着相当重要的作用，桂枝人参汤方后没有类似盖被取汗的嘱咐，更能说明本方目的不在解表。

7. 桂枝后下

桂枝人参汤方后注云："上五味，以水九升，先煮四味，取五升；内桂，更煮取三升，去滓。"其特点在于，这是整个《伤寒论》中唯一"桂枝后下"的方，桂枝后下的目的是什么？《伤寒论临床学习参考》解释说："后下桂枝，使其先越出表邪，而不受人参、干姜的羁绊。"让桂枝不与温中药同伍，与理中汤分走表里，能表里同治，这说法本身存在不少问题。是否这样单味桂枝就能解表？为什么桂枝新加汤的桂枝不用后下？桂枝后下，真的就能够跟理中汤分开走表里吗？显然不是。桂枝要后下，还有一种说法，因为"桂枝辛香，久煎则气散，故应后下"，这样的话，是否桂枝汤的桂枝也应后下，甚至说所有用桂枝的方剂桂枝都应后下。此实难自圆其说。现代临床也没有桂枝后下的习惯，而且《伤寒论》中的桂枝汤，更是微火煮、久煎才能汤成（以水七升煮取三升约需一个小时左右），这跟现代方剂学中所说的解表剂宜急煎是不同的。

综合以上七点讨论，可知桂枝人参汤证条文本身虽然兼有表证，但其方目的不在解表。

二、桂枝人参汤证的病机

桂枝人参汤如果没有兼表，桂枝的作用是什么？这点可以明确地从理中汤方后注中找到答案。"若脐上筑者，肾气动也，去术，加桂四两……下多者，还用术"，可知加桂的原因是肾气动而导致的脐上筑，即类似于奔豚的气上逆表现。本来还应去掉白术的壅补，但若因为脾失健运，水气不升而下流出现下利，仍要用白术。这样气上冲的解释，补充了163条的不足，而其中"下多者，还用术"，正符合了桂枝人参汤证的下利不止，因此可以更加肯定桂枝人参汤是理中汤加减而来。再参考《金匮要略·胸痹心痛短气病脉证治》的第五条人参汤证条文："胸痹心中痞气，气结在胸，胸满，胁下逆抢心，枳实薤白桂枝汤主之；人参汤亦主之。"其中除了出现痞证外，最突出的证候是"胁下逆抢心"，亦即是一种类似奔豚的气上冲表现，此更证实了理中汤方后注所说的，治疗应该按照加减法，去术加桂治疗。因此更加确定，桂枝人参汤证，应该有气上冲的表现，原因是"外证未除，而数下之"，损伤脾肾之阳，引动气上冲逆。

　　另外，桂枝是在《伤寒论》中除甘草外最常用的药物，但唯独在本方所用的桂枝，其药后注是"别切"，其他的都是"去皮"，这是什么原因？"别切"的意思，与十枣汤中"各别捣为散"类似，就是与其他药物分开切的意思，而为什么要特别强调"别切"而非"切"，是因为在理中丸方后注的作汤法中，有"四物依两数切"，就是理中丸的四种药物不用分开切，而"别切"的目的，是提醒分开准备以方便后下。虽然"别切"好像没有什么特殊意义，但这提示了一个线索，就是桂枝人参汤中的（别切）桂枝，跟《伤寒论》中其他的（去皮）桂枝，可能是不同的药物。张仲景时代的桂枝跟肉桂还没有严格区分开来，当时只是统称"桂"，因此《伤寒论》中的桂枝，可能是指桂枝，也可能是指肉桂，又或是界于两者中间的东西。笔者认为，桂枝后下较好的解释是：桂枝人参汤所用的就是肉桂。现代使用肉桂，因为肉桂芳香，一般也是后下，这样肉桂配伍理中汤便起协同作用，专一温里攻痞止利。

　　加桂的目的是为了治疗气上冲，更符合桂就是肉桂的说法，因为肉桂直接温补脾肾之阳，平冲降逆。如邹澍在《本经疏证》中所说："仲景书用桂而不云桂枝者二处，一桂枝加桂汤，一理中丸去术加桂，一主脐下悸，一主脐下筑，皆在下之病……桂肉下行而补肾。"这进一步支持桂枝人参汤应该是用肉桂。因为气上逆跟下利不止同是急证，故要同时处理，治疗用桂枝人参汤。

顺带一提，为什么本方叫"桂枝人参汤"而非"理中加桂枝汤"？这可能是仲景强调病机不同，而桂和人参两药同用，提示非作解表（如后第 163 条也是仲景再三提醒我们，治疗要先表后痞），不要见桂枝就扯向太阳。对于理中丸证的深入讨论，可参《伤寒治内方证原意·理中丸能治中上二焦虚寒》一文。

[本文曾发表于《福建中医药》，2008，39（1）：54－55. 原题目为《桂枝人参汤并非表里同治》，收载于本书时有所修改]

葛根黄芩黄连汤并非表里同治

葛根黄芩黄连汤（下简称"葛根芩连汤"），一般认为是表里同治之剂，没有怎么争论过。但是，葛根芩连汤中的解表药只有葛根一味，值得提出一个疑问，单味葛根能否解表？假如葛根的作用不是发汗解表，为何学术界普遍认为葛根芩连汤能治里热夹表邪下利？这要先从原文分析。

一、葛根芩连汤在《伤寒论》原文是否有兼表证

1. 原文句读

葛根芩连汤在《伤寒论》第34条："太阳病，桂枝证，医反下之，利遂不止，脉促者，表未解也，喘而汗出者，葛根黄芩黄连汤主之。"这条条文的句读，稍作修改则更加明确："太阳病，桂枝证，医反下之，利遂不止。脉促者，表未解也；喘而汗出者，葛根黄芩黄连汤主之。"在患者出现桂枝汤证的时候，反而使用了攻下的方法，导致下利不止，这时候可能会出现两种情况：一是出现脉促，这是表还未解的表现。二是如果出现喘而汗出的情况，说明邪热炽盛，下利病势严重，急当止利，用葛根芩连汤。后面"喘而汗出者"一句，是可以不包括前段"脉促者"一句的。

2. 脉促的含义

如此这种"某者；某者"的句法，并非连读，而是反映不同证情。例如《伤寒论》第4条说："脉若静者，为不传；颇欲吐，若躁烦，脉数急者，为传也。"前后文两个"者"是指两种不同情况。又如23条说："脉微缓者，为欲愈也；脉微而恶寒者，此阴阳俱虚，不可更发汗、更下、更吐也；面色反有热色者，未欲

解也。"这三段不同的"者"，显然是三种不同的情况，故此 34 条的"脉促者……喘而汗出者"，是指两种不同的病情转归。

提出"脉促"属于表未解，目的是与《伤寒论》21 条的桂枝去芍药汤证相鉴别，其证亦是太阳病被误下，假如误下而见脉促，反映正气意欲抗邪于外。又如 140 条说："太阳病，下之，其脉促，不结胸者，此为欲解也。"这条同样是误下以后见脉促，却没有成结胸之证，反映病有欲解的趋势。相反，假若不见"脉促"而见"喘而汗出"，反映邪气内陷上焦胸中，故此未能欲解，要用葛根芩连汤治之。

3. 急则治标

不应坚持认为表还没解而见喘而汗出。仲景重视经典，应会遵循《内经》"大小不利治其标"，"间者并行，甚者独行"的法则。《伤寒论》364 条说："下利清谷，不可攻表，汗出必胀满。"遇到这样"下利不止"的重证，必定会先急则治标而不表里同治。

4. 单味葛根能否解表

方剂的解表功效，要通过方药间的互相配伍，以及方后调摄配合才能达到，仲景似未曾有使用单味药来解表的例子，如果单味葛根能够代替桂枝汤来解表，那仲景为何设立桂枝汤。再者，在葛根芩连汤的方后注中没有"温覆微似汗"等句子，非仲景在一般解表剂中的表述。因此可以证明，葛根芩连汤只是治里之方，而非表里双解之剂。

另外，如果葛根芩连汤真的能够解表，为什么不用其他解表药如桂枝、麻黄而选取葛根？一般解释是因为这里的表证是表热，所以不用辛温解表，但《神农本草经》中说，葛根的性味是甘平，似乎也不是表热时最好的选择。

从上述分析可知，葛根芩连汤证条文兼有表证的论据并不充分，而即使其证情仍兼有表证，其方义目的亦不在于解表。

二、葛根芩连汤证的病机与方药分析

1. 病本在中上焦肺胃

既然葛根芩连汤不能解表，其病机是什么？葛根芩连汤证是因为误下，表邪内陷化热，出现肺胃热盛，津液外逼则汗出，肺热壅盛则喘，逼津下行则下利。在《伤寒论》中，能够治疗下利的方子众多，为什么这方子特别用葛根？而且这样的热利，为什么不用白头翁汤的苦寒燥湿，或大承气汤的通因通用？这是因为白头翁汤的热利，病本是在下焦大肠，因此宜苦寒燥湿，用黄柏走下焦厚肠止利；葛根芩连汤的热利，病本在肺胃，因肺与大肠相表里，故病标在大肠，因其病位较高，故不用黄柏而用芩连。

2. 葛根能升津止利

本方与葛根汤比较，葛根在解表时是用四两，而在葛根芩连汤中的葛根用八两，可能提示两方的葛根用途不同。在这里用葛根不是为了解表，而是因为葛根独有的治利功能，患者下利情势急逼，在高位的肺胃热盛逼津下行，因而在这独特的情况下，必须使用葛根来升津止利。重用葛根以升举津液，属于逆流挽舟的方法，亦即《神农本草经》云葛根能"起阴气"的意思。

3. 葛根配芩连治胃热呕吐

如果仔细分析葛根芩连汤的方药，黄芩与黄连的配伍见于两方。一是《伤寒论》359条干姜芩连人参汤："伤寒本自寒下，医反复吐下之，寒格，更逆吐下；若食入口即吐，干姜黄芩黄连人参汤主之。"二是半夏泻心汤，在《金匮要略·呕吐哕下利病脉证治》："呕而肠鸣，心下痞者，半夏泻心汤主之。"两条文相比较，即发现其共同证候表现是"呕吐"，而且是"食入口即吐"，"食已即吐者，大黄甘草汤主之"，便知道这种呕吐属于胃热呕吐，因此可以推断，葛根芩连汤证除了下利、汗出而喘，还应当包括呕吐。据《神农本草经》载，"葛根甘平，主消渴，身大热，呕吐"，葛根芩连汤证重用葛根，除了因为下利，还因其可以治疗呕吐，这补充了葛根芩连汤的一个重要证候。

顺带指出，葛根芩连汤证应与《伤寒论》第 33 条葛根加半夏汤的呕吐作鉴别，两者一寒一热，性质不同，又因为热性呕吐不能用半夏，因此重用葛根生津并止呕，用于胃中燥热而引起胃气上逆的呕吐。因此可见，葛根加半夏汤所治疗的呕吐并非单纯是半夏之功，而是全方药物配伍和重用葛根的结果。《神农本草经》中葛根甘平，虽然两方寒热不同，但皆可配伍用之。

三、结语

据以上的讨论，按照原文顺序细察可看出原文的紧密关系：31 条先讨论表证用葛根汤，是承接太阳病篇（上）主要讨论表证而来；32 条指太阳与阳明合病则可出现下利，但仍可用葛根汤治之；33 条是在第 32 条的基础上讨论利止而呕的治疗方法；34 条再次讨论表里先后的治则，并且病情出现下利和呕的情况，病机却与 32、33 条的不尽相同，应该用葛根芩连汤治疗，目的是与 32 条的下利和 33 条的呕进行鉴别诊断。这是仲景示范辨证论治的细致入微，同病异治。

［本文曾发表于《光明中医》，2008，23（3）：374 – 375. 原题目为《论葛根芩连汤并非表里同治》，收载于本书时有所修改］

厚朴七物汤并非表里同治

　　载于《金匮要略》的厚朴七物汤，一般认为是治疗里实兼表虚证，一直以来并没有引起争论。可是这存在一个矛盾。在《伤寒论》中多次言明先表后里的原则。例如《伤寒论》第44条："太阳病，外证未解，不可下也，下之为逆；欲解外者，宜桂枝汤。"48条："若太阳病证不罢者，不可下，下之为逆。"106条："其外不解者，尚未可攻，当先解其外。"189条："阳明中风，口苦、咽干、腹满、微喘、发热、恶寒、脉浮而紧。若下之，则腹满，小便难也。"208条："若汗多，微发热恶寒者，外未解也，其热不潮，未可与承气汤。"可见，纵然有阳明腑实已成，但如果表证未解，还是要先解表、后攻里。先表后里的原则贯穿在整个《伤寒杂病论》中，是清晰可见的，可是若厚朴七物汤是解表与攻里、汗下同用的治法，则与仲景的用药习惯有所违背。

　　究竟厚朴七物汤是仲景表里同治的一个特例，还是本方本身并非表里同治？要先从原文分析。

一、厚朴七物汤在原文中是否兼表证

1. 方药分析

　　一般认为厚朴七物汤是由厚朴三物汤和桂枝汤组合而成，但是比较两方：

表7　　　　　　厚朴七物汤与桂枝汤方药剂量比较表

药物	厚朴七物汤	桂枝汤
厚朴	半斤	/
甘草	三两	二两

续表

药物	厚朴七物汤	桂枝汤
大黄	三两	/
大枣	十枚	十二枚
枳实	五枚	/
桂枝	二两	三两
生姜	五两	三两
芍药	/	三两

　　厚朴七物汤中没有芍药，其他药物的用量亦与桂枝汤不同，可见方中的药物组成不可算有桂枝汤。仲景非常注重药物的用量比例，改变了药物剂量即成另一首新方（最典型的例子是厚朴三物汤与小承气汤），因此，方中的"甘草三两、大枣十枚、桂枝二两、生姜五两"等四味药能否解表值得存疑。另外，厚朴七物汤的大黄用量为三两，而厚朴三物汤的大黄则用四两，两者仍有区别。

　　再者，本书《太阳病篇"非发汗"解表方》一文中指出，仲景方中如属于发汗解表的方剂，均会在方后注中写明"覆取微似汗"或类似字句，可是在厚朴七物汤的方后注中并未说明，因此，厚朴七物汤的用意是否为表里同治，未有明确的原文依据。

　　2. 原文分析

　　厚朴七物汤在《金匮要略》第十篇第9条："病腹满，发热十日，脉浮而数，饮食如故，厚朴七物汤主之。"一般认为，条文中的"腹满"是里实积滞、气滞胀满所引起的，而"发热十日，脉浮而数"则是表证邪已化热。

　　但是，脉浮数并不一定主"表证"，亦可是瘀血的反映。例如在《金匮要略》十八篇第1条说："诸浮数脉，应当发热。"这里的"诸"字，提示不单表证的浮脉可见发热，而在《伤寒论》第257条更说，"病人无表里证，发热七八日，虽脉浮数者，可下之。假令已下，脉数不解，合热则消谷喜饥，至六七日，不大便者，有瘀血，宜抵当汤"。为什么患者无表证，但是却出现脉浮数？《伤寒论临床学习参考》说："阳脉阳证而主热，为里热亢盛，充斥内外，气血流行偏旺之象，可用下法泻其热。"可是为何在下之后，数脉仍在？成无己说，"浮为热客于气，数为热客于血"，则表示下后气分热盛已除，但血分之热仍未解，热与瘀血相结，因而不大便，"消谷喜饥"则提示胃热能助消谷，且肠腑中无燥屎阻滞所致的"不能食"。从257条所述，明示脉浮而数、发热可以由瘀血引起，而非太阳表证。

"饮食如故"强调病不在肠。再参看厚朴七物汤的原文，"发热十日，脉浮而数，饮食如故"，本条另一个重点是"饮食如故"四字。如果属大承气汤证，则应像《伤寒论》215条所说："阳明病，谵语，有潮热，反不能食者，胃中必有燥屎五六枚也；若能食者，但硬耳，宜大承气汤下之。"若肠腑中有燥屎阻滞，应不能食，现在却"饮食如故"，则提示病不在肠腑。又见《伤寒论》第129条："何谓藏结？答曰：如结胸状，饮食如故，时时下利。"这里同样出现"饮食如故"，《伤寒学》指出，"因为饮食如何与六腑关系更为直接，因此说明病位在脏而不在腑"。比较257条抵当汤证见"消谷喜饥"，厚朴七物汤证的"饮食如故"则表示瘀热相对较轻。

综合以上论证，厚朴七物汤证原意并非在表里同治，而是热在气血，热与血结成血瘀。至于厚朴七物汤的方义，由于条文简略，要以方测证。

二、厚朴七物汤组方分析

欲了解厚朴七物汤的方义，要与其他经方进行比较。厚朴七物汤证最突出的证候是"腹满"，《伤寒论》66条厚朴生姜半夏甘草人参汤证亦以"腹胀满"为特点，比较两方的药物组成：

表8   厚朴七物汤与厚朴生姜半夏甘草人参汤方药剂量比较表

药物	厚朴七物汤	厚朴生姜半夏甘草人参汤
厚朴	半斤	半斤
甘草	三两	二两
大黄	三两（方后注：下利去大黄）	/
大枣	十枚	/
枳实	五枚	/
桂枝	二两	/
生姜	五两（方后注：寒多者加生姜至半斤）	半斤
半夏	方后注：呕者加半夏五合	半升
人参	/	一两

两方厚朴同量，厚朴七物汤的生姜用量较少，但按方后加减法的用量则相同，再加上方后注上的半夏五合（五合等于半升），则两方共有三药用量相同，表示厚朴七物汤可属厚朴生姜半夏甘草人参汤的化裁。厚朴七物汤使用厚朴和生姜配伍的用意，在于行气温胃散寒，用于脾虚气滞腹满，而胃寒相对厚朴生姜半夏甘草人参汤证为轻（若用半斤生姜则相同）。若见呕吐则加上半夏半升，以配生姜温胃降逆止呕。厚朴七物汤中没有用人参，反映脾虚较轻。顺带一提，厚朴生姜半夏甘草人参汤没有用大黄，表示该方证或兼有下利。

厚朴七物汤其他药物的功效为何？可再比较以下数方：

表9   厚朴七物汤、厚朴三物汤、甘草小麦大枣汤、桃核承气汤和抵当汤方药剂量比较表

药物	厚朴七物汤	厚朴三物汤	甘草小麦大枣汤	桃核承气汤	抵当汤
厚朴	半斤	八两	/		
甘草	三两	/	三两	二两	/

续表

药物	厚朴七物汤	厚朴三物汤	甘草小麦大枣汤	桃核承气汤	抵当汤
大黄	三两	四两	/	四两	三两
大枣	十枚	/	十枚	/	/
枳实	五枚	五枚	/	/	/
桂枝	二两	/	/	二两	/
生姜	五两	/	/	/	/
小麦	/	/	一升	/	/
桃仁	/	/	/	十个	二十个
芒硝	/	/	/	二两	/
水蛭	/	/	/	/	三十个
虻虫	/	/	/	/	三十枚

厚朴七物汤的厚朴配大黄、枳实，其意与厚朴三物汤相似，用以行气除满，可是为何厚朴七物汤中大黄用量较少？上文提到《伤寒论》第257条说，"不大便者，有瘀血，宜抵当汤"，抵当汤中大黄亦用三两，可知大黄在此用于活血祛瘀。

再参抵当汤的类方桃核承气汤，桂枝用量与厚朴七物汤相同，亦为二两。现比较两方的煎服法：

表 10　　　　厚朴七物汤与桃核承气汤方后注比较表

方名	方后注	可服多少次
厚朴七物汤	上七味，以水一斗，煮取四升，温服八合，日三服	煮取四升，每服八合（即可分五次服，一天喝下其中三服）
桃核承气汤	上五味，以水七升，煮取二升半，去滓，内芒硝，更上火微沸，下火。先食温服五合，日三服，当微利	煮取二升半，每服五合（即可分五次服，一天喝下其中三服）

这种特殊的服药法，在《伤寒杂病论》中甚少出现，其意未

明。依理推测，或许是因瘀热互结难以速除，要以多次缓攻的方法以除瘀，又或许把方药多次分服，能缓减药性，尤其在这种有瘀血而瘀不重（未达到抵当汤的程度）的情况下，以相对和缓的剂量祛瘀，以防伤正。这与使用大承气汤之前，《伤寒论》209条说的"少与小承气汤，汤入腹中，转矢气者，此有燥屎也，乃可攻之"的试探法，有异曲同工之妙。总而言之，厚朴七物汤用桂枝二两之意，在于温通阳气，通利血脉，助大黄以活血祛瘀。

或问：厚朴七物汤中大黄用三两，为何不像桃核承气汤中用四两？这可从抵当汤中得到启示。抵当汤治疗瘀血较重的情况，大黄和桃仁的用量却比桃核承气汤轻，这是仲景的用药习惯，若有加上其他功效更强的药物，作为助药的则用量稍减。例如，在解表时桂枝一般用三两，可是表郁较重时仲景反而减少桂枝用量至二两，例如在麻黄汤、大青龙汤、葛根汤等方中，配上麻黄、葛根等辛散力更强的药物，桂枝用量因而减少。厚朴七物汤中，大黄用量与抵当汤同，则代表其他药物（厚朴、枳实、生姜）的行气力量能助大黄活血，活血之力甚强。

最后剩下甘草和大枣的配伍，厚朴七物汤中大枣用十枚，仲景常用大枣十二枚，用十枚并不多见，可是刚好在《金匮要略》厚朴七物汤的下一条条文，附子粳米汤中亦用大枣十枚，可能提示在这种腹部疾病中，大枣用量稍减，以防壅滞。另外，在甘麦大枣汤中，大枣亦用十枚，甘草用三两，正是厚朴七物汤的用量，可证甘草和大枣的配伍，目的在于补脾气，因脾虚气滞血瘀而见"发热十日"，病程较长，尤其要考虑正气强弱。脾虚证却不像厚朴生姜半夏甘草人参汤中用人参，是因为人参补气力强，壅滞之性有碍活血祛瘀。

三、厚朴七物汤的方义

综合上述分析，厚朴七物汤中以厚朴配枳实、生姜、大黄，以行气消满除胀，以甘草配大枣补脾气，则腹满自消。另桂枝二两配上大黄三两以清热活血祛瘀，再加上厚朴、枳实等行气药，行气以活血，则发热、脉浮数可解。综观全方，厚朴七物汤治属气滞脾虚兼瘀热互结，其中以气滞为主，功效属行气补脾消满并泄热逐瘀。

若脾虚下利则不用大黄，因大黄能祛邪伤正，而且像《伤寒论》258 条所说，"若脉数不解，而下不止，必协热便脓血也"，下利若兼见便脓血，血瘀亦能自除而不需大黄。若胃寒重则加重生姜用量，见呕吐则加半夏以温胃降逆。

[本文曾发表于《河南中医》，2011，31（12）：1337 – 1339. 原题目为《论厚朴七物汤并非表里同治》，收载时有所修改]

附：温经汤属逆流挽舟法

温经汤出自《金匮要略》第二十二篇第9条："问曰：妇人年五十所，病下利数十日不止，暮即发热，少腹里急，腹满，手掌烦热，唇口干燥，何也？师曰：此病属带下。何以故？曾经半产，瘀血在少腹不去。何以知之？其证唇口干燥，故知之。当以温经汤主之。"

无论从原文或方药来看，证情相对繁杂，究竟温经汤方义为何？下文试从"以经解经"的方法，通过与多首经方比较，准确分析温经汤证候、病机、方药与功效的关系。

一、温经汤证中的"下利"

在温经汤证中，出现"病下利数十日不止"，不少注家主张"下利"应改为"下血"。如《医宗金鉴·订正金匮要略论注》所按，"所病下利之'利'字，当是'血'字，文义相属，必是传写之讹"，而各版教材亦认为此属下血，属"冲任虚寒兼瘀血所致的崩漏"，属崩漏病。但此说属"理校"，并无考证依据。

看温经汤的方药配伍，其中桂枝用量为二两，按照仲景用药习惯，二两桂枝多用在助温通经脉，其中葛根加半夏汤的配伍组合为桂枝二两、芍药二两、生姜二两与甘草二两，这一组四味药的相同用量比例配伍，亦在温经汤中出现。《伤寒论》第32条曰："太阳与阳明合病者，必自下利，葛根汤主之。"葛根汤能治下利，因为葛根、麻黄配上"桂芍姜草"等药物以升津液，属俗称"逆流挽舟"的治法。在温经汤中则以主药吴茱萸的辛温发散，配上"桂芍姜草"，亦属升津液逆流挽舟的治法，能治下利，因此，温经汤证中出现"病下利数十日不止"，于理恰当。这与主流观点认为桂枝在温经汤中用以"温经散寒、通利血脉"并不完全相同，桂枝于此仍属葛根汤之意，温通上焦阳气，助吴茱萸温通肝血而引诸药上行。

再看《金匮要略》二十一篇第 11 条："产后下利虚极，白头翁加甘草阿胶汤主之。"白头翁汤本是治疗"热利下重"（《金匮要略》第十七篇 43 条），加了甘草和阿胶，则能治疗"产后下利虚极"，说明甘草三两配上阿胶二两，目的在于补虚，由于产后气血亏虚，甘草配阿胶则能气血双补。温经汤亦有这一配伍，由此可证，仲景配制温经汤的方义，重点在治下利，其中一方面升津液逆流挽舟以治标，另一方面补气血以治本。

二、温经汤证中的"暮即发热"、"手掌烦热"

温经汤证中出现"暮即发热"、"手掌烦热"，这是由于热在阴血引起的。例如，女劳疸属肾阴虚内热，亦可见"手足中热，薄暮即发"（《金匮要略》第十五篇第 2 条），而小建中汤证亦见"手足烦热，咽干口燥"（《金匮要略》第六篇第 13 条），可知手足发热也可以因为气血亏虚而引起。温经汤证的"暮即发热"、"手掌烦热"，应属气血亏虚、阴血虚则生内热。

三、温经汤证中的"少腹里急，腹满"

再分析温经汤中其他药物配伍，方中有当归、芍药、川芎，属仲景用以养血、行血的基本组合，在当归芍药散、当归散、胶艾汤等方均有出现。这三方的条文分别是："妇人怀妊，腹中疙痛，当归芍药散主之"（《金匮要略》二十篇 15 条）；"妇人腹中诸疾痛，当归芍药散主之"（《金匮要略》二十二篇 17 条）；"妇人妊娠，宜常服当归散主之"（《金匮要略》二十篇 9 条）；"师曰：妇人有漏下者，有半产后因续下血都不绝者，有妊娠下血者，假令妊娠腹中痛，为胞阻，胶艾汤主之"（《金匮要略》二十篇 4 条）。以上三方共见腹部的疾病，可知当归、芍药、川芎的配伍，仲景习惯用于腹部疾病，而温经汤证中亦见"少腹里急，腹满"，属血行瘀滞引起。

再配上牡丹皮，牡丹皮仲景多用于瘀血，例如在桂枝茯苓丸中，牡丹皮配桂枝、芍药，则能活血祛瘀以消癥；"归芎芍"配伍再加上牡丹皮，则能治腹中瘀血，亦兼治温经汤证中的"唇口干燥"。

四、温经汤证中的"唇口干燥"

最后，以温经汤比较竹叶石膏汤，两方中均有配麦门冬一升、人参二两、半夏半升和甘草二两。竹叶石膏汤治疗"伤寒解后，虚羸少气，气逆欲吐"（《伤寒论》第397条），方中的竹叶、石膏用于清气分余热，粳米补营助气，而剩下的麦门冬、人参、半夏、甘草配伍，则用于治疗"虚羸少气"，即津气两伤、阴液亏损。温经汤证由于血行不畅以致水液停滞，津不上承，因而出现"唇口干燥"，以"麦参夏草"的配伍以补气液，滋阴润燥。

五、方义总结

综观温经汤证，乃属气血亏虚，出现"下利数十日不止，暮即发热……手掌烦热"，因而以吴茱萸配桂枝、芍药、生姜、甘草，急则治标以逆流挽舟，以甘草配阿胶补益气血，治利之本。因血行不畅、瘀血停滞而出现"少腹里急，腹满"，因此以当归、芍药、川芎、牡丹皮、桂枝活血祛瘀，通利血脉。由于瘀血阻滞，津不上承而出现"唇口干燥"，因而以麦冬、人参、半夏和甘草配伍，以滋阴润燥，补益气液。

[本文曾发表于《江西中医药》，2011，42（6）：3－4. 原题目为《温经汤证本义》]

去桂加白术汤证非小便自利

一、原文考证

宋版《伤寒论》174 条说："伤寒八九日，风湿相搏，身体疼烦，不能自转侧，不呕、不渴、脉浮虚而涩者，桂枝附子汤主之。若其人大便硬（一云脐下心下硬），小便自利者，去桂加白术汤主之。"这一条在《金匮要略》二篇 23 条亦有类似文字，但《金匮要略》的条文略有不同，"大便硬"作"大便坚"，无"一云脐下心下硬"一句。《金匮要略》中去桂加白术汤的方名在条文下改为白术附子汤，而且其药量和煎药用水均为《伤寒论》的一半。正如陆渊雷说，"《金匮》盖后人所改"，其药量和煎药用水应从《伤寒论》。《伤寒论》的去桂加白术汤方后注中云，"附子三枚恐多也，虚弱家及产妇，宜减之"，这与正文自相矛盾，应为后人所加。由此可见，在去桂加白术汤原文中，具有明显被后世修改过的痕迹。

"若其人大便硬，小便自利者，去桂加白术汤主之"一句，其中的"大便硬"，一般解释为"指大便正常或成形而非坚硬之意"，可是综观整个《伤寒论》和《金匮要略》，"大便硬"或"大便坚"的证候出现次数相当多（约二十次），均是出现在阳明腑实的里实热证，或是热盛津伤的证情中，这种把"大便硬"解释为正常大便，则仅此一处，缺乏例证。

另外，"小便自利"在《伤寒论》和《金匮要略》中所指有三：病非在水而在血；小便自利则津液内竭；邪去正复欲愈。若为前二者，则不为去桂加白术汤所宜，若为邪去正复则不用治疗，可自愈（参《伤寒论》第59、109、339条，《金匮要略》第十四篇第12条）。然则，为何"大便硬，小便自利"要去桂加白术，实不明其意。

考宋版《伤寒论》原文，在"大便硬"后小字注，"一云脐下心下硬"，这类"一作"或"一云"的小字，据考证应为宋代林亿等与多个别本校勘后所作的校文。另外，在康平古本《伤寒论》中，"大便硬"旁亦有"脐下心下硬"的旁注，而且康平本《伤寒论》中"小便自利"作"小便不利"，因此，本条条文，或本作"若其人脐下心下硬，小便不利，去桂加白术汤主之"，则更为接近原意。

二、加白术的用意

在仲景方中白术用四两的共有四方，包括麻黄加术汤、越婢加术汤、附子汤和去桂加白术汤。比较四方条文：

表11　　　　　　　　　白术用四两的方剂条文比较表

方剂	条文
去桂加白术汤	伤寒八九日，风湿相搏，身体疼烦，不能自转侧，不呕、不渴、脉浮虚而涩者，桂枝附子汤主之。若其人脐下心下硬，小便不利者，去桂加白术汤主之。（《伤寒论》174条、《金匮要略》第二篇第23条，条文作修改）
附子汤	少阴病，得之一二日，口中和，其背恶寒者，当灸之，附子汤主之。（《伤寒论》第304条） 少阴病，身体痛，手足寒，骨节痛，脉沉者，附子汤主之。（《伤寒论》第305条）
麻黄加术汤	湿家，身烦疼，可与麻黄加术汤。发其汗为宜，慎不可以火攻之。（《金匮要略》第二篇第20条）

方剂	条文
越婢加术汤	里水者，一身面目黄肿，其脉沉，小便不利，故令病水。假如小便自利，此亡津液，故令渴也。越婢加术汤主之。(《金匮要略》第十四篇第5条) 里水，越婢加术汤主之，甘草麻黄汤亦主之。(《金匮要略》第十四篇第25条)
附：越婢汤	风水恶风，一身悉肿，脉浮，不渴，续自汗出，无大热，越婢汤主之。(《金匮要略》第十四篇第23条)

去桂加白术汤的条文，承袭上文桂枝附子汤而来，其证应与桂枝附子汤同。在上列原文中可见，去桂加白术汤、附子汤和麻黄加术汤皆见身体疼烦，身体痛，骨节痛，身烦疼等证候，均是由于风湿闭阻经脉引起的。可是各方证情稍有不同：附子汤属阳气虚，寒湿凝滞表里周身经脉；麻黄加术汤则是湿郁在表，经脉不通。由此可知，白术四两能治湿在表里所致的身体烦疼。

另外，比较越婢加术汤和越婢汤，越婢汤用于风水、脉浮，可是只加了一味白术后，全方作用转为治里水、脉沉、小便不利，可知白术的作用偏于里。再者，越婢加术汤加白术的目的显然在治疗小便不利，足证去桂加白术汤中，加白术的目的亦当为了治小便不利，原文中的"小便自利"亦应改为"小便不利"更为合理。

去桂加白术汤中白术配伍附子，与附子汤中的配伍相似，但附子汤中附子用二枚，去桂加白术汤中则用三枚，说明其阳虚更重，导致寒湿充斥表里周身，出现身体疼烦，小便不利，因而加上白术四两，以配附子温阳祛湿。在去桂加白术汤方后注中，更写明："三服都尽，其人如冒状，勿怪。此以附子、术，并走皮内，逐水气未得除，故使之耳。"这说明了附子配白术，作用是驱逐皮中的寒湿水气。

三、去桂枝用意

去桂枝的原因，一般解释为"风去湿存，阳气已通，则不宜桂枝通阳化气"，但仲景书中大量方剂以白术、桂枝配伍，均是用在单见水湿停滞之证而无风邪。再者，从本条原文"大便硬，小便自利"，而"身体疼烦"仍在，何以得知风气已去？可知此说不通。

关于去桂枝的问题，可在理中丸中得到启示。理中丸方后注云："若脐上筑者，肾气动也，去术加桂四两。"《中医药学高级丛书——伤寒论》指出："脐上筑即脐上自觉跳动感觉，是由于病已由脾及肾，肾虚水气动欲上冲。"因此，加桂四两是为了温通阳气，平冲降逆，而去术则以防白术壅滞。但假若倒过来，什么时候应"去桂加术"？当然，理中丸本身无桂枝有白术，但若是"脐上不筑者，肾气不动"的时候，亦即肾阳虚水停，水气停滞而不欲上冲，则不用桂而用术。

这一点可以从其他仲景方中得到助证。仲景常用白术以治水湿内停，但在真武汤、附子汤和甘草干姜茯苓白术汤（或称肾着汤）中，均没有用桂枝，这是仲景的用药规律，在肾阳虚水饮内停时不用桂枝。以方药的作用来理解，是因为肾阳虚水停应通利小便，而桂枝性辛温而上行，能温通上焦阳气，与方义相反而应去除。

在肾阳虚水停时，会出现什么证候？比较以下条文：

表 12　　　　　　　　脾肾阳虚水停相关条文比较表

编号	条文
《金匮要略》第十二篇第 7 条	水在肾，心下悸
《金匮要略》第十四篇第 16 条	脾水者，其腹大，四肢苦重，津液不生，但苦少气，小便难
《金匮要略》第十四篇第 17 条	肾水者，其腹大，脐肿，腰痛，不得溺，阴下湿如牛鼻上汗，其足逆冷，面反瘦

编号	条文
《伤寒论》第82条	太阳病发汗，汗出不解，其人仍发热，心下悸，头眩，身𣆀动，振振欲擗（一作僻）地者，真武汤主之
《伤寒论》第316条	少阴病，二三日不已，至四五日，腹痛，小便不利，四肢沉重疼痛，自下利者，此为有水气。其人或咳，或小便利，或下利，或呕者，真武汤主之
《伤寒论》第174条后段	若其人脐下心下硬，小便不利者，去桂加白术汤主之

　　真武汤证出现心下悸、小便不利、四肢沉重等证候，与脾水和肾水相似，可知其证应属脾肾阳虚水泛。

　　从《金匮要略》第十四篇第17条可见，"脐肿"是肾水的一个主要特征，而在去桂加白术汤证出现"脐下硬"，这与"脐肿"意义相似，临床上可理解为程度轻重的问题，又与"脐上不筑，肾气不动"的意思接近，由此推论仲景认为"脐部属肾"。另在《灵枢·五色》亦有"当肾者，脐也"一说。

　　"脐下硬"应属脾肾阳虚，水停腹中脐部；去桂加白术汤亦出现"心下硬"，这与十枣汤、生姜泻心汤、甘草泻心汤、旋覆代赭汤、桂枝人参汤等方出现"心下痞硬"相似，属脾阳虚水停心下所致。因此，在去桂加白术汤中见的"脐下心下硬"，可知脾肾阳虚，水停严重，充斥腹中与表里，甚至心下与脐部亦见痞硬。这与去桂加白术汤中重用附子三枚、白术四两，意思正合。

四、结语

　　去桂加白术汤方义与真武汤接近，属脾肾阳虚，水饮内停，水饮充斥内外表里，因而重用白术与附子以温通阳气，祛风胜湿。因肾阳虚小便不利则去桂枝，配上生姜、大枣、甘草，以助辛甘发散、生化营卫。全方共奏温阳化湿之功，治表里寒湿痹痛。相较前方桂枝附子汤，去桂加白术汤水饮则更侧重于里。条文中"若其人大便硬，小便自利者"，应作"若其人脐下心下硬，小便不利"，更合仲景原意。

参考文献

张蕾. 宋臣校定本《伤寒论》的文献研究 ［D］. 山东：山东中医药大学，2007.

桂枝附子汤与甘草附子汤的关系

　　桂枝附子汤与甘草附子汤均见于《伤寒论》和《金匮要略》，过往大部分《伤寒论》教材只收入备考原文而无论，多在《金匮要略》的痉湿暍病篇阐述。各版《金匮要略》教材观点一致，认为桂枝附子汤证属风湿兼表阳虚，甘草附子汤则是风湿表里阳虚。

　　可是七版教材《伤寒论讲义》中则没有取此观点，而以病位的角度解释，指桂枝附子汤属风湿之邪在肌肉，而甘草附子汤则主要侵犯关节。若以此种观点理解，仲景书中出现的关节疼痛，如《伤寒论》35 条麻黄汤证见"骨节疼痛"，《金匮要略》第十四篇第 1 条和第 3 条见"风水其脉自浮，外证骨节疼痛，恶风"，"太阳病脉浮而紧，法当骨节疼痛"等，均是反映表郁更甚。如此则造成一种矛盾：两方中究竟哪个病位更偏于表？如何理解两方之间的关系？以下对两方方义进行分析。

一、桂枝附子汤

　　桂枝附子汤出自《伤寒论》174 条（或《金匮要略》第二篇第 23 条）的前半段："伤寒八九日，风湿相搏，身体疼烦，不能自转侧，不呕不渴，脉浮虚而涩者，桂枝附子汤主之。"其证见"身体疼烦，不能自转侧"，是因为水湿充斥表里，闭阻经络，因而出现身疼痛，重坠难以动身。"不呕不渴"则代表病不在少阳、阳明（参见干姜附子汤条文）。

　　桂枝附子汤的方药组成与"桂枝去芍药加附子汤"相同，而药量不一，桂枝附子汤重用桂枝配附子，温通阳气，祛风胜湿。桂枝附子汤中使用生姜三两、甘草二两、大枣十二枚的配伍，这一组合可见于约二十首经方之中，除了桂枝附子汤外，还如各种桂枝汤类方、小建中汤、桂枝去桂加茯苓白术汤等，使用生姜目的在宣散中焦阳气，甘草补胃气，大枣补脾气，生姜配甘草则能辛甘化阳，从中焦宣散阳气以助桂枝宣通上焦阳气，大枣配甘草则能味甘以补脾，姜草枣相配，能助中焦脾胃化生营卫，配伍桂枝、附子则通行在表的营卫之气，使风湿得除。

二、甘草附子汤

甘草附子汤出自《伤寒论》175条（或《金匮要略》第二篇第24条）："风湿相搏，骨节疼烦，掣痛不得屈伸，近之则痛剧，汗出短气，小便不利，恶风不欲去衣，或身微肿者，甘草附子汤主之。"该方不考虑中焦脾胃营卫的化生，使全方主要作用部位在体表，附子用量减少，说明其里阳虚湿胜较桂枝附子汤轻。

甘草附子汤证中见"恶风不欲去衣，或身微肿者"，参看《金匮要略》第十四篇第1条，"风水其脉自浮，外证骨节疼痛，恶风，皮水其脉亦浮，外证胕肿，按之没指，不恶风"，可见甘草附子汤证与"风水"类似，出现骨节疼痛、恶风，尚未至皮水浮肿的程度，因此"或身微肿"。

风水病位在表，在表气闭郁的情况下，仲景习惯不加姜枣，不兼顾中焦脾胃，以集中发散表郁。就像麻黄汤相较于桂枝汤表郁较重，这时不会加上姜枣。由于甘草附子汤风湿困阻在表，里湿相对较轻，因此附子、白术的用量均较桂枝附子汤和去桂加白术汤轻。

三、桂枝附子汤与甘草附子汤的关系

比较桂枝附子汤与甘草附子汤两方，实如桂枝汤与麻黄汤之间的关系。即如太阳中风相对太阳伤寒，前者为"表中之里"，考虑脾胃营卫化生用桂枝汤；后者为"表中之表"，不考虑脾胃营卫而用麻黄汤，专职治表。这一点亦反映在条文上，桂枝附子汤中见"身体疼烦，不能自转侧"，即全身性疼痛，表里湿胜，身重疼痛以致转身不能；甘草附子汤则见"骨节疼烦，掣痛不得屈伸"，即疼痛在关节，不能屈伸，病位相对局限于表。

从证候的特点上，甘草附子汤证见"骨节疼烦"，与麻黄汤证的"身疼"、"腰痛"、"骨节疼痛"相似，但此处的"烦"表示疼痛严重，可知甘草附子汤证见关节疼痛剧烈所反映的是体表阳气郁滞比麻黄汤证更重。

为何甘草附子汤中不用麻黄？这是因为阳气虚导致的阳气郁滞，不能单用辛温通阳。甘草附子汤证见"汗出"、"或身微肿"，《金匮要略》第十二篇第39条曰："水去呕止，其人形肿者，加杏仁主之。其证应内麻黄，以其人遂痹，故不内之。若逆而内之者，必厥，所以然者，以其人血虚，麻黄发其阳故也。"由此可知，在身体浮肿的证情上，由于麻黄辛温通阳之性峻烈，假如在素体阴阳气血偏虚的情况下，用之则发散太过而使阳气更伤。

甘草附子汤相较桂枝附子汤，为何附子用量减少一枚？这使全方趋于专一治表。如桂枝汤用桂枝三两，在太阳伤寒表郁更重的时候，麻黄汤中的桂枝却比桂枝汤用量要减少，这是仲景的配伍规律，在两药相须配伍时，功效较强的药物配上功效较弱的药物，作为助药者用量则要减少，以免喧宾夺主。如在葛根汤中生姜用量为三两，但在葛根加半夏汤中，因为加上了半夏，生姜的用量即减少为二两。

在桂枝附子汤中，桂枝与附子用量皆重，则将附子与桂枝二药相须为用，使桂枝能通达表里。在甘草附子汤中，桂枝用量明显大于附子，则变成桂枝为君而附子为臣，附子助桂枝辛温之性而专一走表，即如麻黄汤中桂枝配麻黄之意，亦如桂枝加附子汤的桂附配伍。

四、风湿三方与《金匮要略》的历节病

仲景的风湿三方：桂枝附子汤、去桂加白术汤和甘草附子汤，均是用于治疗风湿痹痛，各证候分析见下表：

表 13　　　　　　风湿三方相关条文比较表

方剂	条文及方药
桂枝附子汤、去桂加白术汤	伤寒八九日，风湿相搏，身体疼烦，不能自转侧，不呕不渴，脉浮虚而涩者，桂枝附子汤主之。若其人大便硬（一云脐下心下硬），小便自利者，去桂加白术汤主之
甘草附子汤	风湿相搏，骨节疼烦，掣痛不得屈伸，近之则痛剧，汗出短气，小便不利，恶风不欲去衣，或身微肿者，甘草附子汤主之
白虎加桂枝汤（《金匮》四篇4条）	温疟者，其脉如平，身无寒但热，骨节疼烦，时呕，白虎加桂枝汤主之
（《金匮》五篇6条）	少阴脉浮而弱，弱则血不足，浮则为风，风血相搏，即疼痛如掣
（《金匮》五篇7条）	盛人脉涩小，短气，自汗出，历节疼不可屈伸，此皆饮酒汗出当风所致
桂枝芍药知母汤（《金匮》五篇8条）	诸肢节疼痛，身体尪羸，脚肿如脱，头眩短气，温温欲吐，桂枝芍药知母汤主之

去桂加白术汤条文虽然没有直接说明风湿相搏，但本方是承接桂枝附子汤而来的，必然包括了前述的证候内容。

甘草附子汤证中见"骨节疼烦"，此证亦见于白虎加桂枝汤证，可知这种"骨节疼烦"是由于经脉闭郁不通所致，寒热皆可见。甘草附子汤中用桂枝的目的是以其辛温达表，温通阳气，祛风胜湿，与桂枝附子汤的桂枝作用相同。

甘草附子汤中出现"掣痛不得屈伸"，而《金匮要略》五篇第6条亦见"疼痛如掣"，是由于风血相搏所造成。而《金匮要

略》十四篇第 19 条曰，"血不利则为水"。因此，这里指的"风血相搏"，亦可理解为"风湿相搏"，与甘草附子汤中"风湿相搏"的机理接近，是风湿交结，困阻经络的意思。

《金匮要略》五篇第 7 条见"脉涩小"，是因为风湿闭阻经络，导致脉涩不通，在桂枝附子汤的条文中亦有"脉浮虚而涩"的脉象。这时候出现"短气，自汗出，历节疼，不可屈伸"，与甘草附子汤中"掣痛不得屈伸，近之则痛剧，汗出短气"基本一致。可见《金匮要略》第五篇的第 6、7 条所描述的也正是甘草附子汤的证候。

从以上论述，可知风湿三方与《金匮要略》历节病病机相关。顺带一提，桂枝芍药知母汤包括了整个甘草附子汤在内，具体见下表。

表 14　　甘草附子汤与桂枝芍药知母汤的药物比较表

方剂	条文及方药
甘草附子汤	甘草二两（炙），附子二枚（炮，去皮，破），白术二两，桂枝四两（去皮）
桂枝芍药知母汤	桂枝四两，芍药三两，甘草二两，麻黄二两，生姜五两，白术五两，知母四两，防风四两，附子二两（炮）

可见桂枝芍药知母汤中所出现的"诸肢节疼痛"与甘草附子汤同属于风湿困阻在表，可是因表郁更重，于是配上麻黄、生姜、防风，以加强发散水湿。桂枝芍药知母汤条文出自《金匮要略》第五篇第 8 条，因此第 6、7 条条文所指的应为"诸肢节疼痛"的详细补充，与甘草附子汤证互为对照。

五、总结

桂枝附子汤治风湿在表而属"表中之里"，考虑在里的脾胃营卫化生；甘草附子汤则治风湿在表而属"表中之表"，单纯治表而不考虑脾胃营卫。这与主流认为桂枝附子汤证属"表阳虚"，甘草附子汤则属"表里阳虚"的观点基本相反。仲景风湿三方与历节病有关，在学习此方时应与《金匮要略·中风历节病脉证并治》进行比较。

　[本文曾发表于《山东中医药大学学报》，2011，35（3）：210－212. 原题目为《桂枝附子汤与甘草附子汤释义》]

桂枝去桂加茯苓白术汤去桂之意

桂枝去桂加茯苓白术汤（下简称"去桂汤"）的争议，多在去桂、去芍，但此等观点均缺乏原文考据支持，下文尝试论述去桂的合理依据，以及本方方证原意。

一、去桂枝的争论

去桂汤出自《伤寒论》第28条："服桂枝汤，或下之，仍头项强痛，翕翕发热，无汗，心下满微痛，小便不利者，桂枝去桂加茯苓白术汤主之。"加茯苓白术之意较为明确，因为水气停滞，小便不利，因而加苓术以利水，是张仲景常用的配伍。另外，在去桂汤的方后注中，特别注明"小便利则愈"，则更肯定加茯苓、白术目的为利小便。

为何方中要去桂枝？一般认为去桂枝原因有二，"一是表邪已解，二是汗下后津液受损"。前者以"表已解"来解释或为合理，但在《伤寒论》中运用桂枝亦不一定要见表证；后者以"伤津液"来解释，则未能从原文见证反映出来。若见水气停滞，为何又说津液受伤？若解释因水气停滞而使津液输布失常，则更该用桂枝，以配苓术化气利水，因此此说不通，未能解释去桂之意。故此，不少学者认为，从临床实际出发，以桂枝汤加茯苓白术更为妥当，不去桂枝。

二、加减法对去桂枝的启示

去桂的原因可在以下方后注中得到启发。《伤寒论》第96条小柴胡汤加减法中说："若心下悸，小便不利者，去黄芩，加茯苓四两。"在小柴胡汤证中若出现小便不利，是因为三焦水液输布失常，水液停滞所致，在治疗时不但要加上茯苓以渗淡利水，并要减少苦寒以碍津液气化的黄芩。由此可知，仲景在利小便的同时，会去除有碍利水的药物。

再看《伤寒论》40 条的小青龙汤加减法："若小便不利、少腹满者，去麻黄，加茯苓四两。"小便不利、少腹满是因膀胱气化不利，水饮停滞膀胱所致，这时候仲景会去除辛散的麻黄，再加上茯苓。为什么要去麻黄？一般注家多认为麻黄是小青龙汤主药，不应该去除。可是参看《金匮要略》第十二篇第 39 条："水去呕止，其人形肿者，加杏仁主之。其证应内麻黄，以其人遂痹故不内之。若逆而内之者，必厥，所以然者，以其人血虚，麻黄发其阳故也。"由此可知，因麻黄能够"发其阳"，用于体虚之人则发散之力太过，假若小便不利时仍用麻黄，则其辛散之性有碍茯苓之渗利。

三、苓术芍配伍与利小便

由此观之，在去桂汤中因为加上茯苓、白术以专一治水，则应去桂枝以去其辛温发散之性，专一助利小便。在仲景书中，茯苓、白术、芍药同用的"苓术芍"配伍，共同出现的有四方，包括真武汤、附子汤、当归芍药散和去桂汤。在这些方中均没有配伍桂枝，足证仲景在专一利小便，使药下行的情况下不用桂枝。

此与刘渡舟提出的桂枝去桂加茯苓白术汤应叫苓芍术甘汤的观点一致。刘氏指出，"苓桂术甘汤旨在通阳而治胸满心悸，苓芍术甘汤旨在和阴利水而治心下满微痛，小便不利……术术必须得芍药才能发挥去水气、利小便之作用"。

在《神农本草经》中茯苓和芍药均记载能"利小便"，而《本经疏证》中指出，芍药能"散恶血、逐贼血、去水气、利膀胱大小肠"，《神农本草经》载芍药性味苦平，由于味苦能降则通利二便。这在《伤寒论》316 条真武汤方后注中能体现，"若下利者，去芍药，加干姜二两"，假若肾阳虚水泛时出现下利，则表示中下二焦阳虚，芍药味苦通降，若下利时宜去之以防更伤胃气。因此，苓术芍配伍时，属专职利小便之剂，其利小便之功甚强。再加上姜草枣的配伍，随药达表里，化生营卫，去桂汤能治表里水气停滞，阳气闭郁。

四、去桂汤证候与病机分析

分析《伤寒论》第 28 条原文的证候，出现"头项强痛，翕翕发热，无汗"，类似于麻黄汤与桂枝汤证，但又有所不同。"头项强痛"是太阳病提纲证，属风寒侵表的表现，各种太阳病皆可见。"翕翕发热"是第 12 条桂枝汤证的发热特点，但是"无汗"却是麻黄汤证表气郁滞较重的特点，桂枝汤证表虚应当有汗，此证见无汗则要另行考虑。条文中见"小便不利"一证，属于水停下焦、气化不利所致，这在《伤寒论》中有不少例证，不再赘述。

本条的特点见证是"心下满微痛"，是水停上焦心下所致。此证可分为两种病情看待，分别是"心下满"与"心下微痛"。在《伤寒论》中一般"心下满"之证当伴有"痞满"，而这条只见满而不见痞，反映成因不同，并非虚热上炎、热在上焦所致（参笔者《伤寒治内方证原意·心下痞并非单纯病在中焦》一文）。《伤寒论》355 条说，"邪结在胸中，心下满而烦"，心下满是由于邪气停结在胸中所致，笔者在《伤寒六经原意·三焦与体表部位对应关系》一文中指出，"心下"属于上焦的下部，而本条证见"心下满微痛"，是水停在上焦的表现，与苓桂术甘汤证见"心下逆满"机理相近。至于"心下痛"则属于结胸病的特点见证，135 条大陷胸汤证见心下痛，反映上焦的邪气更重，是水停心下较重的反映。

由此理解，本证是在桂枝汤证的基础上，出现了水气停滞在表、在上焦，由于表气偏虚，即使水气轻度停滞在表，亦足以造成表气郁滞而见"无汗"。这种水气停滞在表的程度较轻，又与《金匮要略》中的风水、皮水病情不同，并未至出现骨节疼痛、皮肤浮肿的程度。同时，水气停滞在上焦心下，故此出现心下满、微痛。至于水停在下焦而小便不利的成因，则与表气与上焦阳气不通有关，水停在上则下焦的水气上升受阻，故此水停在下。如《金匮要略》第十四篇第15条说："肺水者，其身肿，小便难，时时鸭溏。"因为水气停滞在肺，下焦水气不能上升而出现小便难。故此，本条的下焦水停并非由于下焦的阳气偏虚，而是病在表与上焦所致。

因此，本条证情属于"水停表里而重于表"，这种上焦阳气偏虚，水饮充斥表里，却又非因阳虚水泛所引起的病证，并非温阳利水所宜，使用桂枝汤又不足以解除这种类似于麻黄汤证的无汗表气郁滞，表气偏虚又不当用麻黄汤发汗。在这种矛盾的病情下，治疗方式以利小便为主，正如叶天士在《温热论》所说，"通阳不在温，而在利小便"。以利小便的方法足以宣通阳气，使三焦水液输布正常，疏散表里水气停滞。

本方中不用桂枝，并非因表已解或津液伤，而是因为从方药配伍的角度考虑，使全方专利小便、通阳气、畅三焦、达表里。

五、去桂汤与多个相近经方比较

去桂汤的水气停滞在表、在上焦，继而影响三焦，这与几种水气病的方证接近，要仔细鉴别，以下分别讨论。

1. 与苓桂剂比较

去桂汤与苓桂剂的作用类似，皆用于水饮停滞之证，均能利小便。然则，为何水湿停滞去桂汤却不用桂枝以化气利水？这与水停的部位有关。

例如，五苓散证，主要症状见小便不利，乃因水饮停滞在下，因而在茯苓、白术的基础上配上猪苓、泽泻，专攻下焦水停，又因水停在下，要以桂枝宣通上焦阳气，使水气得以宣散至上焦。又如，苓桂术甘汤证，《金匮要略》十二篇17条说，"夫短气有微饮，当从小便去之，苓桂术甘汤主之"，可知其方的主要目的亦在利小便。可是其证水气停滞部位在下焦，而非在上焦与表，故此仍可用桂枝以宣通上焦之气（参笔者《伤寒治内方证原意·苓桂术甘汤证并非脾阳虚》一文）。在各种苓桂剂当中，如茯苓桂枝甘草大枣汤、茯苓甘草汤、茯苓桂枝五味甘草汤等，皆非水气郁滞在表，故此并无用桂枝的禁忌。由于去桂汤证水气停滞在表、在上，又不得用宣表之法，故此改为利小便，而不用桂枝的辛温升提。

2. 与小青龙汤加减法比较

若在去桂汤证中，继续使用桂枝以发汗或化气利水，有什么效果？这一点可在小青龙汤加减法中得到提示。

《伤寒论》40 条小青龙汤方后注云，"若小便不利，少腹满者，去麻黄，加茯苓四两"。小青龙汤证属饮停于肺，然则为何会兼见小便不利？此与去桂方的病机相似，先由于上焦肺气被水气郁遏，因而水气不能往下输布，以致水气停滞在下。这种病情下，仲景去麻黄，意即去除升提药物，加茯苓以专一利水渗下。可是，为何仲景不去除小青龙汤的桂枝？这能够在《金匮要略》的痰饮咳嗽病篇找到答案。

在《金匮要略》十二篇35 条，见"咳逆倚息不得卧"，先用上小青龙汤，可是，之后出现了一系列变证。《金匮要略》十二篇36 条说："青龙汤下已，多唾口燥，寸脉沉，尺脉微，手足厥逆，气从少腹上冲胸咽，手足痹，其面翕热如醉状，因复下流阴股，小便难，时复冒。"此是因为引动了寒水，出现水气内停，水气上冲，因此使用桂苓五味甘草汤先"治其气冲"。及后，37 条说："冲气即低，而反更咳、胸满者，用桂苓五味甘草汤去桂加干姜、细辛，以治其咳满。"气冲缓解以后，则可以继续治疗病本，可是这个时候在治疗咳喘胸满时，不可以再以小青龙汤，要改用苓甘五味姜辛汤。

苓甘五味姜辛汤是小青龙汤的加减法而来，是小青龙汤去麻黄、桂枝、芍药、半夏，加茯苓四两。去麻黄、桂枝、半夏是去其辛散之性，以防引动水气上冲；去芍药则是因为没有表证，不须用桂枝配芍药以调和营卫。从病机来说，是因为水停于肺，加上阳气受损，不能承受发散，因此以重剂茯苓利水向下，顺应肺之生理，再以姜、辛、甘、味温肺化阴。

由此可知，从小青龙汤到苓甘五味姜辛汤，二方是阳虚轻重之别。假若阳虚不甚，可以用小青龙汤原方；若阳气较虚，则要去麻黄；若阳气虚甚，则连桂枝亦应去除。

去桂汤证亦见水气停滞在上，由于《伤寒论》28 条本身已经有"服桂枝汤，或下之"的前提，以桂枝汤发汗使水气出表，或以下法伤阳气，若再配以桂枝，则引动水饮再往上行，轻则引起水寒射肺而致咳嗽，重则引起水气上冲，实在不可再以桂枝汤法。

顺带一提，既然是苓芍配伍而不是苓桂剂，为何仲景要写"桂枝去桂加茯苓白术汤"而不写成"苓芍术甘汤"？一是因为仲景强调这时不可用桂枝，特别说明去桂枝的重要性。二是因为本证先是桂枝汤证，及后演变成水停在表，因而强调证情的传变。

3. 与麻黄加术汤比较

或问，水气郁闭在表，为何不用麻黄加术汤？因为在郁闭轻重上有区别。

麻黄加术汤可理解为麻黄汤证发展而来，麻黄汤用在太阳伤寒表实证上，出现"头痛发热，身疼腰痛，骨节疼痛"（《伤寒论》35 条），若在伤寒表实的基础上，兼有水湿停滞于表，即演变为湿病。《金匮要略》第二篇第 20 条说："湿家身烦疼，可与麻黄加术汤。"这里的身疼烦，"烦"即"甚"的意思，指身体痛甚，这是因为伤寒表实证本身的气机郁滞较重，再加上水湿停滞，闭郁更甚，因此以麻黄汤加白术来宣散水湿。

以此角度理解，桂枝汤的太阳中风证，若发展成水气在表，因为桂枝汤是表虚证，相较麻黄汤证本身阳气偏虚，故此虽然水气停滞在表，相较麻黄加术汤的表郁为轻，因此不能以麻黄加术汤来宣散表湿，以防过汗伤正。

六、"桂枝加术汤"的过渡类型

若按上述思路推理，本属桂枝汤证，但演变为水湿停滞于表，这时候应该在桂枝汤的基础上加白术，即"桂枝加术汤"。

　　加白术的用意，可参考越婢汤。《金匮要略》十四篇23条说："风水恶风，一身悉肿，脉浮而渴，续自汗出，无大热，越婢汤主之。"十四篇第5条说："里水者，一身面目黄肿，其脉沉，小便不利，故令病水……越婢加术汤主之。"这两方的区别，只在于加白术与否，而在证情上，越婢汤为水气停滞在表，见恶风，一身悉肿，脉浮，不渴，自汗，病名为"风水"。越婢加术汤水湿停滞充斥表里，而重于里，因此见一身面目黄肿，脉沉，小便不利，病名更改为"里水"。由此可知，加上白术四两，可以将全方趋势引为入里，以治疗水湿停滞在里而引起的小便不利。

　　去桂汤中去桂枝而加茯苓、白术，若按小青龙汤加减法"若小便不利、少腹满者，去麻黄，加茯苓四两"的思路，如果反过来见小便利，小腹不满者，理应可以"加桂枝，去茯苓"。以此推理，在桂枝汤证发展至去桂汤证的过程中，应该尚有一种太阳中风的水气停滞轻证，应以"桂枝加术汤"治之，而重证则以去桂汤治之。

　　"桂枝加术汤"证候亦应见头项强痛、翕翕发热。辨证重点当为微汗出且小便不畅。相较去桂汤的表郁无汗为轻，相较桂枝汤的有汗则应为汗出不畅，小便不利则较去桂汤为轻。因水湿停滞相对较轻，或未见"心下满微痛"，或可有"心下微满"的感觉。

　　进一步讨论，关于桂枝加术汤中白术的用量。参考麻黄加术汤、越婢加术汤，白术用量应为四两。然则为何去桂汤中白术用三两，用量较轻？这是仲景药法，如桂枝在桂枝汤中用三两，而在表郁更重的麻黄汤中，则减少用量为二两，这是因为配伍了三两麻黄后，可以减少桂枝用量。由于去桂汤中配伍了茯苓，增强了利水的作用，因而可减少白术用量。如在真武汤中，茯苓用三两，白术则可用二两，又如苓桂术甘汤中，茯苓用四两，则白术用二两，甘姜苓术汤中茯苓用四两，白术用二两，均为君臣的配伍。

七、结语

去桂汤中去桂枝的目的是其方证病机属水停在表、在上焦肺卫，因此不用桂枝的辛温，以除有碍利水的药物，只需要利小便以通调水道，则能解除表郁。若此病情误用桂枝则使表郁加重，或引动水饮而产生变证。

若按张仲景的组方原则，太阳伤寒用麻黄汤，兼见水湿停滞用麻黄加术汤，则在太阳中风用桂枝汤，而在兼有水湿停滞的轻证，应该用桂枝加术汤。桂枝加术汤的发现，补充了《伤寒论》理论中的一环。

[本文前部分曾载于《中华中医药杂志》，2011，26（7）：1578－1580. 原题目为《论桂枝去桂加茯苓白术汤去桂之意》，收载时有所修改]

白虎加人参汤证属表里三焦热盛

一般认为，白虎汤是阳明"热证"或"经证"的主方，但是两种说法均有其局限性，并未能清晰表述白虎汤证的病机特点。例如，"热证"一说则未能与承气汤等阳明热证有所区别，至于"经证"一说，陈亦人则指出，"阳明病为胃肠病变，均属于腑，而不是经证"。经络与脏腑又如何截然分开？"经证"与"表证"又如何区别？张仲景没有提出"经证"的说法，重新考证白虎汤证的病机实有必要。本文对白虎汤及其类方，包括白虎加人参汤、白虎加桂枝汤、竹叶石膏汤等方证逐一分析。

一、白虎加人参汤证

虽然白虎加人参汤证是从白虎汤加人参而来，但张仲景在《伤寒论》中的应用，在太阳病篇与阳明病篇，均是先列出白虎加人参汤，后论白虎汤证，而且论述白虎加人参汤的条文比白虎汤的要多，故此是白虎加人参汤为主方，而白虎汤则是从白虎加人参汤减味而成，是其变方。

1. 病机分析

白虎加人参汤证以"表里俱热"为特点。在《伤寒论》168条说："热结在里，表里俱热……白虎加人参汤主之。"本条明确指出白虎加人参汤证的病位，是同时在表与里。笔者在《伤寒六经原意·表里部位概念》一文中指出，张仲景的"里"并非"非表即里"，而是专指下焦。白虎加人参汤证是"热结在里"，如《伤寒论》中"头痛有热者，与承气汤，其小便清者，知不在里，仍在表也"，这里的"里"是指承气汤证的热结在下，又如124条抵当汤证的"瘀热在里"，亦是指热在下焦而言。另外，虽然白虎加人参汤证见"表"亦有热，但不代表仍有表证，张仲景的"表证"是专指"恶寒"一证，是感受寒邪的反映，而白虎加人参汤证的表有热，则可称为"病在表"，是邪热在表的另一种病证。《伤寒论》第 6 条说，"太阳病，发热而渴，不恶寒者为温病，若发汗已，身灼热者，名风温"，邪热在表不可发汗治之。

津伤而热盛三焦，是白虎加人参汤证的病机。从白虎加人参汤证的各种证候可知，由于各种误治（误汗、误吐、误下）之后，使邪气化热，津液耗伤，下焦是藏津液之所，热盛在里则津液耗竭。白虎加人参汤证所见的"大渴"、"口燥"，一方面反映下焦津液亏虚，同时亦是胃中干燥所致，是中下二焦的津液亏虚。"心烦"除了是热在上焦之外，亦可是胃虚所出现的客气上逆。如《伤寒论》71 条说："太阳病，发汗后，大汗出，胃中干，烦躁不得眠，欲得饮水者，少少与饮之，令胃气和则愈。"误汗耗伤津液则可见胃中干燥，故口渴心烦，笔者在《伤寒治内方证原意·栀子豉汤证属少阳病》与《伤寒六经原意·客气》等文中指出，"虚烦"是由于胃虚客气上逆所致，是虚热干扰上焦胸膈的证候。

总括而言，白虎加人参汤证的病机牵涉表里三焦，由于表热而兼有三焦热盛，热盛而津伤，或可伴有胃虚客气上逆，白虎加人参汤证实属周身表里上下俱热的病情。另外，白虎加人参汤证一般亦兼有风邪在表，留待后文继续讨论。

以上论述是各条白虎加人参汤证的共同病机，因疾病来路不同，或加上其他兼夹病机，则可出现各种不同表现，以下按各条条文逐一论述。

2. 各条证候分析

白虎加人参汤证在《伤寒论》中一共出现五条条文，在《金匮要略》中则有两条条文（其中一条与《伤寒论》重复），以下分别论述：

（1）《伤寒论》第 26 条

"服桂枝汤，大汗出后，大烦渴不解，脉洪大者，白虎加人参汤主之。"

本条当与前一条作比较，25 条说，"服桂枝汤，大汗出，脉洪大者，与桂枝汤，如前法"，两条同因服桂枝汤后见大汗出，汗出伤津，且同样见脉洪大，却有两种转归。若没有见"大烦渴不解"，反映津伤不重，邪气仍在表而里热不盛，其脉洪大是反映风寒邪气在表交争激烈，故仍可用桂枝汤治之。若见脉洪大而"大烦渴不解"，参《伤寒论》第 6 条，口渴是化热的重要特征，反映里热津伤，表里三焦热盛，是由于服桂枝汤后过汗伤津，风寒化热，因此出现表里俱热的病情。

（2）《伤寒论》第 168 条

"伤寒，若吐、若下后，七八日不解，热结在里，表里俱热，时时恶风，大渴，舌上干燥而烦，欲饮水数升者，白虎加人参汤主之。"

本属伤寒，误用吐下之后，邪气入内化热而伤津，以口渴甚、舌干燥、心烦为特点，是典型的白虎加人参汤证。要注意，本条说的"七八日不解"，"不解"是指在表的邪气仍然不解，故此在后文说"热结在里，表里俱热"，其"不解"是指后文的"表"而言。再参本条见"时时恶风"，参笔者在《伤寒六经原意·中风》一文述，"恶风"是感受风邪的专有表现，因此本条当仍有风邪在表，只是已非风寒，寒邪已经化热，可理解为"风热在表"。因此，本条除了白虎加人参汤证的津伤而热盛三焦表里，仍兼有风邪在表。由此可理解，上述 26 条从桂枝汤证转化为白虎加人参汤证，亦当有风邪在表。

（3）《伤寒论》第 169 条

"伤寒，无大热，口燥渴，心烦，背微恶寒者，白虎加人参汤主之。"

本条紧接上条而来，目的在于鉴别，当属白虎加人参汤的另一种非典型病证。本条同样是"伤寒"的来路，但是一开首即说"无大热"，是强调其热象不重，是并非邪热在表的意思（参笔者《伤寒六经原意·无大热》一文的论述）。同样见口燥渴与心烦，而本证独特的地方在于见"背微恶寒"，这是要讨论的地方。恶寒一般是"表证"的反映，是由于感受风寒邪气所致，但是白虎加人参汤证不可能有风寒在表，其"恶寒"并非风寒所致。再参《伤寒论》304条："少阴病，得之一二日，口中和，其背恶寒者，当灸之，附子汤主之。"本条以"背恶寒"为主要证候，背恶寒是下焦阳气偏虚而程度较轻的反映（参笔者在《关节疼痛证治》一文的论述），而本条白虎加人参汤证的背恶寒更轻，见"微恶寒"。由此可知，本条的病机特点，是邪热已从表逐渐入里，兼有下焦轻微阳气偏虚，是由于里热炽盛、耗伤津液所导致，较第168条病情更重，但由于其表里之热仍重，阳虚较轻，因此仍可以白虎加人参汤治之。

（4）《伤寒论》第170条

"渴欲饮水，无表证者，白虎加人参汤主之。"

本条明确指出，"渴欲饮水"是白虎加人参汤证的重要见证，但单凭此一证无法直接诊断，还要"无表证"，从而与本条前半段白虎汤证的证候作鉴别。关于本条的"无表证"问题，将留在后文白虎汤证中论述。

（5）《伤寒论》第222条

"若渴欲饮水，口干舌燥者，白虎加人参汤主之。"

《金匮要略》十三篇12条亦有同样文字："渴欲饮水，口干舌燥者，白虎加人参汤主之。"本条是在第221条的基础上发展而来。第221说，"阳明病，脉浮而紧，咽燥口苦，腹满而喘，发热汗出，不恶寒，反恶热，身重"，及后出现了五个"若"的证情，白虎加人参汤证是其中一个。从221条分析，阳明病见"脉浮而紧"，脉浮紧本是太阳伤寒表实的脉象，若见此脉则应如16条说，"若其人脉浮紧，发热汗不出"，即当见发热而无汗，可是本条见汗出，可知已非风寒束表。第189条说："阳明中风，口苦咽干，腹满微喘，发热恶寒，脉浮而紧。"阳明病感受风邪亦可见此脉，而189条与221条比较，两者差别在于前者见"恶寒"，后者"不恶寒反恶热"，且见"汗出"、"身重"，可知已无寒邪在表，是寒邪化热。《金匮要略》五篇2条说，"邪在于经，即重不胜"，邪热在表之经络则见身重。因此，《伤寒论》第221条是在阳明病胃热炽盛的前提下，感受风邪，兼有风热在表，在此时则出现各种治疗矛盾，故此在221条指出不可发汗、不可温针、不可攻下。第222条强调，假若见有渴欲饮水、口干舌燥，则反映津液耗伤较重，且表里三焦热盛，可用白虎加人参汤治之。本条目的，是提示人们在多种病机兼夹的情况下，如何分清先后缓急治疗。

（6）《金匮要略》第二篇第26条

"太阳中热者，暍是也。汗出恶寒，身热而渴，白虎加人参汤主之。"

本条以白虎加人参汤治疗"暍"病。在前一条（第25条）说："太阳中暍，发热恶寒，身重而疼痛，其脉弦细芤迟。小便已，洒洒然毛耸，手足逆冷，小有劳，身即热，口开，前板齿燥。若发其汗，则其恶寒甚；加温针，则发热甚；数下之，则淋甚。"这与上述《伤寒论》第221条同样指出，不可发汗、温针、攻下，是由于其病机的独特性，即表里俱热所致，其证虽然见发热恶寒，但脉象并不见浮，而是弦细芤迟，属于病在里、精血亏虚，是虚寒之脉象，因此，其恶寒并非风寒在表，而是里虚的反映。《金匮要略》第25条说，"小便已，洒洒然毛耸，手足逆冷"，是因下焦亏虚，若小便后津液更虚，则恶寒、手足冷加重。"身热"是暍的特征，《金匮要略》第25条说，"小有劳，身即热"，明确指出身热与虚劳有关。《伤寒论》第78与80条栀子豉汤证与栀子干姜汤证均见身热，均是由于胃虚而客气上逆所致，符合白虎加人参汤证的病机。本条一开首明确地说"太阳中热"，其邪气来路是外感热邪、风热在表，由于素有下焦亏虚，因此感受热邪后即出现热盛而津伤，又因邪热为重，仍以白虎加人参汤先治其热。《金匮要略》这种以正虚而感受热邪的观点，与《素问·生气通天论》的思想一致，"阳气者，烦劳则张，精绝，辟积于夏，使人煎厥"。"煎厥"是先因烦劳使正气偏虚，阳气上浮而又于夏季感受邪热而成病，与太阳中暍的病机思想十分接近。

　　将上文《伤寒论》与《金匮要略》中白虎加人参汤证作一简要比较，《伤寒论》中的白虎加人参汤证是因外感风寒化热而出现，或可随着病情深入而伴有下焦虚寒，而《金匮要略》的白虎加人参汤证则是由于下焦偏虚而感受邪热，两者的异同反映了外感与内伤的致病特点有正气虚实之别。

3. 白虎加人参汤方药分析

　　方中五药，以石膏用量甚重，用一斤，是张仲景运用石膏的最大量。《神农本草经》中说石膏："味辛，微寒，无毒。治中风寒热，心下逆气，惊喘，口干，舌焦，不能息，腹中坚痛，除邪鬼，产乳，金疮。"其后更有小字注说："除时热气头痛，身热，三焦大热，皮肤热，肠胃中膈气，解肌，发汗，止消渴，烦逆，腹胀，咽热。"白虎加人参汤中的石膏用法并无争议，是用其味辛微寒以清宣表里三焦之热。值得一提的是，其味辛能祛风，能治疗在表的风邪，即后世所谓辛凉解表，以除风热，符合前述《伤寒论》第26、168与221条风热在表的病机。

　　方中知母用六两，亦是张仲景运用知母的最大量，只用于白虎汤类方之中。《神农本草经》中说知母："味苦，寒，无毒。治消渴，热中，除邪气，肢体浮肿，下水，补不足，益气。"笔者在《关节疼痛证治》一文中指出，桂枝芍药知母汤中所用的知母，是针对阴虚而内热且血虚则水停的病机。知母能养阴而清热，如在《金匮要略》第六篇第17条以酸枣仁汤治疗的"虚劳虚烦不得眠"，其中"虚烦"即如栀子豉汤证的"虚烦"，是指"因虚致烦"，是肝血虚而客气上逆扰心所致，方中所用知母即对应此病机，养阴清热尤治客气上逆，在白虎加人参汤中治疗热盛在中下二焦、阴津耗伤而导致的客热上逆。知母又能益气生津，如在治疗百合病时，《金匮要略》第三篇第2条说："百合病，发汗后者，百合知母汤主之。"百合病的主方是百合地黄汤，以地黄清热养阴，假若经过误汗之后则伤津更重，不用地黄而改用知母，可知知母具有清热而益气生津的功能，在白虎加人参汤中助以生津。

方中用人参三两，在于补益下焦营气津液。如《伤寒论》62条治疗"发汗后，身疼痛，脉沉迟"用"桂枝加芍药生姜各一两人参三两新加汤"。由于误汗之后耗伤津液营气，脉沉反映病位在里，脉迟为寒，反映营气被寒所伤，方中特别加用人参三两，目的在于补益下焦津液营气。在白虎加人参汤证中，由于热结在里，耗伤下焦营血津液而见大渴、口干舌燥等，以人参主治之。应注意，《神农本草经》所载人参性味是"味甘，微寒"，而非后世认为的甘温，或许当时的人参与现在的人参为不同之物，而以味甘微寒的角度理解白虎加人参汤则更为合理，能清热而益气生津又不助热。

方中甘草用二两，甘草"炙"用而非生用，可知甘草目的在补胃气，治疗客气上逆的胃虚之本，而且味甘的炙甘草配上味辛之石膏，则如桂枝汤中桂枝与甘草的配伍，甘草能助石膏以除在表之风热。

最后说"粳米六合"。一般认为，其目的在于和胃气，但若以此解释则与甘草重复，似乎不应另外用药。亦认为，用粳米目的在于防金石类药物寒凉伤胃，虽然此说合理，但是张仲景运用粳米的主方当中，非皆如此。例如，附子粳米汤与麦门冬汤中用粳米但无金石类药物，方中亦无寒凉伤胃之品，可知粳米当另有功效。粳米之用，当在于补益营气，如桃花汤中亦用粳米，而且用量更大，用一升（即十合）。桃花汤在《伤寒论》306条治疗"少阴病，下利便脓血者"，针对由于下焦营气虚，营虚内热而成脓血之病。又如《金匮要略》第十篇第10条说："腹中寒气，雷鸣切痛，胸胁逆满，呕吐，附子粳米汤主之。"本条特意用"粳米"名方，可知粳米在方中为"主药"，是由于"腹中寒气"所致，但假如是一般中下二焦阳虚寒盛（如少阴病阳虚寒盛之证），则不当见此腹痛重证，此条当有下焦营气偏虚而受寒邪所伤，因此，粳米作用在于补益营气。粳米之用，实质上接近桂枝汤方后注"啜热稀粥"之意，其中的"热"是强调助药物辛热之性以发汗，"稀"是强调"水液"，"粥"则是指"粳米"，能助补益脾胃，以化生营气，以资汗源。由此理解白虎加人参汤中运用粳米的方义，是由于下焦热盛而营气津液亏虚，粳米则补益中焦脾胃，从而化生营气，以补益下焦营气之本。将粳米放于方中同煎，而不采用桂枝汤方后的"啜热稀粥"之法，是以其证并非风寒在表，不能发汗，但白虎加人参汤证兼有风邪在表而营气不足，因此将粳米与药物同煎，取其补营气而不助发汗。

综合全方，白虎加人参汤中主要以石膏清表里三焦之热，兼以祛风；配以知母能养阴清热生津，助石膏清热；再配人参则助补益下焦营气，兼能助知母生津，其微寒之性亦有助石膏清热；方中用甘草则在补胃气，以及助石膏之辛味祛风；粳米则在于补营气之本，配人参补益下焦营气。全方共奏清热养阴生津、补营气、和胃气之功，针对白虎加人参汤证热盛三焦表里的病机进行治疗。

二、白虎汤证

上文详细讨论了白虎加人参汤证，白虎汤证则容易理解。

1. 方药分析

白虎汤是在白虎加人参汤的基础上，去除人参而成，其余药物剂量相同。白虎加人参汤中的人参，主要用于补益下焦营气与津液，主要治疗由于热盛在里所导致的营气津液亏虚，因此白虎汤中不用人参，反映其证的下焦营气津液亏虚较轻，而侧重于三焦表里热盛。由于病情来路不同，白虎汤证可兼夹有不同的病机。

2. 病机与证候分析

白虎汤在《伤寒论》中一共出现四条条文，而其中176条中关于白虎汤证"里有寒"的问题，将留于下文讨论，以下分别讨论三条白虎汤证条文：

（1）《伤寒论》第219条

"三阳合病，腹满身重，难以转侧，口不仁面垢，谵语遗尿。发汗则谵语；下之则额上生汗、手足逆冷。若自汗出者，白虎汤主之。"

本条白虎汤用治三焦热盛而津液不虚之证。见腹满、谵语是阳明腑实之象；身重、难以转侧则属邪热在经；口不仁则是火热上炎，但又未到达白虎加人参汤证的口干舌燥，抑或少阳病的口苦程度；面垢在仲景书中未有其他例证，参《金匮要略》十二篇40条说，"若面热如醉，此为胃热上冲熏其面"，《说文解字》说，"垢，浊也"，面垢即是面上污浊，当是热盛而客气上逆的反映。至于遗尿，在仲景书中尚见一处。《金匮要略》七篇5条说："肺痿吐涎沫而不咳者，其人不渴，必遗尿，小便数，所以然者，以上虚不能制下故也。" 遗尿是上焦偏虚所致，反映三阳合病之证，由于上焦偏虚则邪气因入。本条的三阳合病，其证复杂，由于表里三焦热盛，不可以发汗或攻下治之，与前文提出白虎加人参汤证在《伤寒论》第221条的证情相近。本条强调，"若自汗出"则可用白虎汤，可知自汗出是使用白虎汤证的辨证要点，反映津液不虚，故此能以白虎汤清表里之热。

（2）《伤寒论》第170条

"伤寒脉浮、发热、无汗，其表不解，不可与白虎汤；渴欲饮水无表证者，白虎加人参汤主之。"

本条强调白虎汤"无表证"才可用，但并非无"邪气在表"。本条强调了白虎汤或白虎加人参汤证的禁忌证，是"无表证"才可用，但假若如此，则会出现一种理论上的矛盾。白虎加人参汤证在《伤寒论》第168条中强调"表里俱热"，因此不少学者在此则解释"表里俱热"的表并非指表证，而是指在表发热之象。实际上更符合原意的解释，正如笔者在《伤寒六经原意·表里部位概念》一文中指出，张仲景所言之"表证"是专指感受寒邪所引起的"恶寒"一证，因此本条见"脉浮、发热、无汗"，单就此三证来说，在伤寒表实证抑或白虎汤证亦可见，于是这里强调"其表不解"、"无表证者"，即是指"恶寒"一证在此时用于鉴别的重要性，无恶寒才反映无寒邪在表，表示邪气已经化热，可用白虎汤治之。白虎汤证实际上亦有邪热在表，只是张仲景不将邪热在表称为"表证"而已。

（3）《伤寒论》第 350 条

"伤寒，脉滑而厥者，里有热，白虎汤主之。"

本条出自《伤寒论》厥阴病篇，其病机特点有所不同。本条以白虎汤治"厥"，其病因为下焦有热。本条的诊断，主要是以"厥"与"脉滑"为依据，脉滑是往来流利的脉象，反映里热炽盛而营气不虚。如在《伤寒论》214 条说："阳明病，谵语，发潮热，脉滑而疾者，小承气汤主之……明日又不大便，脉反微涩者，里虚也，为难治，不可更与承气汤也。"本条清晰地以滑脉与涩脉相对，以决定可否使用承气汤，涩脉反映营血亏虚，滑脉则是营血不虚，因此可用承气汤治之。又如《金匮要略》第五篇第 5 条说，"趺阳脉浮而滑，滑则谷气实"，滑脉反映谷气充实，故脉道充盈滑利。由此理解本条见"滑而厥"，反映下焦营血不虚，可是因热盛在里使营气不通。《金匮要略》第五篇第 9 条说："营气不通，卫不独行，营卫俱微，三焦无所御。"此为三焦不能宣通营卫之气。《伤寒论》337 条说，"凡厥者，阴阳气不相顺接"，故出现"厥"。本证并非下焦营气津液偏虚，因此不用白虎加人参汤而使用白虎汤治疗。

本证邪热虽然局限在下焦，但是仍用白虎汤治之，是由于本证因热郁在下而导致厥逆。如《伤寒论》330 条说，"诸四逆厥者，不可下之"，病位虽然在下但不可用攻下之法，而当以宣通营卫气血，选用宣通之剂。白虎汤中所用石膏，其味辛之性能使郁结在下的邪热宣散出表，里热得宣而厥得解时，则热从下焦向上宣散，邪热充斥三焦，因此以白虎汤治疗，亦考虑到热郁在里得解后的下一步病机演变。

3. 白虎汤治疗"里有寒"的问题

《伤寒论》176 条说："伤寒，脉浮滑，此表有热，里有寒，白虎汤主之。"对于此条的解释，自古以来均认为"里有寒"属于错简，是"里有热"之误，现尝试为"里有寒"的正确性提出合理解释。

该条方后注云："臣亿等谨按前篇云：热结在里，表里俱热者，白虎汤主之，又云其表不解，不可与白虎汤。此云脉浮滑，表有热、里有寒者，必表里字差矣。又阳明一证云：脉浮迟，表热里寒，四逆汤主之。又少阴一证云：里寒外热，通脉四逆汤主之。以此表里自差明矣。《千金翼》云：白通汤。非也。"林亿以其他条文中的"表里"论述推论，此条的"里有寒"当属于"里有热"，其观点一直以来受到后世支持，争议较少。《伤寒学》中亦说："据此理校，'表有热，里有寒'句，当作表里俱热解为是。"但以"理校"的方式修改原文，而无更多的原文依据，是最容易出错的一种校勘方式。如裴永清教授指出："从表面看来，这样一改，似乎使白虎汤证的原文符合临床实践，对此我是极不赞同的。因为面对于中医古籍，尤其是对于《伤寒论》这样一部中医经典巨著，决不能采取草率的态度……没有充分论证，万不可臆断地进行妄改妄动。"可是，裴氏所提出的以"寒"作"邪"解，则似乎未能通释《伤寒论》中其他"寒"字的内容。

　　对于本条"里有寒"一句的解释，有两方面要理解。

　　首先是"里"的概念。笔者在《伤寒六经原意·表里部位概念》一文中指出，张仲景的"里"是专指下焦，而不包括中上二焦，并非"非表即里"，因此在理解本句"里有寒"的时候，当理解为"下焦有寒"。

　　第二方面，本条当与多条《伤寒论》条文作鉴别。见下表：

表15　　　　　　　　　四条"里寒外热"条文比较表

条文号	条文内容
176	伤寒，脉浮滑，此表有热，里有寒，白虎汤主之
225	脉浮而迟，表热里寒，下利清谷者，四逆汤主之
317	少阴病，下利清谷，里寒外热，手足厥逆，脉微欲绝，身反不恶寒，其人面色赤……通脉四逆汤主之
370	下利清谷，里寒外热，汗出而厥者，通脉四逆汤主之

　　从上表条文比较，四条均见表热里寒，却用不同方治，其辨证要点各有不同。176 条见滑脉，滑脉如前第 350 条的白虎汤证所说，是反映营血津液不虚，而且 176 条未见下利清谷，又反映下焦阳虚不重，即使"里有寒"，仍然可以用白虎汤先治其表热。225 条出自阳明病篇，因见脉浮而迟且下利清谷。《金匮要略》十七篇 33 条说，"下利清谷，不可攻其表，汗出必胀满"，虽然有表热，但是仍不可先治其表，而急治其里。到 317 条，见外热而身体反不恶寒，其表热如阳明病见"不恶寒"，但由于其证见"手足厥逆"与脉象见"脉微欲绝"，因此急用通脉四逆汤治之，而不治其表热。再到 370 条，不管脉象如何，亦不管其仍有表热，由于除下利清谷与厥以外，更见汗出，反映津液亏虚甚重，是阳虚欲脱之象，因此重用通脉四逆汤治之。

　　由此理解 176 条的"里有寒"，确实指下焦有寒，张仲景列出此条的目的，是示范表里缓急的治法，在矛盾病机共存的情况下，如何判断治疗的先后，尤其与 225 条相对比。此亦如前文论述，《伤寒论》169 条白虎加人参汤证见"背微恶寒"，实际上亦反映下焦阳气偏虚，只是由于里寒不重，因此可先治表热。

　　因此，176 条中"里有寒"的"寒"字并非误文，理当是条文排列上出错。176 条放在太阳病篇之末，但实际上与太阳病无直接关系，而该条前后多条条文比较，又未能看出该条与上下文有所联系，实际上 176 条应当列在 225 条之前，或许因错简而误入太阳病篇之末。

　　176 条与 225 条的关系，实与 91 条的理论相近："伤寒，医下之，续得下利清谷不止，身疼痛者，急当救里；后身疼痛，清便自调者，急当救表。"176 条与本条不同之处，并非风寒在表，故不用桂枝汤，故而指出了表热证当用白虎汤治之。

　　本条进一步讨论，为何单纯见"脉浮滑"即可判断为"表热里寒"？假若单纯见此脉象，是不能判断此证的，可是本条一开首说"伤寒"而脉浮滑，假若是伤寒当见脉浮紧，可是在伤寒之后却见浮滑，脉浮表示邪气仍在表，但寒邪已经化热，滑脉则反映邪气亦在里，而正气不虚。《平脉法》说："问曰：翕奄沉，名曰滑，何谓也？沉为纯阴，翕为正阳，阴阳和合，故令脉滑。"其指出，"滑脉"即是"纯阴"与"正阳"和合的结果，从白虎汤证的机理来理解，即是营阴不虚，与阳热邪气相合则出现滑脉，由此理解滑脉即代表邪热已入里，故此亦非单纯表热，而是表里三焦俱热。但是若属热在下焦，则当见白虎加人参汤证的大渴，本证只见表热，因此可知本证的热在下焦不重，而侧重于表和中上二焦。

再进一步探讨，如何判断此条有"里寒"？《伤寒论》第350条说："伤寒，脉滑而厥者，里有热，白虎汤主之。"本条同样见脉滑用白虎汤，但与176条比较，一者里热、一者里寒，区别在于176条见"脉浮"，而350条见"厥"，由此推论，假若是下焦热盛而脉滑，则当见"厥"，可是在176条不见厥，可知下焦热不重，且见浮脉，此时的浮脉除了是邪气在表的脉象，更是反映了阳虚而虚阳上浮。《金匮要略》第五篇第2条说："寸口脉浮而紧……浮则为虚……浮者血虚。"又如《辨不可下脉证并治》说："浮为阳虚。"因此，此时的浮脉反映下焦有寒，而阳气不甚虚。如此理解，张仲景对于脉象的辨别丝丝入扣，从脉象与证候互参作判断，准确判断病位所在。

4. 白虎汤证"表热"与"外热"的进一步讨论

从上文所论，白虎汤及白虎加人参汤证"表热"的来路，当有两方面的理解。

第一方面是由于外感的"表热"。其由风寒化热、风热在表所导致，白虎汤证又非单纯表热之证，而是热重在中上二焦，白虎加人参汤证则热在三焦，邪热在下焦使津液营阴耗伤。

第二方面是内生的"外热"。现在一般认为是由于"阴盛格阳"所致，按张仲景的理论，是由于阳虚而客气上逆而出现的"客热"。《辨不可下脉证并治》说："表里俱虚竭，卒起而头眩；客热在皮肤，怅怏不得眠……客热应时罢，栗栗而振寒。"又如前述《金匮要略》暍病中白虎加人参汤证见"身热"，此是由于胃虚而客气上逆所致。由此可知，中焦胃虚或下焦阳气亏虚，均可出现"客热"，即阳气浮越，邪热在表。

从以上两种"表热"的不同来路，可知邪热性质截然不同，一者从外来，一者从内生，因此，张仲景在术语上也有细微的区分。从外来之热则称为"表热"，如《伤寒论》176 条的白虎汤证与 225 条的四逆汤证。假若是从内生之客热，张仲景则称为"外热"，如《伤寒论》317 与 370 条的通脉四逆汤证。但两种"热"可同时兼有，如《伤寒论》169 条见"无大热"而"心烦"，既包含了外有风热，而又始见内生客气。张仲景在诸条白虎汤及白虎加人参汤证之中，则是通过多条原文鉴别，以示人正邪之间的演变关系。

5. 白虎汤与越婢汤证比较

本书《越婢汤属太阳温病代表方》一文中指出，越婢汤属于治疗太阳温病的代表方，越婢汤所治疗的太阳温病，与白虎汤有何区别？越婢汤在治疗太阳温病时，由于其热单纯在表，而无中下二焦的热证，只宣散在表的邪热即可，故用麻黄与石膏的配伍以宣散表郁、辛凉解表，再加上姜枣草从中焦宣散营卫，且运用姜枣亦反映邪热未及中焦。由于越婢汤证无下焦津液营气亏虚，因此不用知母、粳米或人参以补营气、津液与清热。

在《越婢汤属太阳温病代表方》一文中亦指出，由于越婢汤证表郁较重，因此其证当见无汗或汗出不畅，而白虎汤证则以"自汗出"为特点，表气郁滞较轻，甚至因风热在表而腠理疏松，因此，不需要通过麻黄、石膏的配伍以除表郁。但白虎汤证仍有邪热在表，因此与越婢汤相似，以石膏配炙甘草解除表热。白虎汤证邪热亦在三焦而侧重在中上二焦，其热更重，因此较越婢汤更重用石膏（越婢汤用半斤，白虎汤用一斤）。白虎汤证更有阴虚而津伤，因此加上知母以清热养阴生津，粳米补营气。

三、白虎加桂枝汤证

白虎加桂枝汤出自《金匮要略》第四篇第 4 条："温疟者，

其脉如平，身无寒但热，骨节疼烦，时呕，白虎加桂枝汤主之。"关于白虎加桂枝汤的证治，笔者在《关节疼痛证治》一文中已有详细论述，在此不再重复，以下补充说明一些相关问题。

该文中指出，白虎加桂枝汤证正值温疟的发病而稍有消退之期，邪在表而寒邪从里而出，且素有暑热内盛，下焦营血亏虚，因而邪气深伏。其中的暑热内盛，若从前述的白虎汤证而言，当属于热盛表里三焦而侧重在中上二焦。

方中用桂枝的目的，在于宣通上焦阳气以宣散风寒，除此以外，白虎汤中所运用的石膏与甘草配伍，亦能宣散在表之风邪。另外，本证中见"身热"，按上文白虎加人参汤证见"身热"的理解，当是由于下焦亏虚而客热上逆所致。

其证虽然亦有下焦营血亏虚，为何不用白虎加人参汤？一方面由于未见口渴，津伤不重，另一方面，张仲景在邪气在表之时多用去人参之法，小柴胡汤方后注可证。此外，方中用粳米两合而非白虎汤中的六合，即减轻补益营气之力，与方中不用人参之意相近，是以邪去则正安，先以祛邪为要，以防补益留邪。

白虎加桂枝汤证与治疗喝病的白虎加人参汤证均出自《金匮要略》，两者发病机理有类似之处，均是以素有下焦亏虚而感受热邪引起的。白虎加桂枝汤证则同时有寒邪深伏，故成疟病，而其治疗时机则在寒邪出表、风寒在表，由于兼有风寒故用桂枝而不用人参。至于白虎加人参汤证则是素有下焦亏虚而感受邪热，并无寒邪深伏，因此不用桂枝而用人参。

四、竹叶石膏汤证

竹叶石膏汤证出自《伤寒论》第397条："伤寒解后，虚羸少气，气逆欲吐，竹叶石膏汤主之。"其方中亦用石膏一斤，且用甘草、人参、粳米，当属于白虎加人参汤的类方。

1. 病机与证候分析

本条说"伤寒解后"，指大病已除，但仍出现"虚羸少气"。《说文解字》中说，"羸，瘦也"，即如《金匮要略》五篇8条说，"营卫俱微，三焦无所御，四属断绝，身体羸瘦"，又如六篇18条说，"五劳虚极羸瘦"，即是指因为大病之后，下焦营血亏虚，因而出现身体瘦弱。至于"少气"，笔者在《伤寒治内方证原意·栀子豉汤证属少阳病》一文中指出，"少气"一证亦见于栀子甘草豉汤证中，少气是指呼吸之气不足，可理解"少气"比"气短"重，而比"胸中窒"略轻，与气虚有关，其本在脾胃，又与上焦心肺有关。

至于本证说的"气逆欲吐"，是其病机与辨证的关键。关于"气逆"一词，在仲景书中只出现一次。但《伤寒论》158条说："心下痞硬而满，干呕，心烦不得安……此非结热，但以胃中虚，客气上逆，故使硬也。""气逆"当是"客气上逆"的简称，笔者在《伤寒六经原意·客气》一文中指出，客气是由于胃虚而虚阳上逆所生的阳热之邪，再看前论白虎加人参汤证中，均有不同程度的"客气上逆"表现。由于大病瘥后，正气未复，如398条说，"病人脉已解，而日暮微烦，以病新差，人强与谷，脾胃气尚弱，不能消谷，故令微烦，损谷则愈"，本条所说的"微烦"，即是由于脾胃气弱而生的客气上逆，故邪热不能消谷。综观《伤寒论》，客气有不同的表现，而本条则强调是"欲吐"，如上述白虎加桂枝汤证中亦见"时呕"，亦与此虚热上逆的病机有关。

本条的辨证诊断，首先是其病史是大病瘥后，见身体羸瘦而少气，反映脾胃气虚。同时，又见欲吐，反映客气上逆，实即中下二焦偏虚，而内生邪热在中上二焦，因此，以竹叶石膏汤治之，病情较白虎加人参汤复杂。

本证当与396条作鉴别。396条说："大病差后，喜唾，久不了了，胸上有寒，当以丸药温之，宜理中丸。"本条同样是大病瘥后，而只见"喜唾"，而非"欲吐"，亦未见"虚羸少气"，因此并非中下二焦虚弱，且无热象。本证见"喜唾"即如肺痿病"唾涎沫"之意，是由于上焦虚寒所导致，治之则以理中丸温补中焦阳气，以补上焦之虚。

2. 方药分析

竹叶石膏汤中包含了白虎加人参汤的药物组成而不用知母，反映方中同样有热在三焦，但其热较轻，故不用知母以增强石膏的清热力量，且津亏亦较轻。

本方用竹叶名之，可知竹叶为方中主药。竹叶在《神农本草经》记载："味苦，平，无毒。治咳逆上气，溢筋急，恶疡，杀小虫。"其味苦平，能治"咳逆上气"，可知其功在于治疗本证的"气逆欲吐"，治客气上逆的内生邪热。在仲景书中运用竹叶的尚有一方，即《金匮要略》产后病篇的竹叶汤，第二十一篇第9条说："产后中风，发热，面正赤，喘而头痛，竹叶汤主之。"本条是由于产后血虚而生客热，继而感受风邪，比较竹叶石膏汤证，并无感受风邪，只是客气上逆所致的欲吐，可知两方中使用竹叶，均是治疗营血亏虚所致的客气上逆，则竹叶当有"凉血"而清热之功。竹叶汤中竹叶用"一把"，竹叶石膏汤中则用"两把"，可知其客气上逆更重。

方中用"麦门冬一升、人参二两、半夏半升和甘草二两"，此一剂量配伍同样出现在温经汤中。本书《附：温经汤属逆流挽舟法》一文中指出，温经汤证由于血行不畅以致水液停滞，津不上承，因而出现"唇口干燥"，以"麦参夏草"的配伍补气液，滋阴润燥。在竹叶石膏汤证中，由于下焦营血亏虚，则用麦冬、人参以补气养阴而治"虚羸"，并且以甘草补胃、半夏助脾气散精以治"少气"与"欲吐"。

综合全方，竹叶以清热养阴，配石膏以清中上二焦之热，人参、麦冬、粳米以补下焦营气养阴，甘草补胃而半夏运脾，则全方共奏清热补虚之功，治疗大病瘥后的客气上逆。

五、讨论

在完整讨论白虎加人参汤类方的证治后，再对白虎汤应用的一些相关问题进一步讨论。

1. 白虎汤属阳明"经证"的理解

过去不少注家认为白虎汤证称为"经证"，本文一开首引用陈亦人指出的阳明病均是"腑证"，可是为何过去仍有不少医家支持"经证"这一观点？

从张仲景的理论而言，经络与脏腑是一表一里的关系。例如《金匮要略》第一篇篇名即为《脏腑经络先后病脉证》，以经络与脏腑相对。该篇第 2 条又说，"经络受邪，入脏腑为内所因也……适中经络，未流传腑脏"，均是强调了经络脏腑的表里关系。可是，实际上经络与脏腑不能截然分开，如白虎汤证则是经络受邪同时入脏腑，可理解为表里三焦同病。

以本文的角度理解则更为明了。白虎汤证虽然有三焦的热盛，但亦多包含了"表有热"，是风热在表，承气汤证并无风热在表，而是单纯胃热炽盛，则两者相对而言属"一表一里"的关系，以此角度理解"经证"与"腑证"则更为合理。而且"经证"的概念实际上比"热证"的说法更能突显白虎汤证的特点，只是在使用"经证"一词时必须联系白虎汤本身的病机作理解，不能以辞害意，误以为"经证"即病在经络，应注意名与实的关系。

另外，"经证"与"表证"概念不同，"邪气在经络"可理解为"邪气在表"，但是张仲景的"表证"概念并非单纯邪气在表，而必须是因寒邪袭表所出现的"恶寒"一证。因此，将白虎汤证说成"经证"亦为合理，能与张仲景的"表证"作一区别。

要强调的是，白虎汤证的"经证"是必须相对于承气汤的"腑证"而言的，假若脱离了承气汤证，则"经证"的"相对性"无所对比。

2. 白虎汤的"四大"问题

一般认为，白虎汤的应用要见"四大证"，包括"大热、大汗、大渴、脉洪大"，此四大证是后世从《伤寒论》中白虎汤的证候总结而来，但是从张仲景的理论可见，白虎汤的辨证应用，并非"四大皆见"。

先说"大热"。白虎汤证未曾明确说必须见大热,白虎汤证甚至可不见"发热",如《伤寒论》219条的三阳合病,则只字未提发热,更甚如《伤寒论》350条见"厥"冷。至于白虎加人参汤证亦非以发热为主要症状,甚至说"无大热"。按张仲景的理论,"大热"是专指热邪在表的发热(参笔者《伤寒六经原意·无大热》一文),若见大热当属于白虎汤或白虎加人参汤证,但是不能反过来说白虎汤证必须有"大热"。

再说"大汗"。在白虎汤证可见"自汗出",但未强调必须见大汗,白虎加人参汤证虽说是"大汗出后",但其证不当见大汗,由于白虎加人参汤证见津液耗伤,应见汗少甚至无汗。故此,《伤寒论》170条强调:"伤寒,脉浮,发热无汗,其表不解,不可与白虎汤;渴欲饮水无表证者,白虎加人参汤主之。"这是由于白虎加人参汤证可见无汗,因此必须要以无"恶寒"的表证作鉴别。假若是由于内伤而中热所引起的暍病,则以"汗出"为特点。

关于"大渴"。白虎汤证并未见"口渴"一证,是因白虎汤证津伤较轻,若见口渴则当以白虎加人参汤治之,而随着白虎加人参汤证的津伤程度加重,更可出现不同程度的口渴,如"大烦渴不解"、"口燥渴"、"舌上干燥而烦"、"欲饮水数升"等。

关于"脉洪大"。白虎汤证未见"脉洪大",只见一般的"脉浮",反映风热在表,亦可见脉滑,表明营血不虚,可用白虎汤而不用加人参,若见脉浮滑可代表"表热里寒"。至于"脉洪大",虽然可见于白虎加人参汤证,但在《伤寒论》25条仍用桂枝汤的条文亦可见脉洪大,是在误用桂枝汤发汗之后,正邪交争在表激烈之象,因此"脉洪大"当理解为"非典型"的白虎加人参汤证。再者,在其余各条白虎加人参汤证之中,均无脉象描述,这是由于白虎加人参汤证的相兼病机甚多。如168条本身是表里俱热,或可见不同的表里脉象,169条见"背微恶寒",反映下焦阳气偏虚,亦可见沉虚之脉,如此理解白虎加人参汤证,则无固定脉象可作诊断依据,必须诸证合参。

如此理解白虎汤证的辨证要点，并非可单凭"四大"以作诊断，而是要各种证候综合分析以辨别病机。从以上各条原文分析，除了白虎加人参汤证中必须见"口渴"以外，其余各种证候均非必然见证。例如，白虎汤证可见"自汗"，但在"脉滑而厥"的里有热证，抑或"脉浮滑"的表热里寒证，均未见自汗，可知张仲景在辨证时，是随着病情演变的不同阶段，辨别多种病机的兼夹，视乎病机的侧重，分清标本先后缓急而选方用药。由此可知，张仲景对于白虎汤的应用，并非"抓主证"，而是看到整体之后"抓主机"，针对核心病机灵活斟酌诊治。

3. 张仲景运用白虎汤与后世温病学的异同

白虎汤是后世温病学中十分常用的方剂，主治"气分热盛证"，以本文对张仲景运用白虎汤的理解，可发现两者的异同。

例如，吴鞠通的《温病条辨》上焦篇第7条说："太阴温病，脉浮洪，舌黄，渴甚，大汗，面赤，恶热者，辛凉重剂白虎汤主之。"吴鞠通将白虎汤称为"辛凉重剂"，是与银翘散、桑菊饮作轻重比较而言，吴鞠通亦自注说，"邪在肺经气分也"，是指其病位在"卫气营血"中的气分而非卫表，邪热更深一层。可是，张仲景对于白虎汤及白虎加人参汤的理解，一般可包括风热在表，是表里三焦同病，故此，张仲景与温病学的理解之不同，在于有无邪气在表。

另外，吴鞠通在《温病条辨》上篇第8条的白虎加人参汤证说："太阴温病，脉浮大而芤，汗大出微喘，甚至鼻孔扇者，白虎加人参汤主之。若脉散大者，急用之，倍人参。"从本条的描述，可知吴鞠通在白虎汤基础上加上人参，主要辨证在于脉象，若见虚脉则加用人参，其自注亦说，"人参固正阳，使阳能生阴，乃救化源欲绝之妙法也"。吴氏对白虎汤加人参的理解，主要在于正气亏虚。而张仲景对于白虎加人参汤的理解，除了下焦营血与津液亏虚之外，更重要的是认为"里有热"是造成下焦亏虚的原因，而以口渴为主要辨证特点。

由于吴鞠通与张仲景在白虎汤证有无"表"的认识上有别，

故此，二人在白虎汤的方药使用上实有细微的差异。张仲景的白虎汤中用"炙甘草"，以配石膏辛凉宣散在表的风热邪气，亦治胃虚；吴鞠通则改用了"生甘草"，则以其清热解毒之性以助清热，而不能助石膏之味辛微寒以宣散表邪。故此，在方药功效上，两者的白虎汤当理解为两首不同的方剂。

六、结语

重新认识白虎加人参汤及其类方的本义，对于理解白虎汤在阳明病篇的定位，理解仲景学说的理论、阳明病与后世温病的关系，以及现代临床运用等均有重要意义。

黄芩汤原能解表

黄芩汤是治疗"太阳与少阳合病"的主方，可是现在主流对黄芩汤证的认识，均为其方与太阳无涉，而只治疗少阳。如《伤寒学》指出："本条所谓'太阳与少阳合病'，却并无太阳之证，方无太阳之药，是有合病之名，而无合病之实，乃因疾病中心偏于少阳，少阳邪热内迫阳明，以致胃肠功能失职，而见下利或呕吐，故云合病。"《伤寒论讲义》又说："若循名责实，则无太阳之证，方无太阳之药，当以少阳火郁为主……本证病机为少阳郁火下迫阳明，大肠传化失常则下利；胃失和降，气机上逆则呕。"两者观点基本一致，若按上述解释，所谓的"偏于少阳"或"以少阳火郁为主"，其病机解释全无太阳，更甚之说成内迫阳明，实际上解释已经改变为"少阳与阳明合病"。

笔者不赞同上述观点。既然张仲景明确写明的是"太阳与少阳合病"，解释时却忽略太阳不提，反而解释成阳明，实有强解之嫌，果真如此，为何张仲景刻意写成"太阳与少阳合病"？此问题一直没有合理回答。诸《伤寒论》版本比较，均可证明"太阳与少阳合病"属错简机会甚低，如此面对解释不通的条文内容，即以随意更改原文的态度，实不足取。

笔者在《伤寒六经原意·少阳病概念》一文中指出了少阳病的病机特点是"胃虚而虚热上炎，热在上焦"，若以此观点解释黄芩汤证，问题即迎刃而解。

一、太阳少阳合病与太阳阳明合病"下利"的比较分析

黄芩汤证出自《伤寒论》172 条的前半段："太阳与少阳合病，自下利者，与黄芩汤。"黄芩汤证所治疗的"太阳与少阳合

病"见"自下利",这与《伤寒论》第32条之"太阳与阳明合病者,必自下利"成明显对比,有必要进行比较分析。

笔者在《伤寒六经原意·脾约》一文中指出:"太阳阳明合病的葛根汤证,当属典型的脾约证,是由于肺气不利而胃气盛实,因而约束了脾气散精的功能,故出现下利。"葛根汤治疗太阳伤寒表实证,病机特点是表气郁滞较重,因为"合病"胃气盛实,胃中产生的水谷精气随脾气上升却受到阻滞,故此只有从另一出路下行而出现下利。

反观太阳与少阳合病的黄芩汤证,同样有邪在太阳,但由于同时兼有少阳的"胃虚而虚热上炎,热在上焦",虽然并非胃气盛实,但由于邪气在表,再加上热在上焦,同样使脾气散精上行受阻,因此出现下利。

因上焦有热而出现下利,这一点在葛根黄芩黄连汤证亦有类似情况。笔者在本书《葛根黄芩黄连汤并非表里同治》一文中指出,葛根芩连汤证的病机,病本在中上二焦,属肺胃热盛,逼津下行。笔者在《伤寒六经原意·脾约》一文中亦指出,葛根芩连汤亦可属太阳阳明脾约证之列。由此可知,邪气在表而上焦有热亦是导致下利的原因。

值得注意的是,太阳阳明合病与太阳少阳合病,在治法上有一点主要差异,在于"少阳不可发汗"。在《伤寒论》265条说:"伤寒,脉弦细,头痛发热者,属少阳。少阳不可发汗,发汗则谵语。"本条指出,在太阳病兼有少阳病的时候,不可用发汗解表,由于少阳本身正气偏虚,张仲景多次强调不发虚人之汗之说,而且热在上焦之时若用辛温则加重其热,因此,在太阳与少阳合病之时,切记不可发汗。相比较太阳阳明合病用葛根汤,葛根汤本身即属发汗之剂,从治法上而言,葛根汤单纯考虑解除表郁,而并无考虑阳明胃气盛实的问题,可理解为"先表后里"的治法。合病只要解除其中一方病机,下利即能自除,而由于阳明病并非正虚,并无"不可发汗"的禁忌,故此仍可以葛根汤发汗。但是,"太阳与少阳合病"则不可用"先表后里"的治法,而要采用他法一同治之，故此选用了黄芩汤。

那么，黄芩汤的组方配伍能否体现此一病机特点？答案是肯定的。

二、黄芩汤方药分析

黄芩汤中只有四药："黄芩三两，芍药二两，甘草二两（炙），大枣十二枚（擘）。"这四药之中，有三药是桂枝汤中的药物，是桂枝汤去桂枝、生姜，减轻芍药剂量，再加上黄芩而成，若"桂枝去桂加茯苓白术汤"能归属于桂枝汤类方的话，则黄芩汤亦当属此例。以下分析这种桂枝汤加减法的目的。

方中用黄芩的目的十分明确，在于治疗上焦之热，是治疗少阳病的主药。《神农本草经》中记载黄芩，"味苦，平，无毒，治诸热"。这里值得注意的是，《神农本草经》所载的黄芩是"苦平"而非现在理解的"苦寒"，这或许表示当时对药性的理解与现在有所不同，而以"苦平"的性味理论来解释黄芩所治的少阳之热，实际上更为合理。由于少阳病的上焦之热并非"实热"，而是客气上逆，是虚热上炎，并非感受外邪的热，而是因虚而内生客热，故此以其味苦能降能泄，使上焦之热得以下降，即能达到目的。由于黄芩此一独特之性，使之成为少阳病诸方中十分常用之药，如小柴胡汤及其各种类方、半夏泻心汤及其类方等十多首方，均以黄芩为要药，以治少阳病的"虚热上炎"核心病机。

方中去桂枝、生姜的目的，是"少阳不可发汗"。桂枝与生姜在桂枝汤中均为"阳药"，性味辛温，是以宣散卫气为目的，桂枝重点宣散上焦卫气，生姜则偏于中焦，两药共同宣散中上二焦阳气。由于病在少阳不可发汗，因此要去除桂枝汤中辛温发散之药，去之则不助上焦之热。

方中用芍药的目的，在于通降营血。笔者在本书《桂枝汤方义在宣卫降营》一文中指出，张仲景所用芍药当为赤芍，并无补益之功，其目的在于通降营血。在《神农本草经》中芍药的性味是"苦平"，与黄芩相同，芍药所针对的功效是通降营血，使胃中所生的营气通降到下焦。黄芩汤中的芍药剂量较桂枝汤减轻一两，反映少阳病本身胃气偏弱。《伤寒论》280 条说："太阴为病，脉弱，其人续自便利，设当行大黄、芍药者，宜减之。以其人胃气弱，易动故也。"太阴病若见大便利，则当减少芍药剂量，是由于芍药的味苦能伤胃气，故此在少阳病中，虽然未至于到太阴病的程度，但是由于"太阳与少阳合病"本身已经见下利，则再减芍药用量。

全方四药，黄芩配芍药，两药均为苦平，前者清上焦之热使热得降，后者重在通降中下二焦之营血，两药共奏清上而通下之功。炙甘草以补胃气，补少阳之胃虚，大枣补脾气，助脾气散精，加之上两味药，四药共奏清上通下而补中之功。

值得注意，本方实为另一种类似桂枝汤的配伍方式，以使营卫调和。笔者在本书《桂枝汤方义在宣卫降营》一文中对桂枝汤的方义进行重新解释，指出，桂枝汤的发汗之力，实际上是"啜热稀粥"与"温覆"等方后注的结果。从桂枝汤的方药组成而言，桂枝主要作用在上焦、芍药作用在中下，单凭本方药物的力量不足以达表而发汗……桂枝汤若单以其方药组成来看，是通过"非发汗"的方法，即通过调和脾胃营卫，使三焦通畅、阴阳调和而解表。反观黄芩汤，虽然黄芩汤中没有桂枝、生姜，并非能宣通上焦卫气，但是由于其证的病机矛盾，本身不可采用发汗解表之法，因此张仲景采取另一折衷办法，通过清除上焦之热，亦可使上焦卫气宣通恢复正常。如此理解黄芩汤中的黄芩，相对于桂枝汤中的桂枝、生姜，广义来说黄芩汤亦可属于"调和营卫"之方，只是方中黄芩并非直接通卫气，而是通过"以清为补"，清热则卫气得通，全方配伍使营卫之气恢复，正气抗邪，使"合病"上焦之热得解，则下利自除。其邪在太阳亦能通过"非发汗"的解表方法而自愈。

黄芩汤与葛根芩连汤作比较，两者同用黄芩与甘草且剂量相同，目的在于清上焦热而补胃气。两方侧重有所不同，葛根芩连汤中重用葛根以升津止利，黄连治胃热，可知其方重在肺胃之热，因热盛中上二焦，使脾气不能上升，因而出现下利。黄芩汤中不用黄连，反映其证并非胃热，而是单纯热在上焦，而方中使用芍药，即考虑通降营气，是仍有邪在太阳，要调和营卫二气，方中用大枣以补脾气，属桂枝汤的配伍方式。

三、黄芩加半夏生姜汤的病机与方药分析

《伤寒论》172 条后半段说："若呕者，黄芩加半夏生姜汤主之。"本条亦当与《伤寒论》33 条作对比："太阳与阳明合病，不下利，但呕者，葛根加半夏汤主之。"葛根加半夏汤同样见"呕"，因此在前条葛根汤的基础上加半夏，笔者在《伤寒六经原意·脾约》一文中指出：本条见不下利而呕，可知津液上有出路，因而无逼迫下利，反映脾气欲散精于上，可是上焦肺气仍有郁滞，因此需要以葛根汤解除表郁，同时以半夏、生姜的辛温走上以助脾气散精。反观黄芩加半夏生姜汤证，呕吐的原因，按太阳与少阳合病的病机特点，可有两种推测。一种可能性为上焦之热较轻，没有阻碍上焦卫气宣通与中焦的脾气散精，因此可出现呕吐。另一种可能是由于正气偏虚较轻，虽然上焦有热而邪气在表，但是脾气意欲散精向上，因此出现呕吐。这两种可能之中，以后者较为合理，假若是上焦之热较轻，则当在黄芩汤的基础上减轻黄芩剂量，可是黄芩加半夏生姜汤的黄芩剂量依旧，说明并非其热较轻所致。

黄芩加半夏生姜汤证当仍有"下利"。按原文中的表述方式是"若呕者，黄芩加半夏生姜汤主之"。《伤寒论》76 条栀子豉汤条文："发汗吐下后，虚烦不得眠，若剧者，必反复颠倒，心中懊憹，栀子豉汤主之……若呕者，栀子生姜豉汤主之。"本条同样出现"若呕者"，而栀子生姜豉汤的证候，当包括了前述的内容，而非单纯见呕则可用之。再看葛根加半夏汤的条文，明确地说，"不下利，但呕者"，黄芩加半夏生姜汤则并没有说"不下利"，可知其证当仍有下利。另外，再参《金匮要略》十七篇 11 条，"干呕而利者，黄芩加半夏生姜汤主之"，本条同样运用此

方，可证其方辨证时要两证并见，才足以诊断。这一点病机区别，亦与两种合病病机的差异有关，太阳阳明合病胃气不虚，只是脾气受到约束，因此出现下利，假若上焦郁滞较轻，脾气能散精向上，可不出现下利，可知下利与呕吐是对应关系。但在太阳少阳合病之中，由于本身胃气偏虚，如《伤寒论》280条说，"以其人胃气弱，易动故也"，胃气虚本身即是下利的原因，而黄芩加半夏生姜汤见呕吐的成因，是正虚较轻，可是上焦之热仍在，故此仍可见下利，只是或许有呕吐可使下利稍有缓减。

黄芩加半夏生姜汤的方药分析。本方在黄芩汤的基础上，加上"半夏半升（洗），生姜一两半（切）"，方中用半夏的原因，如葛根加半夏汤中加半夏之意，在于降逆止呕。应指出，所谓半夏的"降逆"，并非指半夏能够通降，而是因为半夏的辛味能够助脾气散精，精气得升，因此呕吐得解。其"降逆"的意思如桂枝的"平冲降逆"一样，桂枝辛温上行并非能通降，而是因为桂枝能宣通气机，使气不上冲，故此说"降逆"，半夏的降逆亦是如此。值得注意的是，在《神农本草经》中半夏是"味辛，平，有毒"，而非现在理解的"辛温"，这对于本方配伍理解亦更为合理。由于黄芩汤证本有上焦之热，半夏性温则能助上焦之热，有所矛盾，而从"辛平"的角度理解，则只取其宣散之功而不助热，符合本方理论。本方中生姜的功效，在于助半夏辛性之"降逆止呕"，取《金匮要略》小半夏汤之意。

关于本方中生姜的剂量问题。方中生姜剂量较轻，用"一两半"，目的为何？另外，本方的生姜药后注说，"一方三两"，究竟本方的生姜剂量当为何者？本方减轻生姜剂量是由于增加了半夏，此为仲景常用方法。如在葛根汤中生姜本身用三两，但是到了葛根加半夏汤中，除了增加半夏以外，生姜剂量亦减轻为二两，可知张仲景增加了辛味更强的药物之后，即减轻另一辛味较弱的药物的剂量，成为助药配伍，这一点在桂枝汤与麻黄汤所用桂枝的剂量中亦有所体现。黄芩加半夏生姜汤中增加了生姜后，与前述黄芩汤中不用桂枝、生姜之意似乎有所矛盾，但用生姜反映胃气虚相对较轻，此时用轻量生姜亦不怕误汗。生姜之功集中在中焦，且其性味是"味辛而微温"，不像桂枝的功效集中在上焦而且性味"辛温"，在呕吐时顺应脾气散精之趋势而使用生姜半夏，则能帮助中焦精气向上焦宣通。因此，本方中虽然可用生姜，但是由于仍有胃虚的一面，不能像桂枝汤中用生姜三两，以防发散太过而助热，亦不能像葛根加半夏汤中胃气充实而用生姜二两，故此张仲景再减量用一两半，其义为胜。

四、进一步讨论

在明确了黄芩汤证的病机及方义后，再对一些相关问题进行深入探讨。

1. 太阳与少阳合病如何辨证

太阳与少阳合病的条文中，只见"下利"或"呕"，单凭这些实难辨别此属"太阳与少阳合病"，那么该如何辨证？故此一般教材上认为，黄芩汤证的下利当见"下利灼肛，或大便利而不爽，有热臭气，腹部疼痛"等后世归于痢疾、热痢的证候。但是，在《伤寒论》的各种下利证情中除了"下利不止"、"下利清谷"等描述以外，无更多下利的证情补充，这一种下利的辨证当属后世的扩大应用，并非仲景原意。再者，假若出现此等证情，当诊为"大肠湿热"，按《伤寒论》的辨证则选用白头翁汤，可知黄芩汤的下利辨证另有方法。

葛根汤所治疗的"太阳与阳明合病"，实际上亦面对同样问题，假若单纯见下利，实在未能立即判断为葛根汤证。其辨证方法，应理解为在太阳伤寒表实证用葛根汤的前提下，若见下利，则反映是"太阳阳明合病"，仍可用葛根汤治之。因此，其辨证方法，当以《伤寒论》31条的"太阳病，项背强几几，无汗恶风，葛根汤主之"为基础，再兼见有下利，则为"合病"的辨证要点。

如何理解太阳与少阳合病用黄芩汤。由于黄芩汤是在"桂枝汤"的基础上演变而来，因此当见各种"桂枝汤证"的证候，在此基础上兼有下利，则已经足够辨别为太阳与少阳合病。当然，若在此基础上兼有少阳病病机特点的证候，例如少阳病提纲证的"口苦、咽干、目眩"，则更能确诊为太阳与少阳合病。

太阳与少阳合病要与其他太阳与少阳并病的病情作鉴别。如《伤寒论》265 条说："伤寒，脉弦细，头痛发热者，属少阳。少阳不可发汗，发汗则谵语。此属胃，胃和则愈。"本条同样是有太阳证的"头痛发热"，但是见"脉弦细"，反映血虚而邪气已经入里，本条亦无下利，并非黄芩汤所对治之证。又如《伤寒论》266 条的小柴胡汤证："本太阳病不解，转入少阳者，胁下硬满，干呕不能食，往来寒热；尚未吐下，脉沉紧者，与小柴胡汤。"本条同样是有太阳和少阳之证，但是非"合病"，其病属"柴胡证"，并非以黄芩汤治之。当然，在小柴胡汤中基本包含了黄芩汤中的药物组成（不用芍药），可理解为小柴胡汤属黄芩汤基础上化裁而来。关于小柴胡汤的机理，将在下篇讨论。

2. 太阳与少阳的"合病"与"并病"区别

在《伤寒论》之中，除了"太阳与少阳合病"之外，另外有两条"太阳少阳并病"的条文，在病机上，合病与并病有何区别？

这可以参考太阳阳明合病与并病的关系。《伤寒论》中太阳与阳明合病可出现 32 条的"下利"、33 条的"呕"，或 36 条的"喘而胸满"。在《伤寒论》48 条提出了太阳与阳明"并病"的情况："二阳并病，太阳初得病时，发其汗，汗先出不彻，因转属阳明，续自微汗出，不恶寒。若太阳病证不罢者，不可下。"假若是先病太阳、后病阳明，则属于并病，其证是先见太阳证，后见阳明证，可理解为从太阳传变为阳明，而太阳病证仍在则成为并病。如此理解，由于太阳与阳明并病，并非在一开首即见"胃气盛实"，因此并不出现"脾约"的表气与上焦郁滞问题，"并病"实即强调邪气逐渐入里，而邪气仍有在表的病情。

如此理解太阳与少阳并病，即是指先病太阳，后来逐渐传入少阳，而太阳之证仍在。由于两者并非同时存在，故此并不必然出现下利。随着少阳之证逐渐深入，可见不同的太阳与少阳证候。

《伤寒论》142条说："太阳与少阳并病，头项强痛，或眩冒，时如结胸，心下痞硬者，当刺大椎第一间、肺俞、肝俞，慎不可发汗；发汗则谵语；脉弦，五日谵语不止，当刺期门。"本条说的太阳少阳并病，即先从太阳而逐渐传入少阳，过程中仍见太阳证之"头项强痛"，或见少阳证之"眩冒"。笔者在《伤寒六经原意·少阳病概念》一文中指出，结胸与泻心汤证的痞证亦属于少阳病的范围，因此，"时如结胸"与"心下痞硬"亦是邪入少阳的证候。虽然兼有表证，但是少阳不可发汗，此时由于面对治疗矛盾，未至单纯结胸或泻心汤证而可用汤药治之，又非黄芩汤证见下利，因此，趁病情尚未进一步深入，以针刺法治疗。

《伤寒论》150条说："太阳少阳并病，而反下之，成结胸，心下硬，下利不止，水浆不下，其人心烦。"本条同样是并病，但是却误用下法，其误治的成因，当如上述142条见"时如结胸"，误诊为结胸病而用下法。结果如《伤寒论》131条说，"所以成结胸者，以下之太早故也"，因此演变成结胸而见心下硬。但是结胸病本不当见"下利"，其下利的成因如黄芩汤证，由于表邪仍在，兼有胃虚而上焦有热，属上焦"闭郁"之证，故此见"水浆不下，其人心烦"。其病已经演变成结胸，因此不可单纯用黄芩汤治之。另因太阳之证仍在，又不可用大陷胸汤。面对此治疗矛盾，属难治之证，若论治法，或仍当以上述针刺法治之。

《伤寒论》171条说："太阳少阳并病，心下硬，颈项强而眩者，当刺大椎、肺俞、肝俞。慎勿下之。"本条见"心下硬"，即上述的结胸病，同时见"颈项强"，即太阳证仍在，"眩"是少阳病的典型证候，此条可理解为150条的补充，提醒太阳证仍在则不可下，仍以142条的针刺法治之。《伤寒论》205条说："阳明病，心下硬满者，不可攻之，攻之利遂不止者死，利止者愈。"本条说的"不可攻之"，是指大承气汤攻下而言，指阳明病过程中见心下硬满则当属于结胸，不可用大承气汤攻下。由于大陷胸汤证属少阳病，本身因胃虚而客气动膈，不能承受大承气汤的攻下再伤胃气，而大陷胸汤虽然亦属下法，但并非如大承气汤的"攻下"峻烈，因此，205条当以大陷胸汤治之。205条中提示"利遂不止者死"，反观150条见"下利不止"，可知其证因误下之后，胃气重伤，属危重之证，或许其病未有更好的治法，只说"利止者愈"，面对此治疗矛盾，张仲景亦无计可施，若下利能自止，或仍有一线生机。

3. 太阳与少阳合病是否属于"脾约"

太阳与阳明合病的下利属于"脾约"之证，那么太阳与少阳合病是否亦可称为"脾约"？

张仲景对于"脾约"的定义，《伤寒论》179条说："太阳阳明者，脾约是也；正阳阳明者，胃家实是也。"脾约可理解为阳明病的另一种类型，是胃气充实而同时邪在太阳的一种类型，因此被称为"脾约"的下利，则必须是胃气不虚，而非在《伤寒论》中各种下利均可称为"脾约"。

太阳与少阳合病的下利，与少阳病"胃虚而虚热上炎"的病机特点有关，虽然其脾气散精的功能亦有受到约束，但是其下利的成因仍有"胃虚"且"上焦有热"，而非单纯"脾气受到约束"所致，故此不属于"脾约"。当然，假若以更广义的现代对于"脾约"的理解，如麻子仁丸证所说的"其脾为约"，其证的便结是由于胃虚所致，津液不足以供脾气宣散，故出现脾约。那么，如果麻子仁丸证可属脾约，则黄芩汤证亦可属脾约之列。

4. "阳明少阳合病"的下利机理

在《伤寒论》另有一条条文论述"阳明少阳合病"而见"下利"，在此尝试一并讨论。

《伤寒论》256条说："阳明少阳合病，必下利。其脉不负者，为顺也。负者，失也，互相克贼，名为负也。脉滑而数者，有宿食也，当下之，宜大承气汤。"本条一开首说的"阳明少阳合病，必下利"，从本文黄芩汤证以及葛根汤证的机理进行理解，典型的阳明病机是指胃实热证，即胃气充实、正邪交争激烈，而少阳则是胃虚而虚热上炎、热在上焦，阳明是胃实，而少阳则是胃虚，由此观之似乎有所冲突，但实际上阳明的概念更为广泛。阳明可包括胃虚之证，而少阳亦可为三焦的正虚之证，少阳的病机侧重在上焦之热，这条既然说"阳明少阳合病"，就既不是典型的阳明、又不是典型的少阳，是两者相兼之证，即"太阳阳明"与"少阳阳明"并非典型阳明病之意。由此理解"阳明少阳合病"，则当为中上二焦之热证，实际上即类似于葛根芩连汤证的病机，因中上二焦之热，阻碍脾气散精而见下利。

　　本条中段的文字，从脉象解释病情的顺逆。本条的脉象解释，在仲景书中甚少出现，难以作准确说明，在此尝试作一推测。在《伤寒论》尚有一处类似文字，第362说："下利，手足厥冷，无脉者，灸之。不温，若脉不还，反微喘者，死；少阴负趺阳者为顺也（《金匮要略》十七篇26条亦有相同文字）。"本条说"少阴负趺阳者，为顺也"，一般理解为"少阴即太溪脉，趺阳即冲阳脉，少阴负扶阳，即太溪脉小于趺阳脉"，由于少阴脉诊候肾气，趺阳脉诊候胃气，若少阴小于趺阳，即反映胃气仍然充实，故为顺，若少阴脉大于趺阳脉，则反映虚热上浮，是阴盛格阳的征象，故当为失也。另按《伤寒论》186条说，"伤寒三日，阳明脉大"，而271条说，"伤寒三日，少阳脉小者，欲已也"，少阳脉是以脉小为欲愈脉，若以此理解256条的"其脉不负者，为顺也"，似乎意指阳明脉大于少阳脉则为顺，相反，假若少阳脉大于阳明脉，反映少阳病虚热上炎太过，胃气虚弱，则属于"互相克贼"，故为负也，属难治之证。本条中段部分，目的在于说明两种负与不负的脉象情况，以判断病情的顺逆，但为何在这时需要如此判断？这是由于"阳明少阳合病"，本身病机矛盾，属难治之证。如《伤寒论》210条说："夫实则谵语……直视谵语，喘满者死，下利者亦死。"阳明病见谵语而下利属死证，故此要辨别这种下利是死证与否，以考虑是否需要治疗。

　　本条的最后一句，是以脉象判断是否有宿食。本条在阳明少阳合病的前提下，若见"脉滑数"则可判断为"有宿食"，可用大承气汤治之。《金匮要略》第十篇第22条说："脉数而滑者，实也，此有宿食，下之愈，宜大承气汤。"这里同样是脉滑数，这条进一步强调"实也"。《伤寒论》第105条说："若自下利者，脉当微厥；今反和者，此为内实也。调胃承气汤主之。"阳明少阳合病的特点为下利，但是下利可以是因虚所致，而105条说，"若自下利者，脉当微厥"，是指若因虚而致的下利，脉象应该见虚脉，但假若脉象"反和"，实际上"脉滑数"即可理解为"和脉"，反映里气充实，正邪交争激烈，即阳明病"胃家实"的意思，故此可诊断为有宿食，可用大承气汤治之。

《伤寒论》第256条以大承气汤治疗，是指"阳明少阳合病"而正气充实、已有宿食时才可治之，而非单纯"阳明少阳合病"而下利即可考虑用大承气汤。本条示人以脉象判断正气充实与否，是张仲景平脉辨证的示范。

5. 黄芩汤误治的条文

在《伤寒论》厥阴病篇中，有一条条文是误用黄芩汤的证情。即第333条："伤寒脉迟六七日，而反与黄芩汤彻其热。脉迟为寒，今与黄芩汤复除其热，腹中应冷，当不能食，今反能食，此名除中。必死。"该条值得讨论的问题是，清热的方剂甚多，为何这处特别强调误用"黄芩汤"？

误用黄芩汤的原因，是由于"下利"。《伤寒论》366条说："下利，脉沉而迟，其人面少赤、身有微热，下利清谷者，必郁冒汗出而解，病人必微厥。所以然者，其面戴阳，下虚故也。"本条两次强调"下利"，而见"脉沉而迟"，同样在厥阴病篇，当是指333条的证情。误用黄芩汤的原因，是由于见"下利"而且"身有微热"，即误以为是太阳病的发热，见"面赤"误以为是表气郁滞，最后误诊为"太阳与少阳合病"，误用黄芩汤。当然，这是由于不懂辨证，又对脉象分析不够仔细所致。

进一步说，333条一开始先是"伤寒"，是指在太阳伤寒的过程中见"脉迟"，脉迟属寒本属简单的常识，为何会误用黄芩汤？参《伤寒论》195条："阳明病，脉迟，食难用饱，饱则微烦头眩，必小便难，此欲作谷疸。虽下之，腹满如故，所以然者，脉迟故也。"本条是脉迟同时兼有"食难用饱，饱则微烦头眩"。《伤寒论》191条说："阳明病，若中寒者，不能食，小便不利，手足濈然汗出，此欲作固瘕，必大便初硬后溏。所以然者，以胃中冷，水谷不别故也。""食难用饱"的原因是胃虚，大便见初硬后溏，"后溏"亦接近于黄芩汤证的"下利"，而195条的"烦"与"头眩"本身均为少阳病的见证，由此可理解195条的"脉迟"是反映胃气虚冷，而且有轻微虚热上炎之象。此证亦容易误诊为黄芩汤证。再进一步说，195条为何强调"虽下之，腹满如故"？是由于在《伤寒论》208条之中说："阳明病，脉迟虽汗出，不恶寒者，其身必重，短气，腹满而喘；有潮热者，此外欲解，可攻里也……其热不潮，未可与承气汤。"此并非见脉迟即不可以清热，在本条中明确地说脉迟而见有潮热，反映燥屎已成，可用大承气汤治之。故此见"脉迟"仍然有清热攻下的可能，要仔细辨证，以防见"下利"即想到用黄芩汤的简单思想，必须脉证合参，见病知源。

本条除了示人"除中"的辨别外，更在于告戒若后世，下焦阳虚寒盛之证而误用黄芩汤亦可变成死证。虽然黄芩汤并非猛烈之方，但是若在这种虚证上误用黄芩汤，亦可导致死亡。张仲景在此特别以黄芩汤做出告戒，以示后世小心辨证，注意误诊带来的后果。

6. 阳明病接近太阳伤寒、少阳病接近太阳中风

如上所论，葛根汤与黄芩汤的辨证关系，葛根汤属于太阳伤寒，桂枝汤则属于太阳中风，而黄芩汤则属于桂枝汤化裁。因此可推论：太阳病之中的两大类型"中风"与"伤寒"，两者均有特定的传变方式，太阳中风较为容易传变为少阳病，而太阳伤寒较为容易传变为阳明病。

先说太阳伤寒与阳明病的关系。如太阳与阳明合病的三个方证中，分别是32条的葛根汤、33条的葛根加半夏汤与36条的麻

黄汤，三方按现代的分类来看均属于太阳伤寒表实证，是表气郁滞较重所致。由此可理解，太阳伤寒的表气郁滞较重，是由于素体胃气充实，在感受寒邪之后，正邪交争较为激烈，因此抗邪于外而致。

再看太阳中风与少阳病的关系。太阳与少阳合病用黄芩汤，是以桂枝汤作为基础方，除此之外，在小柴胡汤类方之中的柴胡桂枝汤，亦可理解为太阳中风而兼有少阳柴胡证的方剂，而即使在小柴胡汤的加减法中，亦有"若不渴，外有微热者，去人参，加桂枝三两，温覆微汗愈"的加桂枝治疗轻微表邪之法。由此观之，小柴胡汤在同时考虑去表邪的时候以桂枝汤作为合方，而并不考虑以伤寒表实证的麻黄汤作为合方，这是由于少阳病本身是正气偏虚，而桂枝汤证即对治"阳浮而阴弱"之证，桂枝汤证并非单纯发汗而解除表郁之剂，而是通过补益脾胃、通行营卫，而达到解表之功。

桂枝汤与麻黄汤两者比较，桂枝汤可理解为相对有补益作用，是"通补兼施"，麻黄汤则"通而无补"。由此理解太阳中风证与太阳伤寒证的关系，可知太阳伤寒本身并无偏虚，是正气强实，因此，太阳伤寒进一步传变入里，走向阳明病的胃家实，至于太阳中风证则本身有偏虚的一面，只是其虚较轻，故此当太阳中风的偏虚更进一步，则较为接近少阳病"胃虚而虚热上炎"的病机特点。

当然，上述伤寒与中风在阳明病与少阳病的关系，主要是指其典型的演变关系，实际上在《伤寒论》三阳病篇中的传变是千变万化的。例如，《伤寒论》第38条之太阳中风，可转化为太阳伤寒的大青龙汤证。48条本是太阳病，没有分中风抑或伤寒，因发汗不彻而转属阳明。实际上，由于中风与伤寒之间亦可以转化，风与寒两者常相兼为病，真实临床上的传变是千变万化的。"阳明病较为接近太阳伤寒、少阳病较为接近太阳中风"的关系，当理解为典型的病机特点，如此则能知常达变，举一反三，明白多种病证的传变关系。

五、结语

明确"太阳与少阳合病"的机理，以及黄芩汤与黄芩加半夏生姜汤的方义，对于理解合病、并病的关系，少阳病的来路均有重要意义，替少阳病的证治理论补充了重要一环。

小柴胡汤证重在邪结下焦

现在对于小柴胡汤，一般认为其方在于"和解少阳，条达枢机"，是少阳病"本证"的主方。笔者在《伤寒六经原意·少阳病概念》一文中对少阳病的诸种概念深入讨论，指出小柴胡汤在张仲景而言不属于"和"法，"枢机"的说法本身亦模糊不清，小柴胡汤证本属于"非典型"的少阳病，少阳病的核心病机为"胃虚而虚热上炎，热在上焦"，小柴胡汤证是在这一基础上兼有其他病机。因此，本文欲进一步对小柴胡汤证进行深入研究，以明确小柴胡汤证的本意。

一、小柴胡汤证的病位认识

一般认为，小柴胡汤治疗"半表半里"证，关于"半表半里"的问题，笔者在《伤寒六经原意·表里部位概念》与《伤寒六经原意·少阳病概念》等文中已有深入讨论。简言之，"半表半里"并非"一个"表里之间的部位，而是"半在里、半在外"，是"表里"同时存在的"两个"部位。

1. 小柴胡汤证一般兼有邪在"太阳"

在《伤寒论》中小柴胡汤的条文共有十多条，其中不少条文均明确指出，小柴胡汤证是仍有邪气在太阳。最明确的如少阳病篇266条："本太阳病不解，转入少阳者……与小柴胡汤。"本条明确说明了太阳病"不解"而转入少阳，即属"太阳少阳并病"。另在148条亦有明确提示小柴胡汤证仍有邪在太阳的病位："伤寒五六日，头汗出，微恶寒……此为阳微结，必有表，复有里也……此为半在里半在外也……可与小柴胡汤。"本条一开首即说"伤寒五六日"，是外感病初起过了一段时间，见"头汗出"

与"微恶寒",张仲景自注说"必有表",即指邪气仍在太阳。

小柴胡汤治疗"太阳少阳并病",在许多条文中皆有明示。如37条说:"太阳病,十日已去,脉浮细而嗜卧者,外已解也。设胸满胁痛者,与小柴胡汤;脉但浮者,与麻黄汤。"这条中段说"胸满胁痛"用小柴胡汤,实际上本条必须要与前一段连读,先是太阳病,假若见"脉浮细而嗜卧"则为病解,假如见"脉浮细"而胸满胁痛则属小柴胡汤证,即表证仍在而邪气入里,假若单纯脉浮而无细脉则用麻黄汤。又如《伤寒论》96条的小柴胡汤证,一开首即说"伤寒五六日,中风",99条亦说"伤寒四五日",100条开首亦说"伤寒",而144条的热入血室用小柴胡汤,一开首亦说"妇人中风,七八日续得寒热,发作有时,经水适断者,此为热入血室"(《金匮要略》第二十二篇第1条有相同文字)。用小柴胡汤,亦是先因"中风",后来到了经水刚断的时候才得寒热,可知其病亦有先从太阳的外感来路。

当然,并非所有小柴胡汤证都必须仍有邪气在表。如在阳明病篇的229条、230条以及厥阴病篇379条的小柴胡汤证,即不包含表证。由此可知,小柴胡汤所治疗的对象,邪气在表并非关键的病位,而是由于小柴胡汤的特殊机理,即使有表证仍可以同时兼治。此如后世对桂枝汤在临床灵活使用的理解:"有表证可以用,无表证亦可以用。"

2. 小柴胡汤的病位重点在"下焦"

小柴胡汤证的"里"是指邪气在"下焦"。如上述引文148条的"半在里半在外",又说,"必有表,复有里也,脉沉,亦在里也"。笔者在《伤寒六经原意·表里部位概念》一文中指出,张仲景的"里"并非"非表即里"的概念,"里"是专指"下焦"而言,这里说的"脉沉"亦正好反映病位在下焦。另外,《伤寒论》97条说:"血弱气尽,腠理开,邪气因入,与正气相搏,结于胁下。"这里明确指出,邪气从外而入后,停留在"胁下"部位,两胁满或痛是小柴胡汤证的特有见证。笔者在《伤寒六经原意·肝与三焦关系》一文中指出,两胁、胁下是肝在体表的反映部位，而肝在下焦、主藏营血，由于肝血偏虚，继而邪气入侵，符合本条"血弱、气尽"的发病机理。另外，如《伤寒论》144条，小柴胡汤能治疗"热入血室，其血必结"的病证，即指下焦的营血因邪气侵入而与之相结，故此小柴胡汤能治下焦邪气与血相结之证。再看《金匮要略》第二十一篇第2条，产后病因"血虚下厥……亡阴血虚"，继而"大便坚，呕不能食，小柴胡汤主之"，可知小柴胡汤证的邪在下焦，是由于本有血虚，"血虚而邪在下焦"是小柴胡汤证的核心病机。

因此，在《伤寒论》230条说的小柴胡汤机理，"上焦得通，津液得下，胃气因和"，其中的"津液得下"，即是小柴胡汤能通降中下二焦，使胃中津液营气能够通往下焦，以治疗下焦之病。

二、小柴胡汤证的病机——《伤寒论》第97条的详解

小柴胡汤证的病机解释，在《伤寒论》中出现一种特殊情况，张仲景在97条中自注说明其机理，这是在其他经方之中甚为少见的。大部分方证的病机，张仲景都没有明说，要我们通过证候分析，抑或以方测证等方法去理解，可是唯独97条进行了详细说明，或许反映张仲景认为小柴胡汤证的机理较为复杂，以免读者有所误解，因此特作解释。另外，因小柴胡汤所能治疗的病证十分广泛，《伤寒论》中有十多条小柴胡汤条文可证，并不如其他经方多在"一方一条"，因此直接说明其方义实有必要。故此，下文不采取过往其他研究中的分析手法，即从"证候"分析"病机"的方法，而直接从97条的原文解释入手。

《伤寒论》97条说："血弱气尽，腠理开，邪气因入，与正气相搏，结于胁下。正邪分争，往来寒热，休作有时，嘿嘿不欲饮食，藏府相连，其痛必下，邪高痛下，故使呕也[一云脏腑相连，其病必下，胁鬲（膈）中痛]，小柴胡汤主之。服柴胡汤已，渴者属阳明，以法治之。"本条是对96条小柴胡汤"四大证"病机的解释，包括"往来寒热，胸胁苦满，嘿嘿不欲饮食，心烦喜呕"。以下将本条经文分数段论述。

1. 血弱气尽，腠理开

本句指出了小柴胡汤证邪气入里的成因。"血弱"之意，参95 条为"营弱卫强"，由于"营气"是"血"生成的根本，笔者在《伤寒六经原意·三焦营卫理论》一文中指出，营气生于中焦之后，继而化生成血，藏于下焦。因此，桂枝汤证的"营弱"是因为中焦的营气化生偏弱，而小柴胡汤证的"血弱"则是更重一层，可理解为"营"与"血"皆虚，是中下二焦偏虚之证。另外，《伤寒论》中多次提出"亡血"一词，显然"血弱"较"亡血"的血虚为轻。

至于"气尽"的理解，"气尽"指"卫气耗尽"，不能抗邪于外，与上述"卫强"相对，因此有邪气入侵之意。"尽"的意思，《说文解字》中说，"尽，器中空也"。《伤寒论》12 条桂枝汤证方后注说，"不必尽剂……半日许令三服尽……服一剂尽"，又如《金匮要略》第十篇第 17 条大乌头煎的方后注说，"煎令水气尽"，可知"尽"指"全部"、"消耗"之意。另参《伤寒论》第 8 条，"太阳病，头痛至七日以上自愈者，以行其经尽故也"，能够自愈的原因，这里解释为"行其经尽"，即指卫气走遍体表的经络，因此能抗邪自愈，反过来看，若体表的卫气耗尽，则卫外失守，是故邪气因入。

最后，"腠理开"是由于营血与卫气皆虚所致，参《金匮要略》第一篇第 2 条，"腠者，是三焦通会元真之处，为血气所注，理者，是皮肤脏腑之文理也"，可知腠理是气血在体表的通道，反映内在脏腑的盛衰，因此若营卫气血不足，则腠理的卫外功能失守，邪气入内。

2. 邪气因入，与正气相搏，结于胁下

本句表述了小柴胡汤证邪气入里的结果。96 条一开始说明"伤寒五六日，中风"，本证一开始先是太阳病"伤寒"，后来到五六日以后再感受风邪，即是风与寒两种邪气同时兼夹发病，可是因为"血弱气尽，腠理开"，才使邪气入里到下焦。

"正气"是相对于"邪气"而言，参《金匮要略》第五篇第

2 条："寒虚相搏，邪在皮肤；浮者血虚，络脉空虚；贼邪不泄，或左或右；邪气反缓，正气即急，正气引邪。"这里即强调正邪的相对性。张仲景使用"相搏"一词，即指"正邪交争"的意思。下焦的气血即属"正气"，虽然下焦营血偏虚，但仍能抗邪，因此与邪气交争。

"结"即"留止"的意思。参《辨不可下病脉证并治》说："脉数者，久数不止，止则邪结，正气不能复，正气却结于脏。"由于邪气与下焦营血相搏，但是因血虚而未能抗邪，因此邪气留止，"胁下"即是其体表的部位反映，故小柴胡汤证见"胁下满"或"胁痛"。

3. 正邪分争，往来寒热，休作有时

这一句解释"往来寒热"的机理。这句一般解释为："正邪分争，进退于表里之间，正胜则发热，邪胜则恶寒，邪正交争，互有胜负，故呈现寒去热来，寒热交替。"此说虽然亦合理，但略显不够细致。为何会有进退？何时才出现正胜或邪胜？而且这里没有解释"分争"中"分"的意思。

"分争"的"分"指的是"分开"，如《伤寒论》的方后注常说的"分温三服"，这里的"分争"即是指邪气与正气分开两边亢争。由于小柴胡汤证的病位同时在"表"与"下焦"，因此若正气能抗邪，卫气较盛的时候，则可见太阳的"发热"，但是假若正气不能抗邪，邪气在里，风寒邪气在营血则见恶寒。这一种"恶寒"即属于"虚"的表现，如《伤寒论》68 条说："发汗病不解，反恶寒者，虚故也。"这里的恶寒实际上即小柴胡汤证"往来寒热"的恶寒机理，发汗后邪气入里，营血偏虚不能随卫气出表卫外，因而出现恶寒。

小柴胡汤证的"往来寒热"，即"发热"与"恶寒"交替，因正气能抗邪则见太阳发热，正气不能抗邪则邪气入里而恶寒。至于"休作有时"的原因，正如六经"欲解时"的道理，随着太阳与少阳的欲解时，即上午与中午的时间，人体正气随着自然界的阳气逐渐旺盛，因而能够抗邪而见太阳之证，而在其余时间则

多见恶寒。也可能因身体正气短暂恢复能抗邪则见发热，正气抗邪后又因卫气耗尽而出现邪气入里而恶寒。正气强弱又多与妇人经水有关，此后文再议。

4. 嘿嘿不欲饮食，藏府相连

本句解释"不欲饮食"的原因，一方面是由于"胃虚"所致，另外亦与下焦虚而邪气在里有关。在《伤寒论》中"不能食"是"胃中虚寒"所致，如191条说，"阳明病，若中寒者，不能食……所以然者，以胃中冷，水谷不别故也"。可是要注意，"不能食"与本条的"不欲饮食"稍有不同，不"欲"饮食并非不"能"，即仍能饮食但是不喜欢，如小柴胡汤证见"喜呕"相似，是言其喜恶，可知其胃虚相对阳明的胃中虚寒较轻。再参《伤寒论》339条："伤寒热少微厥，指头寒，嘿嘿不欲食，烦躁。数日，小便利，色白者，此热除也，欲得食，其病为愈；若厥而呕，胸胁烦满者，其后必便血。"本条证情相似见而"嘿嘿不欲食"，是由于"厥"而有热，厥是由于下焦血虚，营卫不通所致。再参332条："凡厥利者，当不能食。今反能食者，恐为除中。食以索饼，不发热者，知胃气尚在，必愈。"由于下焦血虚而营卫不通，导致胃气亦虚，因而不能食，这是一种不能食但又未至于"除中"的发热，即知胃气仍在，胃气不甚虚，是故出现不能食。

上述条文均指出了不能"食"的原因，至于不欲"饮"则属于胃虚而水停上焦。《金匮要略》第十二篇第3条说："水在心，心下坚筑，短气，恶水不欲饮。"不欲饮实即上焦水停之证，张仲景多称为"不渴"，如《伤寒论》73条，"不渴者，茯苓甘草汤主之"。笔者在《伤寒治内方证原意·五苓散证属水停热郁在胃》一文中指出，茯苓甘草汤证出现"不渴"，是因为水停上焦心下所致，因此反观小柴胡汤证的"不欲饮食"，则是由于中下二焦偏虚，消谷减弱，由于胃虚水气不升，因此使水停中上二焦而出现不欲饮。

至于本句之中的"藏府相连"，是对这一病机的进一步解释。

虽然脏腑有五脏六腑的不同，但是张仲景所说的脏腑有时专指某脏某腑。如《伤寒论》129条说："关脉小细沉紧，名曰藏结。"167条又说："病胁下素有痞，连在脐旁，痛引少腹入阴筋者，此名藏结，死。"这里的脏是专指下焦肝肾而言，并不包括上焦心肺与中焦脾脏。另外，《金匮要略》第二十二篇第8条说："妇人之病，因虚、积冷、结气……血寒积结……在上呕吐涎唾……形体损分。在中盘结，绕脐寒疝；或两胁疼痛，与脏相连。"本条可理解为脏腑相连的详细阐述，同样是由于下焦血虚，因而感受寒邪，类似于小柴胡汤的病机，而本条解释呕吐的成因是"形体损分"，"在中盘结"。"在中"即指中焦胃，而后面见"两胁疼痛"，即是邪气进入下焦肝血之象，因此说"与脏相连"，故此"藏府相连"在此即专指中焦"胃"与下焦"肝肾"相连的意思，与上述"嘿嘿不欲饮食"的中下二焦偏虚病机吻合。

进一步讨论，为何下焦肝肾代表"脏"？这是因为下焦是藏营血、藏精气之所，若下焦气血亏虚则中上焦肺心脾亦虚，故此以下焦为"脏"的代表，是五脏之中最为"收藏"的部位。那么，为何以"胃"作为"腑"的代表？这亦反映了张仲景重视胃气的思想，由于胃是六腑之中负责腐熟水谷、化生精气之腑，即是所谓"后天之本"，"有胃气则生，无胃气则亡"，故此胃在六腑之中具有代表地位。

5. 其痛必下，邪高痛下，故使呕也，小柴胡汤主之

本条在现代的解释并不合理。如有说："从部位而言，胆与两胁部位较高，邪从少阳而来，故云邪高，腹痛部位偏下，故称痛下。"又说："脾络损伤而腹痛，胃失和降而呕，肝胆位高，脾胃位低，故云'邪高痛下，故使呕也'。"这种把肝胆解释为"位高"，而脾胃为"位低"的说法，明显不符合经典的脏腑理论。脾胃属中焦，而肝属于下焦，怎么能够倒转解释？即使从现代解剖学的理解，亦不见得"胆"的位置比"胃"要高，这里出现了偷换概念，直接将解剖学的"肝"等同于"胆"，又将西医学的"肝"等同于中医学的"肝"。再者，"痛下"的意思为何？这里尝试解释为"腹痛"部位"在下",但是纵观各条小柴胡汤证,只有在小柴胡汤加减法出现腹痛,可知腹痛属或然证而非必然证,如此解释"痛下"则并不合理。97 条中此句的目的在于解释 96 条开首的四大证,而不在解释加减法。而且,"其痛必下"一句的"下"当属于动词,是指"痛往下行",显然并非指"腹痛"。欲理解本句的含义,要按上述小柴胡汤的病位作理解。

小柴胡汤是邪气同时在表与下焦里,邪气因入即是指邪气从表直接进入下焦,因此是邪气下行。这里所说的"痛"当指"头痛","头痛"是太阳病的典型证候,除了太阳病提纲强调头痛外,在《伤寒论》第 8 条亦说"太阳病,头痛至七日以上自愈者",也是以"头痛"作为太阳病的代表证候。由于头部属于人体最高之位,以头痛作为太阳的病位代表,反映小柴胡汤证的邪气是先从太阳的最高位,一直下入到下焦的低位,故说"其痛必下,邪高痛下"。另看《灵枢·针解》说:"夫气之在脉也,邪气在上者,言邪气之中人也高,故邪气在上者;浊气在中者,言水谷皆入于胃,其精气上注于肺,浊溜于肠胃。"这里也指出了,邪气中人之上部可称为"高",而浊气在"中"即是指中焦胃而言,由此理解小柴胡汤证的"呕",是指由于邪气从太阳高位而下至中焦胃,同时又因小柴胡汤证的中下二焦偏虚,胃气虽然偏虚但不甚虚,营卫从中焦宣发到上焦受阻,结果出现呕吐。

6. 一云脏腑相违,其病必下,胁鬲(膈)中痛

顺带讨论宋版《伤寒论》中的这一句"校文"。这一种"一云"的小字注文,是当时林亿校对《伤寒论》时,参考别本文句有所不同,仍然保留以供后世参考。当然,本句既然属于小字校文,可知林亿等人认为本句相较原文的可信性较为次等。张仲景自己写成一书,按理不应该出现两种字句,这种文字当是后世抄传的过程中,因某些文字含义解释不通,而被修改所致。

本句的"脏腑相违"是对应于"脏腑相连",而"相违"的含义更加不清,"相连"则在上述《金匮要略》引文中有相关例证。"其病必下"是相对于"其痛必下",改"痛"为"病"字,

虽然用"病"作解释亦通，但按上述解释"痛"的意义更深一层。"胁鬲（膈）中痛"并无其他原文例证，而从96条内容来看，并未有"胁痛"或"膈痛"的证候，而参《伤寒论》134条大陷胸汤证出现"膈内拒痛"，这当属大陷胸汤证心下硬痛的病机解释，如此理解，小柴胡汤证不当见"膈痛"一证，因此本句不应属于小柴胡汤证。

7. 服柴胡汤已，渴者属阳明，以法治之

对于这条的解释，过往多认为"渴"即是"转属"阳明，实际上这处的"属"并非"传变"为阳明病之意，而是指其证与"阳明"有关，亦可属于阳明病范围。假如单纯以96条的证候加上"渴"，未能符合《伤寒论》182条的阳明外证，并非典型的"阳明病"。"口渴"一证是津液不足的反映，假如服用小柴胡汤之后出现津液不足，本身在小柴胡汤证的方后注中亦有以"若渴，去半夏，加人参，合前成四两半"的加减法，可知单纯出现渴并不可以说是完全演变为阳明病。《伤寒论》179条说："少阳阳明者，发汗利小便已，胃中燥烦实，大便难是也。"其中"胃中燥烦实，大便难"是阳明的特点，"烦"则是少阳的特点，由此理解，本句说的"渴者属阳明"，即是指服小柴胡汤后出现津液亏虚、胃中干燥，因此演变为少阳阳明并病，故此说"属"阳明，要考虑兼用阳明之法治之。

8. 关于胸满、心烦的病机

《伤寒论》97条的解释之中，并未有解释"胸胁苦满"之中的"胸满"以及"心烦喜呕"中的"心烦"。胸满与心烦均属上焦之证，笔者在本书《桂枝汤方义在宣卫降营》一文中指出，桂枝去芍药汤中的"胸满"，是由于"上焦营血不足、邪气入内"所致，而小柴胡汤证由于下焦营血偏虚而邪气停滞，上焦营卫宣发亦不足，故此出现胸满。

至于"心烦"，笔者在《伤寒六经原意·少阳病概念》一文中指出，少阳病的病机是"胃虚而虚热上炎，热在上焦"，按少阳阳明的特点分析，"心烦"是少阳病中另一重要见证，小柴胡

汤证中出现心烦，是因三焦偏虚而虚热上炎所致。由于此两证的病机解释并不特殊，故此本条之中略而不提。

9.《伤寒论》第 97 条小柴胡汤证病机小结

综合 97 条小柴胡汤证的病机，可分为正邪两方面。从正气的角度，先因下焦营血偏虚，导致中焦营卫之气亦虚，继而使上焦的营卫宣散不足，最后出现卫气不足而卫外不固，实即三焦的营卫气血不通。从邪气的角度，由于邪气先从表而入，深入中下二焦，但同时有邪气仍留在表，与正气抗争。除了这正邪两方面以外，小柴胡汤证还有少阳病的病机特点，胃虚而虚热上炎、热在上焦，这种虚热上炎在张仲景而言称为"客气"，是与外来邪气不同的内生邪气（参笔者《伤寒六经原意·客气》一文）。因此，小柴胡汤证可谓"表里三焦同病"，而其中以邪在下焦营血为小柴胡汤证的核心。

三、小柴胡汤方义

小柴胡汤共有七味药，方以柴胡命名，可知柴胡为方中主药无疑。先说柴胡的功效，一般认为柴胡"气质轻清，能助胆气之升发，疏散胆火之郁滞……郁于半表者得以外疏"。这种认为用柴胡的目的在于"升散"的提法，属于后世的理论，明显不符合张仲景在小柴胡汤中的原意。

柴胡的性味苦平，能降能泄。《神农本草经》中的柴胡条目这样说："味苦，平，无毒。治心腹，去肠胃中结气，饮食积聚，寒热邪气，推陈致新。久服轻身，明目，益精。"《神农本草经》载柴胡性味"苦平"。《素问·阴阳应象大论》说："气味，辛甘发散为阳，酸苦涌泄为阴。"味苦"能泄能降"是中医理论一贯的认识，而不少经方中的配伍亦常为"辛开苦降"，小柴胡汤亦属于辛开苦降之剂。然则，为何柴胡无辛味，却认为柴胡能升？而且，柴胡"质轻"，但柴胡药用部位在根而不在叶，且小柴胡汤中柴胡剂量为八两，按一两等于 15.625g 折算即为 125g，如此重剂如何仍称为"质轻"？可知此说并不合理。

柴胡之性通降下行，从《神农本草经》中所说的功效可证。在《神农本草经》之中明确指出能"推陈致新"的药物只有三种，一为"消石"，二为"大黄"，三为"柴胡"，前两药均为"泻下通便"之药。"消石"条说："一名芒硝。味苦，寒，无毒。主治五脏积热，胃胀闭，涤去蓄结饮食，推陈致新，除邪气。"大黄条说："味苦，寒，无毒。主下瘀血，血闭，寒热，破癥瘕、积聚、留饮、宿食，荡涤肠胃，推陈致新。"而柴胡条则说："去肠胃中结气，饮食积聚，寒热邪气，推陈致新。"三药均能通下便结、宿食，"推陈致新"即是通下便结的意思。由此理解柴胡实属通下之药，只是柴胡的攻下之力相对前两药较弱，柴胡性味"苦平"而其余两药则是"苦寒"，在药性上有所差异。柴胡能通下，这在大柴胡汤中亦得到助证。《伤寒论》103 条说："与大柴胡汤下之则愈。"《金匮要略》十篇 12 条又说："按之心下满痛者，此为实也，当下之，宜大柴胡汤。"大柴胡汤能通下便结，是因柴胡配伍枳实、赤芍等药则能下。小柴胡汤中柴胡的主要作用不在通便（但亦能助通便，参 148 条，用小柴胡汤亦治大便硬），而是在于通降中下二焦之气，疏解下焦之邪气与营血之结，使下焦营血得通，对治小柴胡汤证中的核心病机，故此以柴胡名方。

过去所说的柴胡"升散"之意，并非柴胡的药性上行，而是指其治疗结果。例如，说桂枝能够平冲降逆、生姜能够降逆止呕，均非指两药能下行通降，而是指其辛散上行的功效，使阳气得通以后则上逆得降，"降"是指最后的结果而言。因此，柴胡的"升散"之说，实际上亦是指柴胡通降的功效，使下焦营血郁滞得解，因而下焦的气血能上行，故此能治疗少阳病因气血偏虚而导致的上部的咽干、头晕目眩之证，"升"是最后的治疗结果。

方中用黄芩、生姜、大枣、甘草与半夏，与黄芩加半夏生姜汤之意相近，是由于仍有邪气在表，又有胃虚而上焦有热所致。笔者在本书《黄芩汤原能解表》一文中论述，黄芩清上焦之热，生姜配半夏以宣散脾胃之气、助脾气散精，甘草补胃气，大枣补

脾气，共奏清上而补中之功。至于小柴胡汤中没有用黄芩汤中的
芍药，是由于小柴胡汤证具有胃虚与中下二焦营血偏虚，因此不
再用芍药通降营气，以防伤正。更主要的是，上文论述小柴胡汤
证出现胸满的原因是上焦营血偏虚，正如桂枝去芍药汤之意，因
此要去芍药。

最后剩下人参一药，目的在于补益下焦营气津液。笔者在本
书《白虎加人参汤证属表里三焦热盛》一文中论述，白虎加人参
汤中加人参的目的在于补下焦的营气与津液，而小柴胡汤证中具
有下焦营血偏虚的病机特点，才使邪气因入，因此补益下焦营
血，以治其正虚之本，助正气抗邪。

全方七药，柴胡通降下焦营气，配上黄芩清上焦之热，两药
均味苦能降，前者在中下二焦，后者在上焦；生姜与半夏味辛能
散中焦脾胃之气、宣散营卫；配上人参、甘草、大枣补脾胃与下
焦营血。全方共奏苦降辛开而补中下之功，能通下清上而补虚，
以治疗小柴胡汤证的病机。

四、小柴胡汤的"解表"机理

小柴胡汤没有发汗之药，为何能够"解表"？这与桂枝汤有
异曲同工之妙，在于"调和营卫"而使表解。在本书《桂枝汤
"非发汗"解表机理》一文中指出，桂枝汤除了通过发汗解表外，
还有"非发汗"的途径，即通过调和脾胃营卫，使三焦通畅、阴
阳调和而解表，小柴胡汤的解表亦属此一机理。由于"少阳不可
发汗"，张仲景不发虚人之汗，在这种下焦营血偏虚而兼表的证
情上，不可用发汗解表，因此张仲景采取了小柴胡汤的特殊组
方。《伤寒论》230条说："上焦得通，津液得下，胃气因和，身
濈然汗出而解。"此即张仲景自注的小柴胡汤机理，方中黄芩清
上焦之热，配以生姜、半夏、甘草、大枣，补益且宣散营卫，使
"上焦得通"。方中用柴胡的目的在于通降营血，配以人参补营血
津液，使"津液得下"。由于上下二焦得通，营卫之气得复，再
配以炙甘草补胃气，因此胃气自和。三焦营卫通畅，因此能使正

气抗邪，故此见"身濈然汗出而解"。

值得注意，这一种"濈然汗出"的解病方法，反映正气抗邪而自愈。《辨脉法》中指出，"病有战而汗出，因得解者……此为本虚"，又说，"此人本不虚，若欲自解，但汗出耳，不发战也"。假若是本虚而病得自解则见"战汗"，但小柴胡汤证的"濈然汗出"并非战汗，可知其汗出是由于中下二焦的偏虚得补，继而正气抗邪而汗出。这一种汗出病解的机理并非"发汗解表"，而是由于营卫通畅、津液充足，实即《金匮要略》第一篇第 2 条所说的"五脏元真通畅，人即安和"，正气能抗邪而出现的"生理性"汗出。由此理解，小柴胡汤可理解为一种"扶正解表"的治法，对治"虚人外感"。

虽然小柴胡汤并非用桂枝、芍药以通行上下营卫之气，可是由于小柴胡汤中用柴胡使下焦的营气得通，黄芩使上焦之热得除，则上焦营卫自能宣散，故此最后亦使营卫调和。

五、小柴胡汤加减法分析

《伤寒论》96 条小柴胡汤的方后，列出了七个加减法，是《伤寒论》之中少数在方后详列加减法之方。由此反映小柴胡汤证的病机灵活多变，要视证候变化而加减方药，亦体现了张仲景辨证论治的精炼细微。以下对七个加减法逐一分析。

1. 若胸中烦而不呕者，去半夏、人参，加栝楼实一枚

本条见"胸中烦"而"不呕"，"不呕"本身并非一种可见证候，只是因为小柴胡汤证见"喜呕"，假若不呕则要"无者求之"，寻找其不呕的原因。

小柴胡汤证中亦见"心烦"，而本条强调"胸中烦"，反映病位不同。笔者在《伤寒六经原意·三焦与体表部位对应关系》一文中指出，张仲景的"心中"是指上焦心所对应的体表部位，而"胸中"则是上焦肺的对应体表部位，两者位置有所区别，胸中是在两乳之中，而心中是在胸骨下部。由此理解，本条见证"胸中烦"，是强调了少阳病的虚热上炎，并非单独影响上焦心，更波及上焦肺，即上焦心肺俱热。

　　"胸中烦"反映上焦之热郁而不得散。《伤寒论》153 条说："太阳病，医发汗……因复下之……表里俱虚。阴阳气并竭，无阳则阴独，复加烧针，因胸烦，面色青黄，肤瞤瞤者，难治。"本条同样见"胸烦"，是由于太阳病误用汗下以后，表里阴阳俱虚，营卫不通，及后再误用烧针火法，使邪热郁在上焦而出现胸烦。由于上焦之热郁较重，故此出现"不呕"。

　　小柴胡汤证见"胸中烦"，反映虚热上炎更重。参《伤寒论》76 条栀子豉汤证见"虚烦"、"心中懊憹"，77 条则见"胸中窒"，到了 78 条更见"心中结痛"，是反映虚热上炎的逐步加重，影响上焦心肺。从小柴胡汤证见"心烦"及后再见"胸中烦"，反映少阳的火热上炎加重。

　　加减法中加用瓜蒌实，目的在于加强清上焦热之力。瓜蒌实是治疗上焦之药，《金匮要略》的瓜蒌薤白白酒汤可证，而在小陷胸汤中亦以瓜蒌清上焦之热。

　　去半夏是由于"不呕"反映脾气散精并无阻滞，则无须以半夏之辛散而降逆止呕。应注意，去半夏的目的并非以防"助热"，在黄芩加半夏生姜汤中亦用半夏可以助证，这与《神农本草经》中所载半夏"辛平"的认识相符。

　　为何本证同时去人参？去人参似乎与上述病机无直接关系，但从另外一个侧面看，去人参反映下焦营血偏虚之机较轻，津液不虚，营卫得通，脾气散精并无障碍，此即是出现上焦之热较盛的原因。由于正气不虚，正邪交争较激烈，正气欲抗邪于上，因此出现上焦之热较盛，此亦类似于小柴胡汤证"往来寒热"中"发热"的机理。应注意，去人参的目的并非防"助热"，白虎加人参汤中即使是热盛三焦亦同样可加用人参，这与《神农本草经》中所载人参性味"味甘，微寒"的认识相符。

2. 若渴者，去半夏，加人参合前成四两半、栝楼根四两

　　在小柴胡汤证的基础上出现"渴"，实即 97 条最后一句说的，"渴者属阳明，以法治之"。口渴属于阳明热证的证候，更是白虎加人参汤证的主要见证，渴的原因是"胃中干燥"，津液亏虚。

去半夏是由于本身已经胃中干燥，不宜再用半夏以助升散中焦之津液上行，使胃燥更甚。加人参的原因，如白虎加人参汤中加人参之意，而本条是在小柴胡汤证三两人参基础上，再加上一两半，是在本身补益营血的基础上，增强补津液的力量。人参"四两半"的剂量亦见于另一方。《伤寒论》386条的理中丸方后注中说："腹中痛者，加人参，足前成四两半。"本条同样在三两人参的基础上加大到四两半的剂量，目的是为了治疗"腹中痛"，由此理解加人参的原因，是治疗中焦营气不足，故此在本加减法中加人参，可理解为同时补益营气与津液，使胃燥得解。

至于加瓜蒌根的目的，在于清热而生津。《神农本草经》记载瓜蒌根"味苦，寒，无毒，治消渴，身热，烦满，大热，不虚，安中，续绝伤"。瓜蒌根即现代之天花粉，现代一般认为其能"清热生津"，至于其能"生津"的机理，当是由于"清热而生津"，其味苦能降、性寒清热，治疗因阳明胃热所致的胃中燥，除其热之本，热去而存阴，则津液自复。本条的加减法，在《伤寒论》40条的小青龙汤加减法亦有类似内容，"若渴，去半夏，加栝楼根三两"。同样是去半夏加瓜蒌根，可是本条没有加人参，而瓜蒌根剂量较轻，反映小柴胡汤证本条加减法的津液与营气亏虚较重，胃燥较甚。

3. 若腹中痛者，去黄芩，加芍药三两

小柴胡汤证出现"腹痛"，腹痛属"太阴病"的特征。《伤寒论》273条太阴病提纲说，"腹满而吐……时腹自痛"，且桂枝加芍药汤即治疗"太阴腹满痛"之主方，腹痛的原因是脾气虚、精气不升，精气停滞中焦胃中，以致出现腹满痛。

本条加芍药三两的原因，如桂枝加芍药汤中用芍药之意，在于通降营气，由于脾气不升而导致胃中营气停滞，但其滞相较桂枝加芍药汤证为轻，故此芍药不用重剂六两。

去黄芩的原因，似乎与腹痛的病机无直接关系，但与小柴胡

汤本身营血偏虚的病机有关。这是由于用黄芩目的在清上焦之热，上焦热除后，则使上焦营卫得通，营气上行。可是小柴胡汤证本属营血偏虚，若见腹痛则反映脾虚较重，营气停滞胃中。故此，若同时将营气宣散上行而又通降下行，恐怕营气不足使正气受伤，在此时去黄芩，目的是先不治上焦之热，而专一治疗胃中营气停滞，使营气得下。这一点在通脉四逆汤方后注可助证，《伤寒论》317 条的说："腹中痛者，去葱，加芍药二两。"本条同样见腹痛而用芍药，同时强调去"葱"。《神农本草经》载："葱实，味辛，温，无毒……其茎，平，做汤，治伤寒。"葱味辛而上行，是通上部阳气之药，在通脉四逆汤证中葱是治疗面赤戴阳的主药，可是这里仍要去之，反映张仲景在通降营血之时，不用上行之药，以防阻碍芍药之通降营血。

另外，上文讨论小柴胡汤方义之时，指出小柴胡汤属于黄芩汤去芍药再加味而成，何以此处又再用芍药？小柴胡汤本身不用芍药，是由于其证本有中下二焦营血偏虚，再导致上焦营血不足而出现胸满，因此要去芍药。而在本加减法中，由于见腹中痛，反映中焦营气郁滞为重，亦即中焦营气相对不虚，营气不降所导致，因此急当通降营气，亦是一种"以通为补"的补益下焦营血的方法。实际上，张仲景在这一种腹痛证之中亦小心谨慎，一方面芍药用量较轻（一般治疗腹痛用芍药六两），另一方面去黄芩，反映在通降胃中营气之时，处处考虑下焦营血偏虚的小柴胡汤病机，以防通降太过而伤正。

另外，上述理中汤的方后注亦有"腹中痛"的加减法，是用人参而不是用芍药，为何同样证候却用不同药物？这反映了理中丸的腹中痛并非单纯太阴脾虚，而是中焦胃虚而营气生化不足，故此用人参以补中焦营气，这与用芍药治疗腹中痛有一虚一实、一补一通之别。除了理中丸方后注以外，四逆散的方后注中亦说，"腹中痛者，加附子一枚"，这反映了张仲景辨别病机细致入微，并非见腹痛即用芍药，而是通过"见病知源"，辨别各种疾病的不同病机，可谓"同病异治"。

4. 若胁下痞硬者，去大枣，加牡蛎四两

"胁下痞硬"是邪气停结在下焦较重所致。小柴胡汤证本有"胸胁苦满"或"胁痛"等证，这里更演变成"痞硬"，可知邪气停结进一步加重。"痞"与"硬"反映的病机不同，"痞"是气机上下不通，而"硬"在《伤寒论》第158条甘草泻心汤证中被这样描述，"但以胃中虚，客气上逆，故使硬也"，硬是胃虚而虚热上逆较重的见证。由此理解"胁下痞硬"的成因，是由于小柴胡汤证的中下二焦偏虚，客气上逆，邪气停滞下焦肝血。

加牡蛎的目的在于"散结"。《神农本草经》载牡蛎条目："味咸，平，无毒，治伤寒寒热，温疟洒洒，惊恚怒气，除拘缓，鼠瘘，女子带下赤白。"《素问·阴阳应象大论》说，"水生咸，咸生肾"，《内经》中主流理论认为"咸入肾"，可是咸味太过亦伤肾。《素问·生气通天论》说："味过于咸，大骨气劳，短肌，心气抑。"《灵枢·九针论》说："咸入肾……咸走骨……病在骨，无食咸。"除了伤肾，咸味太过亦伤血。《素问·五脏生成》说："是故多食咸则脉凝泣而变色。"《素问·宣明五气》说："咸走血，血病无多食咸。"至于为何咸味能伤血？在《灵枢·五味论》中有详细解释："咸走血，多食之，令人渴，何也。少俞曰：咸入于胃，其气上走中焦，注于脉，则血气走之，血与咸相得则凝，凝则胃中汁注之，注之则胃中竭，竭则咽路焦，故舌本干而善渴。血脉者，中焦之道也，故咸入而走血矣。"咸味一方面能通行血脉，即在《素问·脏气法时论》所说，"心欲软，急食咸以软之，用咸补之，甘写之。"咸味能软坚散结，是因咸味能通行血脉。可是另一方面，咸味太过亦能使血脉凝涩而伤血。由此可知味咸能补肾、通血，太过则伤肾、伤血。因此，牡蛎之用则取其通血脉而软坚散结之意，通行血脉则使邪气停结胁下得解。牡蛎的通行血脉与柴胡、芍药的通降营血有所不同，牡蛎是通行出表之血脉，治疗在体表"胁下"部位的邪气凝结，而柴胡与芍药则通降在内的中下二焦之营血，两者有内外之不同。

为何去大枣？是由于大枣性缓，有碍牡蛎咸味的通行。《神农本草经》载大枣，"味甘，平，无毒，治心腹邪气，安中养脾，助十二经，平胃气，通九窍，补少气，少津液，身中不足，大惊，四肢重，和百药。"由此可知大枣味甘，主要补中焦脾胃。按照《灵枢·五味论》中所说，咸味入胃之后通过中焦宣散出血脉，可是味甘主要在补脾而不通行，有碍牡蛎的通行血脉之性，故此应除之。《素问·阴阳应象大论》说："咸伤血，甘胜咸。"由于"土克水"，甘味克制了咸味的通行，因而当除之。这在《伤寒论》的十枣汤中亦可得到类似体现。十枣汤以大枣配三种峻下逐水之药，目的在于缓减其猛烈之性，使水气得以缓下，由此反观本条加减法，加上牡蛎在于增强通行血脉的能力，故此则不宜大枣之甘缓。

5. 若心下悸，小便不利者，去黄芩，加茯苓四两

本条见"心下悸，小便不利"，是由水饮停滞所致。"心下悸"是水停上焦心下，《伤寒论》356条的茯苓甘草汤证即是由于上焦水气停滞所致的心下悸。可是，水气停滞并非单一在上焦，《伤寒论》82条的真武汤证，本因水停下焦，却因水气泛滥，亦可见心下悸。本证见心下悸与小便不利，实即水停三焦上下的反映，是由小柴胡汤证的三焦不通病机所致。

加茯苓的原因，在于甘平利水，通过利小便以去除水气停滞。去黄芩的目的，与上述"腹中痛者，去黄芩"的加减法之意相似，加茯苓的目的在于下行通利小便，可是用黄芩使上焦营卫得通，则与下行之意有别。《伤寒论》40条小青龙汤方后注中，亦有一加减法说："若小便不利、少腹满者，去麻黄，加茯苓四两。"本条同样在小便不利之时加用茯苓四两，而在利小便之时张仲景则会去除麻黄，以防麻黄宣散之性有碍利小便，故此去黄芩亦取此意。

6. 若不渴，外有微热者，去人参，加桂枝三两，温服微汗愈

小柴胡汤证本身并无口渴，这里的"不渴"是强调与"阳

明"之热的口渴作比较。由于阳明病的外证当见"身热"，假如在小柴胡汤证见"身发热"而非往来寒热，则代表逐渐转变为阳明，要"以法治之"。故此本条是"不渴"而外有"微热"，是强调这"微热"并非阳明热证。

本条的"不渴"并非证候，是指在小柴胡汤证的基础上见"微热"，属于邪气偏于表，可以用发汗之法治之。"微热"即是已经从少阳的"往来寒热"而转化成"微发热"，实际上即"不往来寒热"。如前文所说，少阳病"往来寒热"之中的"发热"是由于正气相对充足之时，正气能抗邪于外，故而见之。由此理解，从"往来寒热"演变成"微热"，反映正气偏虚更轻，正气能抗邪于外，因此可因势利导而用发汗之法治之，亦不怕发汗伤正。从本条后文强调"温服微汗愈"，可知属"发汗"为解表无疑。

去人参是由于正气偏虚较轻，因此不须补中下焦的营血。过去关于本条去人参的原因，多解释成人参性补，因此加桂枝后则去之以防壅滞。实际上假如是考虑壅滞的问题，则当如上一加减法"去大枣"，为何上一加减法亦不去人参？可知去人参并非考虑壅滞的问题，而是病机上没有需要，因此可去之。这一加减反映张仲景的用药精炼，有是证用是药，即使一味药的加减也十分讲究。

7. 若咳者，去人参、大枣、生姜，加五味子半升、干姜二两

在仲景书中，并无直接论述"咳"的病机特点，由此只可"以药测机"，咳嗽与水饮停滞有关。咳嗽加五味子与干姜的加减法，在《伤寒论》318条四逆散方后注的加减法中亦有出现，"咳者，加五味子、干姜各五分，并主下利"。这里说"并主下利"，在少阴病篇的下利属于中下二焦虚寒之证，因胃中虚冷，水谷不别则成下利，此即如甘草泻心汤证出现"下利日数十行，谷不化"用甘草、干姜温中之意。因此，四逆散加减法中，加上五味子的酸温收敛、干姜的辛温，亦能治疗下利。由此理解咳嗽的成因，阳气偏虚，因而出现水饮停滞，若水气通过卫气的宣散而上至于肺则可出现咳嗽，即一般所谓"水寒射肺"。

小柴胡汤证可出现水气停滞，在第五加减法中加茯苓可证，而本加减法的水气停滞，与加茯苓的水气停滞有轻重之别。咳嗽或下利是由于中下二焦阳气偏虚，因而造成寒饮内停，加茯苓的水气停滞则是阳气偏虚较轻、寒邪亦较轻，故此不用温化治之。小柴胡汤证若见咳嗽，即反映中下二焦阳气偏虚较重，导致上焦水饮停滞。

本加减法当与小青龙汤及真武汤加减法作比较。相比小青龙汤，同样是"水寒射肺"的咳嗽，小青龙汤中用干姜三两、细辛三两，而五味子与半夏的剂量则与小柴胡汤相同。再看《伤寒论》316条真武汤方后注加减法："若咳者，加五味子半升，细辛一两，干姜一两。"同样是用五味子、细辛、干姜的配伍，可是这里的干姜与细辛剂量则较轻。如此比较三方，小青龙汤干姜用量最重（三两），小柴胡汤加减法较次（二两），真武汤加减法最轻（一两），且其细辛用量亦较轻。同样是咳嗽，而三方的干姜剂量有别，反映在阳气偏虚的时候，温化中焦寒饮的力量要减弱，不然则干姜辛温反而能诱发水寒射肺。小柴胡汤与四逆散的加减法中均不用细辛，可知其寒饮相对于小青龙汤与真武汤证为轻。

至于去人参，由于人参亦能补津液，而此证所见的咳嗽既然是由于寒饮所致，则不宜再补津液使寒饮加重。去大枣与上述加减法四的成因相同，是由于大枣甘缓之性，有碍寒饮温化。去生姜是因为已经用上干姜，则不用生姜，生姜相较干姜宣散力量较强，而温性较弱，因此生姜宣散中焦阳气至上焦则能诱发水寒射肺，故宜除之。

8. 加减法病机小结

以上七个加减法的病机特点，总结为下表：

表16　　　　　　　小柴胡汤加减法病机归纳表

加减法	病机特点	证候	加减药物
一	上焦热更重，正气虚较轻	胸中烦而不呕	去半夏、人参，加瓜蒌实一枚
二	阳明胃热津伤，胃中燥	渴	加人参，合前成四两半，瓜蒌根四两
三	太阴脾虚，营气停滞中焦	腹中痛	去黄芩，加芍药三两
四	邪气停结下焦营血更重	胁下痞硬	去大枣，加牡蛎四两
五	三焦偏虚，水饮停滞上下	心下悸，小便不利	去黄芩，加茯苓四两
六	偏于表，正气虚较轻	不渴，外有微热	去人参，加桂枝三两
七	中下二焦阳虚，寒饮停滞	咳	去人参、大枣、生姜，加五味子半升、干姜二两

　　可见张仲景列出此七个加减法，是按照小柴胡汤证的病机特点，在此基础上提出其病机演变的可能方向。

　　其中加减法一、六，均是由于正气偏虚相对较轻，因而出现上焦之热更重，抑或邪气偏于表，可理解为小柴胡汤证的较轻病情。加减法二、三，分别是小柴胡汤证较为接近阳明或太阴的转归，是病情传变的反映。加减法四、五、七则可理解为正气偏虚较重之后的结果，若正气偏虚则邪气停结营血更甚，或可出现水气停滞，甚至因阳气偏虚而出现寒饮停滞。

　　由于小柴胡汤证的病机特点，包括了邪气在表、中下二焦偏虚、虚热上炎，以及邪气停结在下焦等四大方面，而上述加减法均包含了这四种病机的进一步演变，即邪气更偏于表、中下二焦偏虚较轻与加重、中上焦之热加重、邪气停结下焦加重等，且进一步指出了因虚而出现的水气或寒饮停滞的病机情况。因此，七个加减法，实为考虑到小柴胡汤证的各种进一步的病机演变规律，加减法之间具有内在联系，而非一种"经验性"的病案记录。这与现代《中医内科学》在每一种证型之后所列的加减法不同，若以"常见证"作为加减法则可随意加减，而小柴胡汤的加减法反映方证本身核心病机与其演变有密切关系。

应指出，上述加减法并非能完满解决小柴胡汤的所有病机。尤其是正气演变为偏虚之证，如加减法三的"腹中痛"去黄芩，加减法四的"胁下痞硬"去大枣，加减法五的"心下悸，小便不利"去黄芩，加减法七的"咳"去人参、大枣、生姜等，这些"去"药物的加减法，是避开了小柴胡汤证本有的病机，目的是为了治疗新的"标证"。由于病机的矛盾，所以急则治标，而不能同时兼顾固有的病机。故此，假若"标证"在使用加减法后得除，则宜转为不去除相关药物，以治疗小柴胡汤证的病机之本。

六、小柴胡汤与多种方证的比较

上文讨论了小柴胡汤证的病机及其方义，下文再将小柴胡汤与多首方证作比较，以进一步明确小柴胡汤证的病机与组方特点。

1. 与黄芩汤、桂枝汤证比较

上文已经指出，小柴胡汤中包含了黄芩加半夏生姜汤，现探讨小柴胡汤证与黄芩汤证、桂枝汤证的演变关系。

黄芩汤治疗"太阳少阳合病"的下利，小柴胡汤则可理解为治疗"太阳少阳并病"，且兼有其他病机。如此理解，小柴胡汤证当属黄芩汤证的更进一步，由于正气偏虚相对较重，邪气因入而致，因此，小柴胡汤中增加了柴胡、人参，即针对此一下焦偏虚而邪气因入的病机。

另外，由于黄芩汤是由桂枝汤演化而来，是在桂枝汤证的基础上正气偏虚更进一步，继而出现虚热上炎的病机，同时仍有邪在太阳。由此可知，从桂枝汤演变为黄芩汤再演变为小柴胡汤的"三步"，反映了邪气在表而正气逐渐偏虚的过程，亦即太阳到少阳的逐步深入。由此看到，张仲景在病机与方药的演变之间环环紧扣，方与方之间紧密联系。除了上述"三步"之外，还有柴胡桂枝汤与小柴胡汤加减法六的"两步"亦当在其中，将在本书《小柴胡汤类方证治》一文中论述。

2. 与生姜泻心汤证比较

小柴胡汤与各种泻心汤中的生姜泻心汤组方最为接近。生姜泻心汤是在小柴胡汤的基础上去柴胡，加干姜一两、黄连一两，另生姜剂量加一两为四两。由此加减分析，生姜泻心汤不用柴胡，说明并非邪气在下焦营血，亦可理解为无同时兼有邪在太阳，并不要通降营气以调和营卫。故此，《伤寒论》157 条说，"伤寒汗出，解之后"，明确指出表证已解。增加生姜剂量，说明胃虚更重，且有水停，故此在 157 条还说，"胃中不和……胁下有水气"。加用干姜，反映胃虚较重，寒饮内盛而下利，此外，因胃虚而客气上逆，同时有胃热而用黄连。

如此比较两方，可知小柴胡汤与生姜泻心汤方义接近，两者均治疗少阳病，小柴胡汤的病机特点为邪气在表、因血虚而邪气内入，生姜泻心汤则无此特点，侧重在中焦胃阳虚，继而水气内停，客热较盛，因此以痞证为主。

3. 与大陷胸汤及半夏泻心汤证比较

《伤寒论》149 条特别指出了小柴胡汤与另外两方的关系："伤寒五六日，呕而发热者，柴胡汤证具。而以他药下之，柴胡证仍在者，复与柴胡汤。此虽已下之，不为逆，必蒸蒸而振，却发热汗出而解。若心下满而硬痛者，此为结胸也，大陷胸汤主之；但满而不痛者，此为痞，柴胡不中与之，宜半夏泻心汤。"本条一开首先属柴胡汤证，误下后若柴胡证仍在，则可仍用小柴胡汤；假若被误下后柴胡证不在，而见"心下满而硬痛"，则属于结胸病，以大陷胸汤为主方；假若见心下满而不痛，即为痞证，这里强调"柴胡不中与之"，即是指不可再与小柴胡汤，而以半夏泻心汤治疗。

本条将三个方证并排，可知在误下以后，随着正气受伤、客气上逆的不同程度，可出现三种不同转归。一者为柴胡汤证、一者为陷胸汤证、一者为泻心汤证，由此再进一步理解，三种方证之间有内在联系，可说明三者均属于少阳病的范畴。相关讨论详见《伤寒六经原意·少阳病概念》一文。

七、讨论：小柴胡汤证属病入三阴

从小柴胡汤证的病机可知，其病已经进入三阴。《伤寒论》270 条说："伤寒三日，三阳为尽，三阴当受邪，其人反能食而不呕，此为三阴不受邪也。"本条指出了三阴不受邪的证候，反过来看，假若三阴受邪，则当见"不能食而呕"，由此理解，小柴胡汤证见"不欲饮食而呕"，其中的"呕"已经属于邪气入三阴的表现。

小柴胡汤的病机主要在下焦血虚而邪气因入，这种血虚实际上即反映邪气在少阴，只是程度较轻而已。从小柴胡汤加减法可知，其证可演化为中焦脾虚气滞。由此理解，小柴胡汤证实际上已经病入三阴，只是尚未完全"阳去入阴"，而是"阴阳同病"，同时仍有邪在三阳之证。在三阳方面，小柴胡汤证可理解为在少阳为主，多兼夹太阳，而亦可兼有阳明。由此理解，小柴胡汤证牵涉了太阳、阳明、少阳、太阴、少阴，其病机范围广泛，故此该方能治许多病证。

小柴胡汤辨证使用方法

小柴胡汤证在《伤寒论》中共有十多条条文，其证候多变，除了上述第 96 条的所谓"四大证"以外，还有许多其他证候。那么，该如何辨证使用小柴胡汤？按《伤寒论》的理论，可总结为三种辨证方法。

一、辨柴胡证

此即一般的辨证论治方法，所谓"有是证用是方"，通过每一种方证的证候特点，见病知源，是所有经方的使用方法。除了"柴胡证"外，《伤寒论》34 条亦有"桂枝证"一说，即指"桂枝汤证"，而并非单纯指桂枝一味药，但"桂枝证"亦可包含桂枝汤证的兼证范围。如此理解，何谓"桂枝证"？即指如《伤寒论》12 条的桂枝汤证候。但是，并非所有使用桂枝汤的条文内容均属于"桂枝证"，如《伤寒论》235 条说，"阳明病，脉迟，汗出多，微恶寒者，表未解也，可发汗，宜桂枝汤"。本条所使用的桂枝汤，以"微恶寒"为桂枝汤证，而"汗多"并非桂枝汤证"自汗"的典型表现，而"脉迟"则更并非属于"证"（《伤寒论》中"脉"与"证"是两种不同概念），不属于桂枝汤证的典型脉象。

由此理解，在辨别桂枝汤证时，确实有现在所谓的"抓主证"概念，但是"主证"并非简单指"主要证候"，而是指"能够反映主要病机的特点的证候"，正如上述的汗多、脉迟，在其他病证中亦可见，并非是能反映桂枝汤证病机特点的证候。

所谓"柴胡证"，一方面可指小柴胡汤证，另一方面，更重要的是"邪气在下焦"之证。柴胡属通降下焦营血之药，故此

"柴胡证"的重点，是指反映小柴胡汤证的核心病机，下焦营血偏虚而邪气因入的外在证候特征，如"往来寒热"、"胁部满或痛"、"嘿嘿不欲饮食"、"心烦喜呕"等俗称的"四大证"。这些在《伤寒论》96 条出现的证候，均属于"柴胡证"的典型特征。值得注意的是，"心烦喜呕"当作为"一证"，假若是"心烦"或"呕"分开两证而言，则两证各自可表述许多不同病机特点，并非"柴胡证"的专有特征。

除了"有柴胡证"为辨证要点外，"无柴胡证"亦可作为鉴别诊断要点。《伤寒论》251 条说："得病二三日，脉弱，无太阳柴胡证，烦躁，心下硬；至四五日，虽能食，以小承气汤。"这里以"无柴胡证"作为鉴别要点，而且当中见"烦躁"，可知"烦躁"一证并非柴胡证的范围，由此可知"心烦"与"烦躁"概念不同。又如 267 条说："若已吐、下、发汗、温针、谵语，柴胡汤证罢，此为坏病。知犯何逆，以法治之。"这里亦以"柴胡汤证罢"作为鉴别诊断的方法，故此明确柴胡证为何，是辨别小柴胡汤证的重要思想。

应指出，"柴胡证"并不包括"提纲证"。"口苦、咽干、目眩"三证是少阳病的提纲证，反映了少阳病"胃虚而虚热上炎、热在上焦"的病机特点。但是小柴胡汤证的病机，是在此基础上有所演变的，并非必须要见此三证。正如太阳病提纲证见"头项强痛"，但并非每一太阳病均必须见"项强"而用葛根，由此可知，提纲证是可兼有出现的或然证。少阳病包括了陷胸汤证与泻心汤证，但其证亦非必然见少阳病提纲三证，故此这三证不属于"柴胡证"的范围。

二、有太阳证的前提下"但见一证便是"

《伤寒论》101 条："伤寒中风，有柴胡证，但见一证便是，不必悉具。凡柴胡汤病证而下之，若柴胡汤证不罢者，复与柴胡汤，必蒸蒸而振，却发热汗出而解。"对于"但见一证便是"的解释，过往有许多不同的见解。例如，有观点认为小柴胡汤只要见其辨证中的一个证候，即可用之，或有认为，只要见一反映少阳病病机特点的证候（即类似于上述"柴胡证"的观点，但"柴胡证"的概念并非等于"少阳证"），即可用之。这些观点从辨证论治的思维上，均显得不够严谨。为何只有小柴胡汤证能有这样的"优惠"，辨证如此简化？

本条的原意，是指在有太阳证的前提下见柴胡证，则见一证即可用之。本条一开首说的"伤寒中风"，指《伤寒论》第96条的"伤寒五六日，中风"，是指在太阳伤寒与中风的前提下，若见上述"柴胡证"的其中一证，即可使用小柴胡汤，而不需要四大证俱备。这是由于有太阳证的基础上，邪气在表，本当用发汗之法，可是若兼有任何一种"柴胡证"，即反映正气偏虚抗邪无力，邪气入里，故此即可选用小柴胡汤，并不考虑其他解表方法。此条目的在于补充96条的辨证方法，强调小柴胡汤的辨证不可忽略仍有"太阳证"的特点。

这种辨证特点，在多条小柴胡汤原文中均有明确体现。如《伤寒论》37条说："太阳病，十日已去……设胸满胁痛者，与小柴胡汤。"这是在太阳病的前提下见"胸满胁痛"的一个柴胡证，即用小柴胡汤。又如99条说："伤寒四五日，身热恶风，颈项强，胁下满，手足温而渴者，小柴胡汤主之。"本条见"恶风，颈项强"的太阳证，而因见"胁下满"一证即用小柴胡汤。149条说："伤寒五六日，呕而发热者，柴胡汤证具。"本条同样是"伤寒五六日"为开首，见"呕而发热"，实际上"发热"当属于太阳证，而"呕"则属于"柴胡证"，足以反映邪气在表而同时入里，能够判断为小柴胡汤证，故此说"柴胡汤证具"。

这种"但见一证便是"的辨证方式，只适用于小柴胡汤证。若以"反映柴胡证病机特点的证候"为"主证"，作为"但见一证便是"的解释，而忽略了"太阳证"病情来路这一前提，则解释意义不大。由于各种方证的辨证判断，皆是最能反映病机的证候特点，例如在上述235条阳明病用桂枝汤，即是但见"微恶寒"一证便判断为桂枝汤证的证候特点。又如63条，"发汗后，身疼痛，脉沉迟者，桂枝加芍药生姜各一两人参三两新加汤主之"，实即单用"身疼痛"一证作为判断桂枝新加汤的标准。又如 91 条："伤寒，医下之，续得下利清谷不止，身疼痛者，急当救里；后身疼痛，清便自调者，急当救表。救里，宜四逆汤，救表，宜桂枝汤。"本条但见"下利清谷不止"一证即判断使用四逆汤，如此例证在《伤寒论》中十分多见。可是，实际上上述例证均非"单见一证"即用其方，而是考虑了病情的来路因素作为辨证的依据。

并非所有小柴胡汤证均能"但见一证便是"。101 条说的"伤寒中风，有柴胡证，但见一证便是，不必悉具"，更强调的是第一句"伤寒中风"，是在这一病情来路的前提下，小柴胡汤证能如此"但见一证便是"。假若没有此一太阳证的前提，在其他无太阳证而用小柴胡汤的条文之中，则不能采用此辨证方法。《伤寒论》229、230、231 条为阳明病的来路而用小柴胡汤，则非太阳证来路的前提，在此时辨证则要考虑四诊合参，还要按上述"辨柴胡证"的方法辨证论治。除此以外，还要用"排除法"与"非柴胡证"的类似病情作鉴别，分清缓急先后，这一点后文再议。

三、辨"表里"病机

除了上述两种较为常用的小柴胡汤辨证方法外，还有一种在《伤寒论》中较为少用的方法，并非以"柴胡证"作为辨证要点，而是只要其证符合了"表里同病"（指邪气同时在表与下焦之里）的病机特点，则可考虑使用小柴胡汤。但是，这种运用小柴胡汤的方法，并非小柴胡汤的"常法"，而可理解为"变法"，详细讨论见后文《伤寒论》148 条的分析。

四、小柴胡汤各条证治分析

在仲景书中有十多条论述小柴胡汤的条文，为何出现各种如此不同的证候，均可以使用小柴胡汤？以下对各条小柴胡汤的条文进行证候分析，探讨其使用小柴胡汤的原因。由于前文中已经对《伤寒论》37条、96条、97条与149条进行深入讨论，以下不再重复。

1. 《伤寒论》第99条

"伤寒四五日，身热恶风，颈项强，胁下满，手足温而渴者，小柴胡汤主之。"

本条先是"伤寒四五日"，病来自太阳。太阳证的"恶风，颈项强"仍在，而见"胁下满"的"柴胡证"，由此按上述"但见一证便是"的思路，即可辨别为小柴胡汤证。仔细辨别，本证仍见"身热"与"渴"，身热属于阳明病"外证"，"渴"则属于胃中干燥津伤，亦属阳明证，至于"手足温"则属于病情尚未至少阴"手足冷"、"四逆"的鉴别，反映阳气亏虚较轻，但病情已经牵涉太阴。如《伤寒论》187条说："伤寒脉浮而缓，手足自温者，是为系在太阴。"

因此，本证是邪气仍在太阳，而邪气入里，同时有阳明热证与太阴脾虚，而太阴脾虚证较轻，未至于见"腹满"。进一步分析，本条见"渴"，当用小柴胡汤加减法二，"若渴，去半夏，加人参合前成四两半，栝楼根四两"。但本条亦明确指出"小柴胡汤主之"，可知即使不用此一加减法，由于已经解决了小柴胡汤的主要病机，亦能通过调和营卫而诸证得除。由此理解，加减法实属对于病机诊断的更高要求，即使未能对方药按加减法化裁，因核心病机及大方向不变，亦当具有效果。

2. 《伤寒论》第100条

"伤寒，阳脉涩，阴脉弦，法当腹中急痛，先与小建中汤；不差者，小柴胡汤主之。"

本条先与小建中汤，后以小柴胡汤的条文，一般解释成"木克土"之证，是先建中焦，土不虚则木不乘。此一解释虽然言之成理，符合《内经》理论，但在整部《伤寒论》中甚少用五行生克理论解释用方原因，似乎能有更符合原意的理论解释。

本条一开始先是"伤寒"，亦是小柴胡汤证先有太阳证的提示。脉象见"阳脉涩，阴脉弦"，即是指寸脉涩而尺脉弦，寸脉诊候上焦，寸脉涩反映上焦营血不足，尺脉弦即反映邪气在下焦，在此即指"伤寒"的寒邪入里在下。此条小建中汤证在本书《桂枝汤方义在宣卫降营》一文中亦有讨论，指出这两种脉象的关系，是"由于下焦营气不通，则使上焦无气血可宣通，故见阳脉涩，因此，本条小建中汤证是由于寒邪所伤，使营气亏虚，因此出现腹痛"。由于小建中汤属于补益营气之剂，假若运用小建中汤后，腹痛不解，则反映其腹痛成因并非由于营气不足，而是由于营气不通，郁滞胃中，因此改以小柴胡汤治之。

本条一开始所见的"阳脉涩，阴脉弦"，虽然反映了"上焦营血不足、下焦寒邪所伤"的病机，但是无法反映下焦营血是否偏虚，只要受寒邪侵袭，均可见"阴脉弦"的脉象。因此，仲景在此时选择先以小建中汤治之，是考虑小建中汤乃属补益之剂，即使并非"营气不足"之证亦无大碍，小建中汤中的芍药剂量甚重，是以通降营血为主以补益营血，假如小建中汤并不能治疗此证，则当属小柴胡汤证无疑，可用小柴胡汤治之。小柴胡汤所治的下焦营血偏虚病机较轻，假若在营血虚较重的小建中汤证腹痛中，先误用了小柴胡汤，则可加重病情。

本条文的特点，在于分开先后使用两方，一方面反映了部分病机并不能完全从脉象上得到反映，有时可用"以药测证"，另一方面反映了张仲景重视胃气、正气的思想。

本条所使用的小柴胡汤，当为小柴胡汤加减法三，"若腹中痛者，去黄芩，加芍药三两"治之，而粗言之则以小柴胡汤亦可，如上所论。

3. 《伤寒论》第 144 条与《金匮要略》第二十二篇第 1 条

"妇人中风七八日，续得寒热，发作有时，经水适断者，此为热入血室。其血必结，故使如疟状，发作有时，小柴胡汤主之。"

本条属于妇人病，其病与经水有关。一开始先得太阳中风，病程经过七八日之后，再出现"寒热"，这里的"寒热"，虽然亦可指"恶寒发热",但是从后文"发作有时"一句来看,典型太阳的"恶寒发热"是整天皆作,而不是"发作有时",因此"寒热"当指"往来寒热"。此即《伤寒论》97条说的:"往来寒热,休作有时。"

"往来寒热"发病之时,正好是"经水适断",即是指月经经血停止,其原因是"热入血室,其血必结"。由于下焦是藏营血之所,而小柴胡汤证的病机正好是血虚而邪气因入,停结在下焦,因此,在妇人经水来潮之时,亦是下焦营血相对偏虚之时,邪热因而进入下焦,故说"热入血室"。更进一步说,这"热"是由于"中风"而化热所致,本条一开首是妇人"中风",及后风邪入里与正气相争则化热,是由风为阳邪之性所致。由于风邪入下焦而化热,则出现"邪气与血相结",此即如97条所说的机理,"邪气因入,与正气相搏,结于胁下","结于胁下"亦即等同于"结于下焦营血",不同之处在于前者强调体表部位,后者强调病机部位。

应当指出,本条的"经水适断"是由邪气停结所导致,而非经水刚好自断,强调了邪气在营血之后"血结"的反映。假如经水不断,则其病并非小柴胡汤证,如143条同样是"热入血室",但是由于"经水适来",热在营血能有自除的可能,因此只要以针刺因势利导即可。又如,145条亦同样是"热入血室"而"经水适来",虽然见"谵语",可是由于热在营血有自除的趋势,并非"血结",故此说"无犯胃气及上二焦,必自愈",即是强调了正气不虚则能抗邪自愈之意。

"如疟状,发作有时"的原因与97条"往来寒热,休作有时"的机理相似,由于正气恢复之时则能抗邪而发热,正气偏虚时则恶寒,故此出现寒热发作有时。在本条之中更强调"如疟状"的特点,本证属妇人病,由于妇人的经水周期影响,导致营血偏虚有时,因此,又出现另一种发病规律,与经水相关。"如疟状"一词在《伤寒论》23条桂枝麻黄各半汤证中亦有出现。笔者在本书《表郁轻证并非病情较轻》一文中指出,其证见"发热恶寒，热多寒少，如疟状"的原因，是正虚而导致轻微邪气在表不得去。又如，《辨不可下病脉证并治》中说："浮为阳虚，数为无血，浮为虚，数为热。浮为虚，自汗出而恶寒；数为痛，振寒而栗。微弱在关，胸下为急，喘汗而不得呼吸，呼吸之中，痛在于胁，振寒相搏，形如疟状。"本条同样是正虚（阳虚、血虚）而有热的病机，继而出现病位在"胁"，病情"如疟状"。由此可知，这种发作有时的特点，是血虚而受邪所致，邪气本身已经入里，但因正气恢复而抗邪则能出表，故此发作如疟状。

本条的辨证方法，妇人经水来后却不正常地断绝，反映"血结"，由于具有"往来寒热"的柴胡证，再加上其"中风"的外感邪气病史，故此可辨别为小柴胡汤证。

4.《伤寒论》第 148 条

"伤寒五六日，头汗出，微恶寒，手足冷，心下满，口不欲食，大便硬，脉细者，此为阳微结，必有表，复有里也。脉沉，亦在里也。汗出，为阳微。假令纯阴结，不得复有外证，悉入在里，此为半在里半在外也。脉虽沉紧，不得为少阴病。所以然者，阴不得有汗，今头汗出，故知非少阴也。可与小柴胡汤。设不了了者，得屎而解。"

本条的发病基础，与典型的小柴胡汤证同样是"伤寒五六日"，可是却不出现"柴胡证"，而是见一系列复杂证候，主要目的在于辨别小柴胡汤证与没有外证的少阴阳虚寒盛之证。

本条见"微恶寒"，虽然可以是表证仍在，但亦可是邪气入里、阳气偏虚的表现。《伤寒论》169 条说："伤寒无大热、口燥渴、心烦、背微恶寒者，白虎加人参汤主之。"参笔者在《白虎加人参汤证属表里三焦热盛》一文中述，本条见"微恶寒"是反映阳气偏虚，若是表证仍在则不可用白虎汤。本条之中更见"手足冷"，属于少阴阳虚寒盛之证，"口不欲食"，此即如厥阴病提纲证见"饥而不欲食"，又与阳明中寒的"不能食"接近，不欲食是胃虚的表现。由于有阳虚寒盛的见证，因此有必要对"微恶寒"是否属于表证进行鉴别。

本证见"大便硬"，大便硬的成因如 203 条所说，"以亡津液，胃中干燥，故令大便硬"，是由于津亏、胃中干燥，可是本条同见"不欲食"，当属丁阳明"中寒"证，而非胃热所致。本条见"心下满"，可与下一条作鉴别。149 条说："但满而不痛者，此为痞，柴胡不中与之，宜半夏泻心汤。"心下满是各种泻心汤证的主证，可是本条不选择泻心汤，仍然以小柴胡汤治之，明显是有鉴别的意思。

至于本条的脉象，一开始说是"脉细"，但是按后文的补充，可知其脉当是"沉细而紧"。细脉反映血虚，至于沉脉在文中说"脉沉，亦在里也"，这里的"里"即是指下焦而言，脉沉细反映邪气在里，且有下焦肝血不足的病机特点。可是同时有"脉沉而紧"，亦是强调与少阴病作鉴别，文中说，"脉虽沉紧，不得为少阴病"，此句从反面说，即是指"脉沉紧"可以是少阴病的脉象，少阴病典型脉象是沉脉。而《伤寒论》283 条说，"病人脉阴阳俱紧，反汗出者，亡阳也，此属少阴"，287 条又说，"少阴病，脉紧……脉紧反去者，为欲解也"。由于少阴病阳虚寒盛在下焦，因此可见"沉紧"脉象，而在 129 条更说，"关脉小细沉紧，名曰脏结"，本条所见的"沉细而紧"，可属于少阴阳虚寒盛的脉象，容易误诊，故此张仲景特别自注提醒，此脉并非反映少阴病。

本条的辨证要点，在于"头汗出"一证。本条中花了不少笔墨，解释"头汗出"的机理。首先说："汗出，为阳微。假令纯阴结，不得复有外证，悉入在里，此为半在里半在外也。"这里从正反两个角度，解释了汗出的机理，首先说"阳微"并非"纯阴结"，因为"纯阴结"不可能出现外证，由此即可理解，"汗出阳微"的意思是反映仍有外证，实际上是仍有"阴结"的部分，只是并非"纯粹"阴结，故此，最后再一次强调"半在里半在外"的表里同病病位特点。后文还说，"所以然者，阴不得有汗，今头汗出，故知非少阴也"。由于病在少阴并不见"汗出"，假若少阴病见汗出，则如上述 283 条说，"反汗出者，亡阳也"，但显然本条又未至于到"亡阳"的严重程度。因此，汗出是鉴别病情未至于少阴的要点。补充一点，本条的"汗出"是"头汗出"，在《伤寒论》中多说成"但头汗出"，是由于津液亏虚所致，故同时见"大便硬"。

　　本条运用小柴胡汤，是由于太阳证仍在而邪气在里。本证的辨证方法，虽然全未见"柴胡证"，可是其病机符合小柴胡汤证的特点，由于胃虚而感受邪气，邪气在表里，虽然其病机并不完全符合小柴胡汤证，但是仍以小柴胡汤先解外，故此文中强调"可与"小柴胡汤，有斟酌使用之意。本条同时兼有下焦的阳气偏虚而有寒，小柴胡汤并不能治"手足冷"之证，但是由于多种病机同时存在，先表后里的治则仍较重要，因此仍先以小柴胡汤治在外之邪。至于本证的"大便硬"，一方面小柴胡汤中的柴胡有"推陈致新"的作用，另外，通过使用小柴胡汤，"上焦得通，津液得下"，如203条说，"以津液当还入胃中，故知不久必大便也"。参《伤寒论》234条："阳明病，脉迟，汗出多，微恶寒者，表未解也，可发汗，宜桂枝汤。"本条见脉迟仍用桂枝汤发汗，是由于见"汗出多，微恶寒"，反映表证仍在，与本条的情况相似，是在诸证之上见"头汗出"，"微恶寒"，因此反映正虚津亏而表证仍在，故此仍当先解表，但是不能用桂枝汤发汗，而用小柴胡汤以扶正解表。

　　进一步讨论，本条的"阳微结"指"风邪微结"，"阴结"指"寒邪停结"。本条的"阳微结"现在多解释为"因热结在里而大便秘结，叫'阳结'，热结的程度轻，叫'阳微结'"。这种解释的主要依据来自《辨脉法》的一段文字："问曰：脉有阳结阴结者，何以别之？答曰：其脉浮而数，能食，不大便者，此为实，名曰阳结也。"可是这里的"阳结"是指脉象，亦非指"大便硬"，而纵观整部《伤寒论》，亦无以"阳结"作为大便硬的解释，因此此说无据。笔者在《伤寒六经原意·发于阴阳》一文中指出，"发于阳"即病起于"中风"，"发于阴"即病起于"伤寒"，由此理解本条的"阳微结"，"阳"指"中风"，"阳微结"

即是"风邪轻微停结"的意思，故此文中强调说，"阳微结，必有表"。按《伤寒论》第2条对于"中风"证候的描述，感受风邪当见汗出，笔者在《伤寒六经原意·中风》一文中指出，中风的汗出是由于风为阳邪、风性开泄所致，由此理解本条的"阳微结"，由于轻微风邪在表停结，故此其证见"头汗出"而非周身汗出。至于"阴结"，"阴"是指"伤寒"，即寒邪停结，尤其是寒邪停结在里的意思，即是少阴病的主要病机。

本条最后说，"设不了了者，得屎而解"，"不了了"即是指若没有经过治疗而不了了之，若大便能自下，反映津液自复而得下，则胃气因和三焦得通，正气恢复，故能抗邪而自愈。

本条目的，在于错综复杂的证候之中，辨别先后缓急，先表后里的重要性。使用小柴胡汤并不拘泥于"柴胡证"，只要病机符合亦可使用。本条提示脉象的仔细辨别，首先脉象自身可有多种兼夹，注意仔细区分，另一方面，脉象所反映的是病机的某一侧面，最后诊断治疗为何，仍要四诊合参以判断。

顺带讨论，本条的"半在里半在外"一句，是后世理解少阳病"半表半里"的出处，可是在诸条小柴胡汤证之中，均无此论述。此句在本条之中的意义，在于提醒仍有邪气在表，不可单纯以为在里，实际上侧重于"半在外"的意思。本条当属于"非典型"的小柴胡汤证，其病机并非完全为小柴胡所能解决，尤其是在"半里"的部分，并非典型的小柴胡汤证，本条的"半里"是指下焦阳虚寒盛的病机。因此，本句"半在里半在外"，本义并非指一般小柴胡汤证的表里病位特点，而是专指本条的病机情况，故此不宜以"半在里半在外"或"半表半里"作为一般小柴胡汤证的病位解释。

5.《伤寒论》第 229 条

"阳明病，发潮热，大便溏，小便自可，胸胁满不去者，与小柴胡汤。"

本条在阳明病篇，目的在与承气汤证作鉴别。在阳明病见"潮热"，参《伤寒论》208 条："阳明病，脉迟，虽汗出不恶寒者，其身必重，短气，腹满而喘，有潮热者，此外欲解，可攻里也。"有潮热反映外证已除，已经成为胃热炽盛的阳明证，而在209 条说："阳明病，潮热，大便微硬者，可与大承气汤，不硬者，不可与之。"阳明病发潮热的典型症状当为大便硬，可是本条却相反，见"大便溏"，便溏可反映脾胃虚寒。《伤寒论》191条后半段说："必大便初硬后溏，所以然者，以胃中冷，水谷不别故也。"《金匮要略》十四篇 19 条又说："水谷不化，脾气衰则鹜溏。""小便自可"是与阳明中寒作鉴别诊断，《伤寒论》191条的前半段说："阳明病，若中寒者，不能食，小便不利。"阳明中寒的大便初硬后溏，当同时伴有小便不利，而本证在阳明病见小便可，表示并非胃中虚冷所致。故此可推论，本证见发潮热，是由于阳明胃热炽盛，可是同时伴有便溏，反映素有脾气偏虚，因此不可用承气汤攻下。

在此前提下见"胸胁满"，属"柴胡证"。这里更强调"不去"，在仲景书中的"不去"多是相对于误治以后的情况而言，如《伤寒论》78 条说，"大下之后，身热不去"，80 条又说，"医以丸药大下之，身热不去"，《金匮要略》十四篇 21 条说，"而大下之，气击不去，其病不除"。由此理解或许本条亦有误下的病史。另外，"不去"亦反映邪气本有出路，可是却未能抗邪。如《伤寒论》353 条说，"大汗出，热不去"，大汗出后邪热有出路，但是热仍未去，又如《金匮要略》二十篇 2 条说，"所以血不止者，其癥不去故也"，二十二篇 9 条又说，"曾经半产，瘀血在少腹不去"，本身下血当能祛瘀，可是其瘀血仍在不去。由此理解本条内容，由于本证有"便溏、小便可"，下焦邪气或许能从二便而去，可是胸胁满仍在，反映正气偏虚，未能抗邪。

本证虽然有阳明胃热与脾气偏虚的病机，可是由于正气偏虚而邪气在下焦营血，虽然没有邪气在太阳，由于已经符合小柴胡汤证的核心病机，因此即可用小柴胡汤治之。小柴胡汤证加减法二与三，亦是在小柴胡汤证基础上兼见阳明或太阴见证，故此小柴胡汤证确实可兼夹这两方面的病机，可是其证未见"渴"，可

知胃热津伤较轻，未见腹中痛，脾虚气滞较轻，因此仍单以小柴
胡汤治之。

本条当与《伤寒论》104 条作比较。104 条说："伤寒十三
日，不解，胸胁满而呕，日晡所发潮热，已而微利，此本柴胡
证，下之以不得利，今反利者，知医以丸药下之，此非其治也。
潮热者，实也。先宜服小柴胡汤以解外，后以柴胡加芒硝汤主
之。"本条同样见"胸胁满"、"潮热"，而"微利"亦可理解为
轻微便溏，其成因是由于误下。在此基础上若仍有外证，则当用
小柴胡汤以解外，外解后可以柴胡加芒硝汤治其阳明潮热的兼
证。相较 229 条，由于已非"微利"而是"大便溏"，反映脾气
偏虚，故此亦不用"柴胡加芒硝汤"以兼清阳明胃热，而只用小
柴胡汤以集中治疗下焦邪气。由此理解，229 条并非考虑治"潮
热"，而是分清先后缓急，由于正虚偏重，先以"扶正祛邪"
为要。

6.《伤寒论》第 230 条

"阳明病，胁下硬满，不大便而呕，舌上白苔者，可与小柴
胡汤。上焦得通，津液得下，胃气因和，身濈然汗出而解。"

本条承上条而来，其证加重，从"胸胁满"而演变成"胁下
硬满"，反映邪气停结在下焦更重，正气更虚不能抗邪。"呕"亦
是"柴胡证"，同时见"不大便"，这并非由于胃热津伤而成燥
屎，而是由于邪气在下，津液不通所致，其机理如上述 148 条
"阴结"见大便不通。至于"舌上白苔"，在仲景书中较少舌苔的
论述，可是参本条后文说"胃气因和"，可理解白苔是"胃气不
和"的反映。

本证的病机，是在阳明病的过程中，由于正气偏虚而邪气停
结在下焦较重，继而影响中焦脾胃营卫宣散，因此，用小柴胡汤
的目的主要在治疗下焦的邪气停结。若以具体方药仔细推论，当
以小柴胡汤加减法四，"若胁下痞硬，去大枣，加牡蛎四两"
治之。

本条后段明确指出了小柴胡汤的功效，在于宣通上焦、通降

下焦，使中焦营卫气通，则胃气自和，从而正气抗邪，周身汗出而邪去。此条文虽然本在说明阳明病用小柴胡汤的机理，可是在其他诸种小柴胡汤证中皆可适用。

7. 《伤寒论》第 231 条

"阳明中风，脉弦浮大，而短气，腹都满，胁下及心痛，久按之气不通，鼻干，不得汗，嗜卧，一身及目悉黄，小便难，有潮热，时时哕，耳前后肿。刺之小差，外不解。病过十日，脉续浮者，与小柴胡汤。"

本条前段的内容，并非小柴胡汤所能治之。本条在阳明病而感受风邪之后，出现"脉弦浮大"，脉弦反映邪气在下焦肝血，其病同时见"胁下痛"可证，可是除此之外，"脉浮大"是正虚而邪气在表的脉象。如《伤寒论》30 条说："寸口脉浮而大，浮为风，大为虚。"《平脉法》又说："脉浮而大，浮为风虚，大为气强。"《辨不可下病脉证并治》说："脉浮而大，浮为气实，大为血虚。"脉浮大反映正虚而仍有邪气在表，故此后文说"外不解"，可知此条一开首的"中风"即指风邪仍在表。脉浮大除了指仍有正虚而邪气在表，本身气血亏虚亦可见脉浮大，如《金匮要略》六篇 8 条说，"劳之为病，其脉浮大"，脉浮大是虚劳的典型脉象，因此本证属气血亏虚较重而邪气同时入里。因营卫气血不足，上焦营卫不通，故此见上焦的"短气"、"心痛"之证，且有脾虚腹满气滞，营虚津伤而鼻干、无汗、小便难。"有潮热"如前文所论，反映病机同时有阳明胃热。除了此等虚证以外，更见"一身及目悉黄"，笔者在《发黄证治》一文中已有详细讨论，在此不再重复。

这里进一步指出，若见脉浮而不弦大，反映血虚较轻，此时可考虑仍以先表后里的治法，先以小柴胡汤解外。此时身体发黄之证虽然仍在，但由于里虚较轻，可以先用柴胡汤治疗以分清先后缓急。如《金匮要略》十五篇 21 条说："诸黄，腹痛而呕者，宜柴胡汤。"本条同样以柴胡汤治疗发黄及腹痛而呕之证，但其实小柴胡汤并非能治黄，只是分缓急治疗而已。本条说明，若气血亏虚较重之证，即使邪气在表在里，小柴胡汤亦不适宜使用，要等候正气恢复才可用之。

本条当与《伤寒论》98 条的发黄证互参，进一步讨论见后文"非'柴胡汤证'的鉴别"。

8.《伤寒论》第 266 条

"本太阳病不解，转入少阳者，胁下硬满，干呕不能食，往来寒热；尚未吐下，脉沉紧者，与小柴胡汤。"

本条记载在少阳病篇，明确指出太阳证仍在而转入少阳，即具有胃虚而虚热上炎的病机特点。在此时见各种"柴胡证"，脉象见"沉紧"，如上述 148 条见脉沉细而紧，不同处在于没有"脉细"，脉沉紧反映寒邪在里。

本条的重点在于强调"尚未吐下"。《伤寒论》264 条说："少阳中风，两耳无所闻，目赤，胸中满而烦者，不可吐下，吐下则悸而惊。"笔者在《伤寒六经原意·少阳病概念》一文中指出，本条不可吐下的原因，是针对大陷胸汤证与栀子豉汤证的鉴别诊断。假若误用吐下，病情或许出现改变。《伤寒论》267 条说："若已吐、下、发汗、温针，谵语，柴胡汤证罢，此为坏病。知犯何逆，以法治之。"误治之后要视乎新的病情转变，再以相应之法治之。

本证用小柴胡汤的原因明确，是由于太阳证仍在而邪气入里。另外，由于本证见"胁下硬满"，若仔细考虑当以小柴胡汤加减法四治之。

9.《伤寒论》第 379 条与《金匮要略》第十七篇第 15 条

"呕而发热者，小柴胡汤主之。"

本条单见"呕而发热"两证，即选用小柴胡汤治疗，其辨证是否如此简单？确实如此。按上文所论，"伤寒五六日，呕而发热者，柴胡汤证具"，呕而发热的意思是，发热即反映邪在太阳，而非少阳的"往来寒热"，在太阳病的过程中见"呕"，即属于邪气入里，属于柴胡证，故此可用小柴胡汤治之。但是，既然本证在前处已经出现，为何在此处要重复？

本条出自《伤寒论》中的厥阴病篇，目的是与多种厥阴病过程中出现的"呕"作鉴别，而且即使在《金匮要略》十七篇之中的此一条文，亦是为了与多种呕吐作鉴别。若从呕吐作为类证鉴别的角度，则在各种呕吐之中，唯有小柴胡汤证的呕吐是兼有发热的，其余呕吐一般不见发热，或兼有其他证候。假若单见"呕而发热"而无其他证候，则只有小柴胡汤证。如此理解本条的辨证方法，除了见此二证外，尚要排除其他证候的出现。

除了小柴胡汤证见"呕而发热"以外，在《伤寒论》12 条的桂枝汤证，亦见"发热"而"干呕"，可是这里仍要仔细鉴别。桂枝汤证所见的是"干呕"，此由于营卫不和影响中焦营卫宣发所致，而小柴胡汤证所见的呕吐，是邪气从表入里，同时营卫气偏虚所致，因此桂枝汤证只见干呕，干呕即是无物吐出，可理解为呕吐程度较轻，而小柴胡汤证的呕吐程度较重。由此一比较，亦可从侧面助证小柴胡汤证与桂枝汤证的关系，太阳中风较为接近少阳病的病机特点。

10. 《伤寒论》第 394 条

"伤寒差以后，更发热，小柴胡汤主之。脉浮者，以汗解之；脉沉实者，以下解之。"

本条出自《伤寒论·辨阴阳易差后劳复病脉证并治》，在大病瘥后而见发热，即是反映"劳复"，邪气仍在表，可是由于大病过后正气偏虚，故此邪气在表并非立刻考虑发汗，而是以小柴胡汤"扶正解表"。

本条再与上一条枳实栀子豉汤证作比较，同样是大病瘥后劳复，笔者在《伤寒治内方证原意·栀子豉汤证属少阳病》一文中指出，本证并非见恶寒发热，而是以"烦"为见证。到了本条更见"发热"，代表脾胃气较为充足，正气能抗邪气，到本条中段在发热基础上更见"脉浮"，反映正气充足，正邪交争在表，则可用一般发汗法治之。

11.《金匮要略》第十五篇第 21 条

"诸黄，腹痛而呕者，宜柴胡汤（必小柴胡汤，方见呕吐中）。"

本条在上文亦有略论，这里进一步指出，小柴胡汤证见"腹痛"，当考虑以小柴胡汤加减法三，"若腹中痛者，去黄芩，加芍药三两"治之。在各种其他柴胡汤类方之中，均无"腹痛"的证候，故此本条后注说"必小柴胡汤"当为正确。

应注意，这里在发黄的前提下用小柴胡汤，当与《伤寒论》98 条作鉴别，假若"本渴饮水而呕者，柴胡汤不中与也"，即是指若属谷疸发黄，胃中湿浊停滞之证，则不当用小柴胡汤。故此，本条见发黄而仍用小柴胡汤，必然是胃中湿浊较轻，饮水后不出现呕吐，类似于上述 231 条"病过十日，脉续浮者，与小柴胡汤"的情况。详细讨论见后文"非'柴胡汤证'的鉴别"部分。

12.《金匮要略》第二十一篇第 2 条

"产妇郁冒，其脉微弱，呕不能食，大便反坚，但头汗出。所以然者，血虚而厥，厥而必冒。冒家欲解，必大汗出。以血虚下厥，孤阳上出，故头汗出。所以产妇喜汗出者，亡阴血虚，阳气独盛，故当汗出，阴阳乃复。大便坚，呕不能食，小柴胡汤主之。"

本条属产后病，由于产后血虚而寒盛，下焦营血不足，因此见脉微弱。本条的见证包括呕不能食、大便坚硬、头汗出、郁冒，其证除了"呕不能食"之外，其余均非柴胡证。本条的大便坚硬、头汗出，类似于《伤寒论》148 条的证情，可是本证的头汗出并非由于"阳微结"的轻微风邪在表，而是由于血虚而"孤阳上出"所致，反映了少阳病虚热上炎的病机。虽然并非"半在外"之证，但是其病机为血虚而邪气在下、虚热上炎，符合小柴胡汤证的病机特点，因此以小柴胡汤治之。

13. 小结

综合上述十多条小柴胡汤证治的条文，邪气的不同程度、正气的强弱，以及病位的兼夹等诸多因素，是造成小柴胡汤证复杂多变的原因，同时亦体现了小柴胡汤的灵活辨证方法。每一条条文均重视病情来路，是否仍有邪在太阳是其中一个关键点。假若邪在太阳，但见一柴胡证即可诊断。假若没有邪气在表，而只要符合小柴胡汤证正虚而邪气在下焦的核心病机，具备充分"柴胡证"亦可使用。

　　小柴胡汤证可分为外感与内伤两大类。在《金匮要略》中出现的三条小柴胡汤证，均是以血虚为主的内伤杂病，而其余在《伤寒论》中的小柴胡汤证，则是在外感邪气的前提下，因正气偏虚而邪气因入。由此可知，外感与内伤的小柴胡汤证，均有正气偏虚的前提，只是外感病过程是邪气从外到内的逐步深入，而内伤杂病则可不经过表而直接入里。

　　各条文均在提示典型与不典型小柴胡汤证之分，在多种病机共存的情况下，如何分清先后缓急，判断是否适用小柴胡汤。在个别条文中并无柴胡证可辨别，但是在病机诊断上符合小柴胡汤证的正虚而表里同病的病机特点，亦可斟酌使用小柴胡汤。

五、非"柴胡汤证"的鉴别

　　《伤寒论》中有三条条文提示了"并非柴胡证"的证情，以示人小柴胡汤类似证候的鉴别，以下逐一讨论。

1.《伤寒论》第98条

　　"得病六七日，脉迟浮弱，恶风寒，手足温，医二三下之，不能食，而胁下满痛，面目及身黄，颈项强，小便难者，与柴胡汤，后必下重。本渴饮水而呕者，柴胡汤不中与也，食谷者哕。"

　　本条见证与小柴胡汤类似。一开始"得病六七日"，与典型小柴胡汤证的"伤寒五六日，中风"病程类似，继而见恶风寒、手足温，误下后仍见"颈项强"，说明仍有邪气在表，而见"胁下满痛"，此为"柴胡证"，按理当属"但见一证便是"，考虑用小柴胡汤。

　　本条应与《伤寒论》195条互参。本条一开首说明"脉迟浮弱"，其中浮弱之脉反映外邪仍在。如《伤寒论》42 条说，"太阳病，外证未解，脉浮弱者，当以汗解，宜桂枝汤"，当中的脉弱反映正气偏虚。严格而言，本条所见的"不能食"并非"柴胡证"，小柴胡汤证是见"不欲饮食"而非"不能食"。《伤寒论》190 条说："阳明病，若能食，名中风；不能食，名中寒。"不能食是阳明中寒证的表现。再看 195 条说："阳明病，脉迟，食难用饱，饱则微烦头眩，必小便难，此欲作谷疸。虽下之，腹满如故，所以然者，脉迟故也。"195 条见"脉迟"，而且见"食难用饱"的阳明中寒不能食表现，与本条情况相近，而且 195 条后面更说"饱则微烦头眩"，烦与头眩均属于少阳证，是胃虚而虚热上炎的表现，由于胃虚而不能运化水谷，则出现水停胃中，故津液不下而小便难，接着更说"此欲作谷疸"，意思即这已经具备了形成黄疸病的病机基础。笔者在《发黄证治》一文中指出，由于谷疸之证是"脾寒胃热"所造成，因此本证见"脉迟"已经有脾气虚寒的基础，加上饱食之后，使谷气不消，若进一步使胃中浊气下流，形成瘀热在里，则可见发黄，故此 195 条说"欲作谷疸"。

由此反观本条证情，同样见"不能食"、"小便难"，不同点在于本条已经见"面目及身黄"，意即"谷疸"已成，是"由于脾气受伤，胃不能消谷则胃中生湿浊之气"。在此前提下仍兼有邪气在表，虽然是有类似小柴胡证的病情，但是小柴胡汤证并不能治疗胃中湿浊停滞的谷疸，反而小柴胡汤能补中焦脾胃，能使病情加重。因此文中说，"与柴胡汤，后必下重"，"下重"即是指下利严重，如《伤寒论》365 条说，"下利，脉沉弦者，下重也"。本条的下重反映误用小柴胡汤之后，使胃中湿浊加重，脾胃更伤，因而出现脾虚更重而下利。

本条最后更出现另一种辨证提示："本渴饮水而呕者，柴胡汤不中与也，食谷者哕。"上述谷疸本当属"茵陈蒿汤"证，其证当见"渴引水浆"，这种渴的成因需要与小柴胡汤证加减法一的渴作鉴别，前者有胃中湿浊停滞，后者则无湿浊而是胃热津伤。虽然此时见"呕"的类似柴胡证，但是此呕的机理并不相同，是由于胃中湿浊停滞。《金匮要略》十五篇 2 条的"酒疸"证即可出现"时欲吐"，是由于同时兼有中上焦之热所致。故此，张仲景运用一个简单鉴别方法，小柴胡汤证若见渴，由于无胃中湿浊停滞，当能饮水，假若渴欲饮水则呕，属于胃中湿浊停滞，故此说"柴胡汤不中与也"，在这种前提下若再"食谷"，参《伤寒论》226 条说，"若胃中虚冷，不能食者，饮水则哕"，由于本有胃虚冷，不能消谷，故再饮水则不能消水而见哕。

　　本条证情在于与后一条作鉴别，《伤寒论》99 条："伤寒四五日，身热恶风，颈项强，胁下满，手足温而渴者，小柴胡汤主之。"两者病情类似，同样见恶风、颈项强、胁下满、手足温与渴，不同点在于没有不能食、小便难与面目及身黄，此等证亦正是谷疸的主要见证。由此可知，小柴胡汤证的使用禁忌，在于不可用于谷疸之证，其能使病情加重。

　　本条亦当与 231 条互参，上文已有略论，该条具有柴胡证，但是同时兼有"一身及目悉黄"、"小便难"，反映谷疸已成，已非小柴胡汤能治之证，而且见"腹满"、"时时哕"，反映脾胃气已虚。只是在"病过十日"之后，若脉象从"弦浮大"而变成"脉浮"，虽然诸证仍在，但是反映正气偏虚得复，可知胃中湿浊停滞亦有缓减，中焦脾胃能化生营卫气血，由此理解，谷疸病机为次，可以小柴胡汤先解外，后再治疗发黄。

　　2. 《伤寒论》第 123 条

　　"太阳病，过经十余日，心下温温欲吐，而胸中痛，大便反溏，腹微满，郁郁微烦，先此时自极吐下者，与调胃承气汤。若不尔者，不可与。但欲呕，胸中痛，微溏者，此非柴胡汤证，以呕，故知极吐下也。"

　　本条首先是从太阳病而来，但已"过经"，邪气并不在表。本条见类似"柴胡证"的表现，主要在于后段说，"但欲呕，胸中痛，微溏者，此非柴胡汤证"，此等证与小柴胡汤证有类似之处，但是仔细鉴别却有所不同。"呕"可属于柴胡证，但是本条是"欲呕"而非"呕"，亦非与"心烦"并见；柴胡汤证可见

"胸满胁痛"、"胸胁苦满"，但未见"胸痛"；在《伤寒论》229条的小柴胡汤证条文亦见"大便溏"，但便溏并非柴胡证，而是脾气虚的反映，故此本条同样见"腹微满"。另外，本条见"郁郁微烦"，小柴胡汤证可见"心烦"，但是本条明确地用"郁郁微烦"此一术语。《伤寒论》103 条说："呕不止，心下急，郁郁微烦者，为未解也，与大柴胡汤下之则愈。""郁郁微烦"并非小柴胡汤证的典型表现，可是这一条却未见呕不止、心下急。

　　本条属不典型的"结胸"证，结胸以"胸痛"为特点，但是其证开始见"微烦"。《伤寒论》133 条说，"结胸证悉具，烦躁者亦死"，假若更进一步见"烦躁"则属死证，此是结胸见正气偏虚而虚热上炎较重的反映，而本条已经见便溏、腹微满，脾气已虚，不能再承受大陷胸汤的猛攻。

　　面对如此病机矛盾，张仲景提示要趁先机治之。文中说，"先此时自极吐下者，与调胃承气汤"，这里要理解"先此时"的意思，先此时并非指在"过经"后而诸证皆未发生之时，假若诸证未见何以判断用调胃承气汤？后文说，"以呕故知极吐下也"，本条的"欲吐"当是由于使用吐下法后才生之证，由此理解，"先此时"当是指在"呕吐"、"胸中痛"与"便溏"出现之前，是由于本无呕吐与便溏，而误用"极吐下"之后则出现，而结胸的胸痛则是"病发于阳而反下之"的结果。由此理解，在吐下之前本只见"腹微满，郁郁微烦"，参《伤寒论》207 条说，"阳明病，不吐不下，心烦者，可与调胃承气汤"。假若没有呕吐而下，只见心烦，反映胃热炽盛，可用调胃承气汤治之。249 条又说，"伤寒吐后，腹胀满者，与调胃承气汤"，假如误用吐法之后见腹胀满，仍可用调胃承气汤治之。因此，假若在误用吐与下之后，仍然出现心烦，可知胃热仍在、正气不虚，仍可用调胃承气汤以和胃气。但是，假若一开始未使用吐下，而已经出现此等证候，反映正气本虚，并非胃热所致，故此非调胃承气汤所能治，属难治之证。

3. 《伤寒论》第 149 条

"伤寒五六日，呕而发热者，柴胡汤证具。而以他药下之，柴胡证仍在者，复与柴胡汤。此虽已下之，不为逆，必蒸蒸而振，却发热汗出而解。若心下满而硬痛者，此为结胸也，大陷胸汤主之；但满而不痛者，此为痞，柴胡不中与之，宜半夏泻心汤。"

本条亦强调"柴胡不中与之"，主要在于小柴胡汤证与半夏泻心汤证作鉴别。例如，在前一条的小柴胡汤证中见"心下满"，又如在《金匮要略》十篇 12 条的大柴胡汤证亦见"心下满痛"，心下满并非半夏泻心汤证的专利。本条说"但满而不痛者"，即是强调只见"心下满"而没有"伤寒五六日，呕而发热"等柴胡证，故此当属于半夏泻心汤的痞证。由此理解，"心下满"并不属于柴胡证，见此证亦不可即诊断为泻心汤证，仍要进一步鉴别。

4. 小结

上述三条，阐述了小柴胡汤证的三种鉴别。一是谷疸发黄胃中湿浊较重时，不可使用小柴胡汤。二是提示与结胸证作鉴别，柴胡证当见胸满而非胸痛。三是小柴胡汤证与半夏泻心汤证的鉴别，泻心汤证并无"柴胡证"，无表邪且只见"心下满"。上述"非柴胡证"的条文，对于准确应用小柴胡汤有重要意义。

六、讨论：小柴胡汤在临床十分常用的原因

小柴胡汤是现代临床中十分常用之剂，某些医家甚至在临床中治疗大部分病证均使用小柴胡汤，究竟为何？

首先指出，现代一般医家对于小柴胡汤的理解与本文的认识并不相同。一般多认为小柴胡汤属于"和解剂"，功效平和，和解枢机，调和肝脾，或更有认为柴胡能够升散而"辛凉解表"。在此前提下，由于对小柴胡汤的病机认识各有不同发挥，这一种"模糊"的认识反而成为了广泛使用小柴胡汤的原因。由于对"枢机不利"的理解各家看法不同，致使小柴胡汤的诊断应用范围不断扩大。当然，此认识并非仲景原意，实际上后世医家也甚少以小柴胡汤原方抑或原方剂量治病，故此亦没有达到小柴胡汤

的原本功效。可以说，后世大部分医家所用的只是小柴胡汤的部分药物组成，而非小柴胡汤的原方。

再者，即使从本文的角度出发，小柴胡汤亦确实是张仲景手中的常用之方，从其条文之多、所治疗的病情之复杂、病机范围之广泛可证。上文亦指出了小柴胡汤的治疗范围跨越了六经之中的五经，包括了表里三焦的范围，能宣上通下而补中下，实即能疏通三焦，无论"外感"与"内伤"皆可以用。另外，小柴胡汤的特点是"有表证可以用，无表证亦可以用"，小柴胡汤"扶正解表"的功效特点，使其在虚人外感的病情中可广泛使用。故此，在大部分病证中，即使并非是柴胡汤证的病机，但用上了小柴胡汤，由于其方能通利三焦，按《金匮要略》第一篇第2条所说的，"若五脏元真通畅，人即安和"，三焦通达，则营卫气血通畅，自能正气抗邪而病愈。

再从反面来说，小柴胡汤证的"禁例"较少，只有上述三种个别情况下提出不用小柴胡汤，包括发黄、大陷胸汤证、半夏泻心汤证，除此之外，绝大部分情况均可用之。

以上多种因素，成为小柴胡汤能被广泛使用的原因。小柴胡汤从其组方本义上，适用范围较广，当然这不代表临床辨别小柴胡汤证可较为随意。从张仲景对于小柴胡汤证的辨别，以及其加减法可知，他在辨证使用时十分严谨，加减一味药，甚至加减其中剂量，均有明确法度。故此，明确张仲景对于小柴胡汤应用的本源理论思想，对于现代临床应用仍有十分重要的意义。

大柴胡汤证无邪在阳明

在《小柴胡汤证重在邪结下焦》一文中，笔者已经对小柴胡汤证的病机及其方义有深入论述，本文在此基础上再对大柴胡汤进行分析。

大柴胡汤是除小柴胡汤外，在《伤寒论》中出现条文较多的一首柴胡剂，现代对于大柴胡汤证的认识，多为其方属于"少阳病兼有阳明里实"，但是按原文考证，张仲景对大柴胡汤的认识并非如此。以下先直接从大、小柴胡汤的关系说起。

一、从各"大、小"经方看大、小柴胡汤关系

在《伤寒论》中有六首以"大、小"关系相对的方剂，大、小柴胡汤是其中之一，另外还有大、小青龙汤及大、小承气汤等，理解这等"大、小"相对的经方关系，能助明白大柴胡汤证的病机与方义。

"大、小"经方的关系，在于有无考虑正虚，是否"泻而无补"。笔者在《伤寒治内方证原意·三承气汤证治再考》一文中指出，大承气汤证的典型病机是"胃热炽盛而有燥屎"，这是由于正气充足、邪正交争激烈所导致，其方单一考虑攻下而不补。小承气汤治疗"胃热胃虚腑实证"，其证有偏虚的一面，因此其通下力量相对和缓。由此理解两方关系，即小承气汤考虑了正虚，大承气汤则无虚而专一攻下，泻而无补。这种病机特点，在大、小青龙汤中亦有出现。大青龙汤是正气充足而无虚，因而正邪交争在表而激烈，故此专一发汗，其发汗力量是诸种汗剂之中最强的。小青龙汤证则是因正气偏虚而产生寒水停滞，因此其方要加上温补之药。除了以上两对"大、小"之方外，还有小建中

汤与大建中汤，建中汤，顾名思义是考虑建中焦脾胃阳气。在本书《桂枝汤方义在宣卫降营》一文中笔者指出，小建中汤证具有营气亏虚的病机，因此其方用饴糖以补之。大建中汤在《金匮要略》十篇14条中治疗"心胸中大寒痛，呕不能饮食，腹中寒"，其方中用蜀椒、干姜、人参，目的明显在于温中散寒，相较小建中汤的温通力量更强。

　　由此理解大、小柴胡汤的关系。小柴胡汤证是以下焦营血偏虚而邪气停滞在里为其病机核心，或兼有中焦偏虚、虚热上炎、热在上焦等其他病机，若按上述"大、小"诸方的关系来看，则大柴胡汤证的正虚较轻，其方义并不考虑补益，是专一"泻而不补"，以通降邪气为主要目的。这一病机特点在张仲景对大柴胡汤的功效描述可证。《伤寒论》103条说，"与大柴胡汤下之则愈"，而在《金匮要略》十篇12条说，"此为实也，当下之，宜大柴胡汤"，大柴胡汤属于"通下"之剂，相对于小柴胡汤中柴胡能通降中下焦营血之功，则大柴胡汤的通降力量更强，能通下大便，按现代方剂学分类可归属于"泻下剂"之列。

二、大柴胡汤方义与病机分析

　　大柴胡汤与小柴胡汤皆用七味药，若以小柴胡汤为基础看大柴胡汤，两方同用柴胡、黄芩、半夏、大枣、生姜，可知其证与小柴胡汤证一样具有邪气在下焦、胃虚而虚热上炎的病机特点。大柴胡汤中生姜加重二两，剂量为五两，生姜在小柴胡汤中使用的目的本在于助半夏宣散中焦脾胃精气，以治呕吐，加重生姜剂量即为加强了宣散中焦脾胃阳气，反映气机上逆的呕吐证情较重，呕吐加重反映正气意欲抗邪，相对而言胃气虚较轻。另外，生姜用五两这一剂量层次，除了在大柴胡汤之外，还有旋覆代赭汤、桂枝芍药知母汤与竹叶汤等三方，此三证皆有胃虚而气机上逆的病机可证。

　　大柴胡汤是小柴胡汤中去人参、甘草。方中去人参的目的，即如小柴胡汤加减法六"去人参"之意，反映其下焦营血偏虚较

轻，因此不用人参。至于去甘草的目的，在小柴胡汤并无去甘草
的加减法，其意类似于调胃承气汤用甘草而大承气汤中则去之，
又如小建中汤用甘草而在大建中汤中则去之，由此理解，在专一
通行的时候，则去甘草以除其甘缓之性，在专一通行之时不补胃
气，使全方药力猛烈。

　　大柴胡汤的独特之处，在于加上芍药三两、枳实四枚。加上
芍药的原因，如小柴胡汤加减法三中"加芍药三两"之意，目的
在于加强通降营气，治疗中下二焦的营气郁滞，加芍药同时反映
营气相对不虚。加枳实的目的，参笔者在《伤寒治内方证原
意·栀子豉汤证属少阳病》一文中，对枳实栀子豉汤这样解释，
枳实不单有补中益气的作用，亦能行气走表，再看张仲景在上焦
气滞之证中，多用枳实而不用厚朴，如橘枳姜汤和桂枝生姜枳实
汤等，可知枳实的作用部位偏上。本方用枳实四枚，此一剂量亦
见于栀子厚朴汤、厚朴大黄汤、枳实薤白桂枝汤等三方。栀子厚
朴汤在《伤寒论》以"心烦、腹满、卧起不安"为见证，厚朴大
黄汤在《金匮要略》十二篇26条以"支饮胸满"为单一见证，
而枳实薤白桂枝汤在《金匮要略》九篇5条以"胸痹心中痞，气
结在胸，胸满，胁下逆抢心"为见证。三方以枳实为共有药物，
三证的共同点是病在上焦，可证张仲景在大柴胡汤中运用枳实，
目的在通行上焦之气，《神农本草经》载枳实"味苦，寒"，枳实
的行气同样是以"苦降"为主，通降上焦之气，并且性寒能清上
焦之热。

　　综合全方，方中仍以柴胡为主药，目的在于通降营气，以治
疗下焦营血的邪气停结，而以芍药配柴胡，则助柴胡通降营血之
功。枳实配柴胡，则使通降之功从上焦开始，一直通降至下焦。
方中用黄芩清上焦之热，配枳实亦能助之，配上半夏、生姜，则
在于宣散中焦脾胃精气，配大枣则补中焦脾气。全方配伍，共奏
苦降辛开而补中之功，相较小柴胡汤则无补下焦营血，其方通行
力量专一，重在通降营血以除邪气。

三、大柴胡汤有无大黄

《伤寒论》103 条及 136 条小柴胡汤的方后注均云："一方，加大黄二两。若不加，恐不为大柴胡汤。"大柴胡汤在《伤寒论》的原方本无大黄，但按此林亿等人的注文，大柴胡汤当有大黄二两。那么，究竟大柴胡汤原方中当有大黄否？为何林亿认为大柴胡汤中应有大黄？

在《伤寒论》另外两首方的后注中，林亿亦有类似的药物补充注文。例如在 14 条的桂枝加葛根汤后注中说："臣亿等谨按仲景本论，太阳中风自汗用桂枝，伤寒无汗用麻黄，今证云汗出恶风，而方中有麻黄，恐非本意也。"又如 154 条大黄黄连泻心汤后注说："臣亿等看详大黄黄连泻心汤，诸本皆二味；又后附子泻心汤，用大黄、黄连、黄芩、附子，恐是前方中亦有黄芩。"这两方的药物加减校注文字，林亿均有说明其依据，是"理校法"的一种，可是在大柴胡汤加大黄的注文之中，则无列出详细论据，故此要推测其因。加大黄的原因，一方面由于大柴胡汤属于通下之剂，而在《伤寒论》中三承气汤、大陷胸汤、抵当汤、桃核承气汤，以及《金匮要略》中的大黄附子汤、大黄硝石汤、大黄牡丹汤等通下之剂均用大黄，反过来说，没有明确说明"下之"却不用大黄之方。另一方面，《金匮要略》十篇 12 条的大柴胡汤证，其方有大黄二两，属一文献例证。

应当指出，加大黄二两严格而言并不符合仲景习惯。林亿的校文中没有列出其依据，可知林亿在仲景书中亦未有找到更合理的文献依据。虽然在《金匮要略》中有一文献例证，由于《金匮要略》中有大量被后世修改的痕迹，如大柴胡汤中的"生姜"一药文字有所不同，且无"切"的药后注，大枣亦无"擘"，可知其中所载之方不及《伤寒论》可靠。再者，《伤寒论》中大柴胡汤的方后注明确说"上七味"，可证其方为七味药，无大黄当为原文。而且，大黄运用"二两"，此一剂量层次之中，有大黄黄连泻心汤、附子泻心汤、茵陈蒿汤、桂枝加大黄汤、柴胡加龙骨牡蛎汤、下瘀血汤。这些方中用大黄的目的均不在于单独"通下"大便，或从另一角度说，相较上述所有"通下"之剂，大黄均不用此剂量。其中尤其是柴胡加龙骨牡蛎汤，此方属于柴胡剂，参下一篇《小柴胡汤类方证治》一文中的分析，方中加用大黄二两的目的，在于治疗"谵语"一证，可是纵观诸条大柴胡汤条文均未见谵语。因此，加大黄二两似乎不属于原文的可能较大，即使大黄二两属于大柴胡汤的方药组成，加大黄的目的亦不能单纯理解为"通下"。

大柴胡汤的"通下"之功，是由于柴胡配伍芍药、枳实的效果，大柴胡汤中即使没有大黄，亦当有通下大便之功。首先，即使是小柴胡汤，在《伤寒论》148条中亦能治疗"大便硬"，《神农本草经》载柴胡能"推陈致新"，其功与"大黄"、"消石"相近，均能通下大便。另外，按张仲景的认识，芍药与大黄的功效类似。《伤寒论》280条说："太阴为病，脉弱，其人续自便利，设当行大黄、芍药者，宜减之。以其人胃气弱，易动故也。"大黄与芍药均能通降营气，胃气弱之人则当减之，以防通下太过而伤胃。由此理解，柴胡只要配上芍药、枳实，三药均为味苦降泄，定能产生通下大便的作用。当然，能否通下大便，应视乎病机而定，大小柴胡汤证的病机是邪气停结在下焦营血，因此其"通下"当是指这一病机得以解决，并不是所有"大便秘结"均能治之。

若大柴胡汤中有大黄二两，则其目的是加强通降营血之功，反映其证中下二焦营血郁滞较重。《伤寒论》279条说："本太阳病，医反下之，因尔腹满时痛者，属太阴也，桂枝加芍药汤主之；大实痛者，桂枝加大黄汤主之。"本书《桂枝汤方义在宣卫降营》一文中指出，桂枝加芍药汤中在桂枝汤基础上倍用芍药，可知其通降营血的功效更强，反映本证因误下之后胃气受损，营气停滞胃中，营卫不通，因而出现腹满痛。假若腹痛更甚见"大实痛"，反映营气郁滞甚重，因而加用大黄以助芍药通降胃气，使营气得下。因此，方中加上"大黄"，不能单纯理解为"通下便结"，而是在于"通降营气"。假若在大柴胡汤本身有三两芍药的基础上加上二两大黄，即如在桂枝加芍药汤的基础上加大黄二两而成桂枝加大黄汤之意，反映胃中营气郁滞加重。

在此笔者尝试提出一种假设，大柴胡汤或许有两种方药组成。目前没有更多文献依据，难以给大柴胡汤原文有无大黄作一定论。从理论角度看，加大黄虽然亦为合理，但必须要从条文的证候上得到病机的反映依据。例如，上文说桂枝加芍药汤见"腹满痛"，加大黄则见"大实痛"，可是在《伤寒论》中的三条大柴胡汤证，虽然或许可兼有"大便硬"，但均无任何"腹满"或"腹痛"的表现，而在《金匮要略》所载的大柴胡汤见"按之心下满痛"，这里虽然写成"心下满痛"，但是其方载于《金匮要略》的"腹满寒疝宿食"病篇，此条目的在与前述多条"腹满"证作鉴别。因此，本句当是"腹满"而"按之心下满痛"之意，由此理解，或许代表《金匮要略》的大柴胡汤中当有大黄，乃指这一病证的加减方，即如桂枝加大黄汤之意，而在《伤寒论》中大柴胡汤的三条条文则可不必加上大黄。这种同一方名而有不同药物的情况，在《伤寒论》中亦有类似例证。如调胃承气汤与小承气汤在《伤寒论》中有不同煎服法，又如在《伤寒论》394条治疗劳复"发热"而用的小柴胡汤，其所载之方中人参、黄芩、甘草、生姜均减轻一两而用二两，这一方过去亦有医家认为属于小柴胡汤的"一方二法"，即另一小柴胡汤之意。由此推测，或许大柴胡汤有两种方药组成亦无不可。此一观点有待进一步考证。

四、大柴胡汤各条证候分析

在讨论了大柴胡汤的病机与方义后，以下对大柴胡汤的五条条文逐一进行证候分析。

1.《伤寒论》第103条

"太阳病，过经十余日，反二三下之，后四五日，柴胡证仍在者，先与小柴胡汤；呕不止，心下急，郁郁微烦者，为未解也，与大柴胡汤下之则愈。"

　　本条一开始先病太阳，后来已"过经"，参《伤寒论》217条说"过经乃可下之"，"过经"即指病已经不在太阳，过经后却被误用下法，若误下后仍然有柴胡证，则还可用小柴胡汤治之。"柴胡证仍在者"当指在太阳病"过经"后而误下之前，已经有"柴胡证"，误下后病如前，故说柴胡证"仍在"。

　　"呕不止"、"郁郁微烦"属于"柴胡证"的延续。小柴胡汤证见"心烦喜呕"，而本条的"呕不止"是指服用小柴胡汤之后柴胡证的"呕吐"未止，仍出现"喜呕"不断，反映上焦邪气阻滞较重，脾气不升，胃气相对不虚。至于"郁郁微烦"一证，"郁郁"是指何种证候其意未明，按修辞手法理解，"郁郁"当是对"微烦"的形容，如12条的"啬啬恶寒，淅淅恶风，翕翕发热"，"啬啬"、"淅淅"与"翕翕"均属形容词，实际上只要单纯以"恶寒"、"恶风"与"发热"来理解亦可。那么"微烦"一证，在《伤寒论》中多指因虚而烦的"虚烦"证，如栀子干姜汤证与195条阳明中寒脉迟等均见"微烦"，但是本证用大柴胡汤，正气相对不虚，此"微烦"当属邪热扰心而其热较轻之象。《伤寒论》203条说："阳明病，本自汗出，医更重发汗，病已差，尚微烦不了了者，此必大便硬故也。以亡津液，胃中干燥，故令大便硬。""微烦"可属于"大便硬"的外证。又如，250条小承气汤证亦说："太阳病，若吐、若下、若发汗后，微烦，小便数，大便因硬者，与小承气汤和之愈。"103条的大柴胡汤证，先是被多次误下之后，正气不虚，故仍见小柴胡汤证，可因津液受伤而出现大便硬，故此以大柴胡汤下之。可是，《伤寒论》123条见"腹微满，郁郁微烦"而用调胃承气汤，笔者在《伤寒治内方证原意·三承气汤证治再考》一文中指出，调胃承气汤的通下并非因燥屎便硬已成，本证同样见"郁郁微烦"，可知此非"大便硬"已成的必然反映。而且本条亦未见203条的"自汗出"或250条的"小便数"，亦无其余"亡津液"的反映，故此尚未能明确诊断为大便硬已成，只能说有这一方面的趋势，所以，如调胃承气汤般急下存阴，以防大便硬。

本条的重点见证为"心下急"，反映邪气在上焦郁滞较重。此证独见于本条之中，在《伤寒论》中多见心下的"痞"、"满"、"痞硬"等，但唯独此处出现"心下急"，"急"即"拘急"、"紧张"的意思。《伤寒论》29条说"脚挛急"，106条说"少腹急结"，398条说"四肢拘急"，392说"少腹里急"等。"心下急"即如"少腹拘急"般，是指胃脘部拘紧的感觉，可理解为"心下痞满"的程度较重。笔者在《伤寒六经原意·三焦与体表部位对应关系》一文中指出，心下是上焦膈间在体表的对应部位，属于上焦的下部，是中上焦之间的枢纽，因此心下病证反映中上焦的气机上下不通。小柴胡汤证本身在148条亦见"心下满"，小柴胡汤证的加减法亦可见"心下悸"，甚至《金匮要略》十篇12条的大柴胡汤证亦见"心下满痛"，由此理解，本条大柴胡汤证以"心下急"为特有见证，反映上焦郁滞较重，中焦脾气散精受阻，中焦营气郁滞不下。此亦符合了大柴胡汤中加用芍药、枳实以增强通降中上焦营气的功效。

本条的辨证方法，是先用小柴胡汤未效，柴胡证"未解"却反而有加重的趋势，由此反映正气不虚。由于小柴胡汤中有人参、甘草等补益之药，若为正气不虚之证，用之则使中焦郁滞加重，故此出现"心下急"的新证，因此改用大柴胡汤专一通降。这种用方思路，类似于阳明病篇208与209条先用小承气汤的试探法，若病情更重则可用大承气汤。本条虽然一开始用小柴胡汤并非在于试探，而是因为有"柴胡证"而用之，可是用药以后病情未解而加重，其证反映正气不虚，故此改用更重之剂大柴胡汤治之。

本条当与《伤寒论》123条作鉴别。"太阳病，过经十余日，心下温温欲吐，而胸中痛，大便反溏，腹微满，郁郁微烦，先此时自极吐下者，与调胃承气汤。若不尔者，不可与。但欲呕，胸中痛，微溏者，此非柴胡汤证，以呕，故知极吐下也。"其与103条同样是"过经"之后的病证，两者证候相似，均见"郁郁微烦"，前者见"呕不止"、"心下急"，后者为"心下温温欲吐"，可是后者仍有其他证候，如"胸中痛，大便反溏，腹微满"等，故此后文说"此非柴胡汤证"。本书《小柴胡汤证重在邪结下焦》一文中指出 123 条属于非典型的"结胸证"，虽然部分证候与柴胡证相似，但是要仔细鉴别。

2.《伤寒论》第 136 条

"伤寒十余日，热结在里，复往来寒热者，与大柴胡汤；但结胸，无大热者，此为水结在胸胁也，但头微汗出者，大陷胸汤主之。"

本条使用大柴胡汤的原因，首先是伤寒十余日的外感病史，继而出现"热结在里"，若再出现"往来寒热"，则可使用大柴胡汤。笔者在《伤寒六经原意·无大热》一文中曾对本条作讨论，本条的"热结在里"本身是指白虎加人参汤证，但是假若出现"往来寒热"，则不当用白虎汤治之，而用大柴胡汤。

进一步理解，"热结在里"符合了小柴胡汤证的邪气停结下焦病机，更明确的如小柴胡汤能治"热入血室"，"血室"亦指下焦营血，相较而言"热结在里"则只强调了病位而不专指下焦的营血。由此理解，本条即是在外感病的过程中，演变成白虎加人参汤证，反映邪气已经入里而不在表，假若再出现"往来寒热"，即代表正气抗邪、邪气亦同时出表，正邪分争在表在里，因此不能再以白虎加人参汤治之，而改用大柴胡汤。

应讨论一点，为何出现"往来寒热"之时，并非用小柴胡汤而是直接用大柴胡汤？其实用小柴胡汤亦符合其病机，而以大柴胡汤更为合适，故此说"与大柴胡汤"而非"大柴胡汤主之"。小柴胡汤能够治疗"热入血室"之证，但是其证是在"妇人病"而"经水适断"之时，若用小柴胡汤之后其"血结"得解，则经水当能下而得愈。反观本条的"热结在里"并非一定为妇人病，或即使是妇人得病亦非在经水适来之时，若要使此"血结"得下，则要以通下力量更强之剂，故此证从"热结在里"而转见"柴胡证"，即可考虑用大柴胡汤治之。

本条的辨证方法，即是先按白虎加人参汤证诊断为"热结在里"，及后再出现"往来寒热"则可诊断为表里同病，因邪气仍在表而用大柴胡汤。"热结在里"并非外在证候，再加上"往来寒热"的病机，是故此证的辨证论治，除往来寒热以外尚要更多证候才能诊断。至于白虎加人参汤证的辨证，可参考笔者本书《白虎加人参汤证属表里三焦热盛》一文。

3.《伤寒论》第 165 条

"伤寒发热，汗出不解，心中痞硬，呕吐而下利者，大柴胡汤主之。"

本条先是"伤寒"的太阳病来路，仍有"发热"可知邪气仍然在表，如《伤寒论》149 条说，"伤寒五六日，呕而发热者，柴胡汤证具"，本条基本已经符合小柴胡汤证。本证见"汗出不解"，这里的"不解"即是指太阳病经过汗出之后邪气仍在，是指邪气仍在太阳，符合小柴胡汤证。

本条的重点见证是"心中痞硬"。在《伤寒论》中虽然有多处"心下"痞硬，可是唯独这一条见"心中"的痞硬。笔者在《伤寒六经原意·三焦与体表部位对应关系》一文指出，心中是上焦心脏的对应体表部位，其证与中焦胃有关，张仲景对"心中"与"心下"的位置区分严格。"心中痞"一证另外见于《金匮要略》第九篇第 5 条，"胸痹心中痞气，气结在胸，胸满，胁下逆抢心，枳实薤白桂枝汤主之，人参汤亦主之"，又如第九篇第 8 条，"心中痞，诸逆心悬痛，桂枝生姜枳实汤主之"。"心中痞"是"气结在胸"所致，即是上焦心气不通的反映，这与心阳虚或营血虚所引起的心悸、胸满有别。至于"硬"的原因，则如《伤寒论》第 158 条说，"此非结热，但以胃中虚，客气上逆，故使硬也"，是胃虚而客气上逆的反映。总而言之，本条的"心中痞硬"是上焦心气不通、客气上逆，反映小柴胡汤证上焦虚热上炎较重，营卫不通较重之象。故此，小柴胡汤已经不足以治之，而改以大柴胡汤。

本条当与心下痞证作鉴别。在本条的前一条，《伤寒论》164

条说："伤寒大下后，复发汗，心下痞，恶寒者，表未解也，不可攻痞，当先解表，表解乃可攻痞。解表，宜桂枝汤；攻痞，宜大黄黄连泻心汤。"本条正好强调"先表后痞"的治则，假若属于心下痞，则仍当先治表，但是本条并非痞在心下，虽然仍有痞证，则不属此条之列，可用大柴胡汤以先解外、表里同治。

本条的"下利"，是由于中下焦亏虚所致。对于本条的"下利"，过去有观点认为当改为"不利"，例如，《医宗金鉴》即持这一观点。现在则认为下利是由于"病兼阳明，热壅气滞，胆热犯胃，故呕吐，热邪迫津下泄，故下利"，但据原文多个方证比较，可知本条的下利并非由于"热迫"所导致，而是其证本虚。《伤寒论》中的多种治"心下痞硬"方剂，如十枣汤、生姜泻心汤、甘草泻心汤、理中汤、赤石脂禹余粮汤等，均是同样见"下利"而有"痞硬"，反映两者具有共同病机，均是由于胃虚所致，而即使有热，亦非"热迫"阳明，而是虚热上炎较重。

本条的辨证方法，类似于小柴胡汤的用法，是在有太阳证的前提下，但见一柴胡证"呕吐"，可是其虚热上炎、客气上逆、上焦不通较重，故以"心中痞硬"为主证，因此改以通降力量更强的大柴胡汤治之。实际上，"下利"一证并未兼治，更甚而言，大柴胡汤中的芍药或能更伤胃气，故此芍药用量不宜大。按此证病机理解，本条的大柴胡汤证当无大黄为适合。在四条大柴胡汤证条文之中，只有这一条明确指出是大柴胡汤"主之"，似乎意指本条属于"典型"的大柴胡汤证，亦即是大柴胡汤的主要用法，是用于邪气同时在表在里，而少阳虚热上炎较重的证情。

4.《金匮要略》第十篇第 12 条

"按之心下满痛者，此为实也，当下之，宜大柴胡汤。"

本条用大柴胡汤治疗"腹满痛"之证。上文"大柴胡汤有无大黄"这一部分中，已经对本条略有所论，指出本条是由于"腹满"而"按之心下满痛"，才辨别为大柴胡汤证。《金匮要略》十篇 11 条说："痛而闭者，厚朴三物汤主之。"这条单纯写成"痛而闭"，必然是省略了"腹满"一词，是因与前文连读而省略。故此，本条亦当是在腹满的前提下见心下满痛，才能辨别为使用大柴胡汤。

一般来说，心下满或满痛均不属柴胡汤证。如《伤寒论》149条后段说："若心下满而硬痛者，此为结胸也，大陷胸汤主之；但满而不痛者，此为痞，柴胡不中与之，宜半夏泻心汤。"本条前段描述了小柴胡汤证，后列出此两种方证作鉴别。假若是大陷胸汤证当见"心下满而硬痛"，半夏泻心汤证则见"心下满而不痛"，可知这两种情况均不属于"柴胡证"。可是，小柴胡汤亦可兼治"心下满"之证，如在《伤寒论》148条的小柴胡汤证亦见"心下满"，只是"心下满"并非判断为小柴胡汤证的要点，但可是小柴胡汤证病机所伴随的证候。由此理解本条辨别使用大柴胡汤，重点在于"腹满"，假若单纯见"心下满痛"并不足以诊断使用。

本条的证候分析。"心下满痛"的病机类似于上文所说的"心中痞硬"，本条不见"硬"，即是反映胃虚客气上逆较轻。其见满痛的原因，类似于桂枝加芍药汤证见"腹满时痛"，本证除了腹满之外，其满痛主要部位在"心下"，反映中上焦的不通较重。另外，本条强调"按之"才出现"心下满痛"，这亦是相对于"心下痞"是"按之濡"而不痛的特点，又与结胸证的"按之痛"相区别，结胸证虽然可见"心下痛"，但并不见"满"，而且结胸当同时伴有胸痛。

由于此一病机特点，小柴胡汤的通降之力相对不足，故此改以大柴胡汤治之，方中增加芍药、枳壳，能增强通降中上二焦之气的功能，以治心下气机郁滞。在《伤寒论》28条的桂枝去桂加茯苓白术汤证中亦见"心下满微痛"，差别在于"微痛"而不是"痛"，其方亦以"芍药"为主药通降营血，而在小柴胡汤加减法三中说"若腹中痛者，去黄芩，加芍药三两"，小柴胡汤加芍药能治疗腹痛，而本证不单是腹痛，更有心下满痛，故此再加枳实以通上焦之气。

本条说的"此为实也，当下之"的"实"，并非指通下便结。

笔者在《伤寒六经原意·阳明病概念》一文中说明，张仲景运用"实"一词，除了是邪气实的意思，更有正气实的含义，是指由于正气充足，正邪交争激烈，虽然可因此出现胃中津液耗伤而大便不通，但是"实"并不一定必须见大便硬或有燥屎。由于正气充实，能承受大柴胡汤的专一通下，使三焦不通得降，因此用大柴胡汤，去除小柴胡汤中的人参、甘草。

值得讨论一点，大柴胡汤可理解为大承气汤攻下的"轻剂"，类似于大、小承气汤的关系。《金匮要略》十篇13条说："腹满不减，减不足言，当须下之，宜大承气汤。"《伤寒论》255条亦有类似文字，但"当须下之"改为"当下之"，另在《伤寒论》254条说，"发汗不解，腹满痛者，急下之，宜大承气汤"。首先是发汗不解，这里的"不解"当是指"表不解"，若非在表则不需要用发汗之法，但由于见"腹满痛"，按《素问·标本病传论》所说，"先热而后生中满者治其标，先病而后泄者治其本……先病而后生中满者治其标，先中满而后烦心者治其本"，均是强调了见腹满则当先治之，即使有表热或他证也当后治。因此，254条先用大承气汤急下，可是到了255条说"腹满不减，减不足言"，是指运用大承气汤之后腹满没有减轻，故此仍当用大承气汤再下。由此反观本条，先列出了大柴胡汤，当是指运用了大柴胡汤以后腹满不减，在此时则当改用大承气汤以攻下。这是由于大柴胡汤的通降攻下之力相对大承气汤为弱，而腹满而心下满痛尚未到"腹满痛"的必须攻下程度，可以大柴胡汤先行"试探"，若用之得效则不用再攻，若腹满不减则改用大承气汤下之。

5. 《辨可下病脉证并治》

在《伤寒论》398条正文后的《辨可下病脉证并治》篇中，亦有一条明确地说使用大柴胡汤，"伤寒后，脉沉，沉者，内实也，下解之，宜大柴胡汤"。一般认为，"可与不可"篇中的文字，是王叔和另行整理张仲景的文字，按"可与不可"汗、吐、下来进行重新分类，可是本条并未出现在正文之中，而且在该篇"可下"的九条条文所举治方中，八条均是使用大承气汤，而唯独这一条用大柴胡汤，当有其特殊用意。

从本条表面文意，不足以判断能够使用大柴胡汤。在伤寒后见脉沉，脉沉的原因这里称为"内实"，是用大柴胡汤的原由。但是从《伤寒论》与《金匮要略》中的多处内容可知，脉沉主"里"，即主病位在"下焦"，而脉沉亦可有虚实之别，脉沉可主下焦虚衰之证，何以能见"脉沉"即判断为实？另外，即使是"内实"，在同篇之中有一条说，"下利，脉迟而滑者，内实也，利未欲止，当下之，宜大承气汤"，同样是"内实"，为何一者用大承气汤，一者用大柴胡汤？让人费解。

本条见脉沉即使用大柴胡汤，重点在"伤寒后"的病情来路。《伤寒论》394条说："伤寒差以后，更发热，小柴胡汤主之。脉浮者，以汗解之；脉沉实（一作紧）者，以下解之。"本条出自《伤寒论·辨阴阳易差后劳复病脉证并治》，后段说"脉沉实"则用下法，并非指任何情况下见"脉沉实"均可用下法，而是专指"伤寒"之后。本条更强调"伤寒"瘥后见发热，用小柴胡汤，在本书《小柴胡汤证重在邪结下焦》一文中指出，本条使用小柴胡汤的原因，是"劳复"而邪气仍在表，可是由于大病过后正气偏虚，故此邪气在表并非立刻考虑发汗，而是以小柴胡汤"扶正解表"。由此反观《辨可下病脉证并治》篇中见"脉沉"即用大柴胡汤的原因，实即对394条"脉沉实者，以下解之"的治方补充，其辨证方法，是在伤寒之后"劳复"见"发热"而"脉沉"。其脉沉亦当为"沉实"之脉，是反映正气相对充足，而病位在下，可是由于大病瘥后正气亦相对偏虚，故此不能即用大承气汤猛攻，而用"轻剂"大柴胡汤治之。

这里使用大柴胡汤，亦体现了大、小柴胡汤的相对性，假如正气偏虚而仍有邪气在表则用小柴胡汤，假如在此基础上同时兼有邪气在里，则可用大柴胡汤。本条的病机特点与《伤寒论》136条相近，两者病位特点基本相同，均是重在下焦而且同时有邪气在表，不同点是两者病情来路不同，136条是邪气从里出表，而本条则是劳复邪气在表的前提下再出现邪气在里。

6. 小结

综合上述五条大柴胡汤证，反映了邪气侧重在三焦的不同部位。《伤寒论》103 条邪气侧重在中上二焦；136 条与《辨可下病脉证并治》均是侧重在下焦，同时邪气在表；165 条是邪气在表与上焦；《金匮要略》十篇 12 条邪气侧重在中上二焦。

进一步比较，《伤寒论》103 条的大柴胡汤证与《金匮要略》十篇 12 条同样是侧重邪气在中上二焦，为何两者证候有所差别？这反映了外感与内伤的差异。外感的大柴胡汤证是从表到里的过程，因此邪气从表入里，故出现"呕不止"的"邪高痛下"之表现，可是内伤的大柴胡汤证则并非邪气从外而入，故此直接表现为中上二焦的郁滞而不见呕吐，两者同样以"心下"为主要见证部位。由此外感与内伤的比较，可知为何大柴胡汤证在《伤寒论》中能有四种不同的用法，这是由于外感邪气入里以后，所影响的部位、正气强弱、正邪交争程度之不同所致。

五、讨论

重新认识大柴胡汤的证治理论之后，以下再对一些相关问题进一步探讨。

1. 大柴胡汤属"少阳兼有阳明里实"

现在一般认为，大柴胡汤证属"少阳兼有阳明里实"，从本文的研究而言，似乎未有发现大柴胡汤证具有"阳明病"的证候特点，心下痞硬、满痛、腹满等均非阳明病的必然见证，即使是小柴胡汤加减法中转变阳明的"渴"，抑或在柴胡加芒硝汤证中见的"潮热"，再如柴胡加龙骨牡蛎汤证所见的"谵语"等阳明证均没有出现。现在一般对"实"的理解是有"便结"而须攻下，有无便硬或燥屎并非大柴胡汤的辨证要点，从现在理解的角度将之称为"里实"亦不太恰当。

不过，假若从张仲景对于"实"的理解而言，"实"是指因正充气实，邪正交争激烈，大柴胡汤证确实较为对应正气充实，较为接近阳明。这从大柴胡汤中不用人参、甘草，类似于小柴胡汤接近阳明的加减法而去人参可证。但是，落实在具体条文上，大柴胡汤证亦非如阳明胃家实的正气不虚。如《伤寒论》103条见呕吐亦反映了中下二焦偏虚；在136条见"热结在里"，则必然是下焦偏虚才使邪气入里；又如165条见"心中痞硬"而"下利"用大柴胡汤，明显属于"胃虚"，属于少阳病为主；至于《金匮要略》的大柴胡汤证，则属气滞中上二焦之证，其正虚相对较轻。

由此理解，大柴胡汤证的"实"，主要是相对于小柴胡汤而言正气不虚，一般来说并非典型阳明的"胃家实"，但相比小柴胡汤证较为接近阳明，各条文证情有所不同。进一步说，大柴胡汤证的"实"当是专指《金匮要略》十篇12条内伤杂病中见"腹满而心下满痛"的病机，该条的正虚相对最轻，是将大柴胡汤作为大承气汤的"轻剂"而言。因此，如上文"大柴胡汤有无大黄"中所提出的假设，《金匮要略》的大柴胡汤中当有大黄，而《伤寒论》的大柴胡汤中则可无大黄，符合《金匮要略》该条强调"实"的病机特点。

2. "一云大柴胡汤"的条文

除了上述五条大柴胡汤证外，在《伤寒论》之中另有五条条文，其原文虽然并非使用大柴胡汤，但是在条文之后均列出了"一云大柴胡汤"的校文，这些文字一般认为是林亿校正《伤寒论》的时候，从别本中发现不同的文字，故此录入以供后世研究。当然，这些校文是否属于"原文"，没有更多文献发现，则未能作更多论证，但上文对大柴胡汤证的机理重新理解后，或许可从一新的角度，尝试解释选用大柴胡汤是否亦可合理。

（1）《伤寒论》第94条

"太阳病未解，脉阴阳俱停（一作微），必先振栗汗出而解。但阳脉微者，先汗出而解；但阴脉微（一作尺脉实）者，下之而解。若欲下之，宜调胃承气汤（一云大柴胡汤）。"本条最后原文作"宜调胃承气汤"，但又说"一云大柴胡汤"，究竟何方更为合适？这要先理解本条的含义，以下分三段讨论。

　　本条的第一段文字，指出正虚而邪气在表，则当静候自愈而不可发汗。本条一开首说"太阳病未解"，见"脉阴阳俱停"，这里"脉停"其义未明，纵观仲景书中未见此一脉象，而从后文"但阳脉微"与"但阴脉微"来理解，则当是以校文的"一作微"义胜。本条第一段见"振栗汗出而解"，实际上此即"战汗"。《辨脉法》中说："问曰：病有战而汗出，因得解者，何也？答曰：脉浮而紧，按之反芤，此为本虚，故当战而汗出也。其人本虚，是以发战。以脉浮，故当汗出而解也。"战汗的成因，是由于本虚而正气欲抗邪。由于仲景的理论强调不发虚人之汗，如在《伤寒论》87条说，"亡血家，不可发汗，发汗则寒栗而振"，本条见脉微，反映阴阳气虚，即使邪气在表，由于不可以发汗治之，要静候正气恢复之时，正气能抗邪而见战汗则自愈。

　　第二段是指正气相对不虚，不见战汗而是一般汗出而愈。本条中段说"但阳脉微者，先汗出而解"，"但阳脉微"是指只是寸脉微而尺脉不微，是相对于第一段的脉阴阳俱微而言。尺脉不微，反映下焦气血不虚，但是由于寸脉仍然见微，反映上焦营卫气仍虚，故此仍不可以一般的发汗之法，因此本条说"先汗出而解"。这里说的"先汗出"并非是指"发汗"，注意这里所说的"先"字是相对于前文"必先振栗"汗出而解，因此这里是指不用经过振栗，即先见汗出而自愈。此即如《辨脉法》讨论战汗的下一条条文，"若脉浮而数，按之不芤，此人本不虚，若欲自解，但汗出耳，不发战也"，由于其人"本不虚"，"本"即指下焦气血不虚，故此自愈时但见汗出而不振栗。

　　第三段是指正气不虚而邪气侧重在下焦，当用下法。最后一段一开首说"但阴脉微者，下之而解"，阴脉指尺脉，尺脉微而用下法，在仲景书中未有找到例证。相反，《伤寒论》286条说："少阴病，脉微，不可发汗，亡阳故也；阳已虚，尺脉弱涩者，复不可下之。"脉微反映气血俱虚，即使有邪气在表亦不可发汗，而且亦不可下。因此，本条若以"阴脉微"则解释不通，取其校文"尺脉实"其义更胜。"尺脉实"即比前面的"但阳脉微"更进一步，不但并非阴脉不微，而且是阴脉实，反映里气充实，而且邪气在下焦，正邪交争激烈，故此可用下法。

本条所用之方，当以大柴胡汤义胜，而不当以调胃承气汤。本条原文是以调胃承气汤下之。笔者在《伤寒治内方证原意·三承气汤证治再考》一文中指出，调胃承气汤证的病机是以"胃热盛实"为核心，是由于正气充足、正邪交争激烈所致，可是本条所见之证，虽然是"尺脉实"，但寸脉仍然见微，不当以调胃承气汤下之。又如《伤寒论》105条所说："若自下利者，脉当微厥；今反和者，此为内实也。调胃承气汤主之。"其中"内实"而脉"反和"，是指脉象寸尺等同，反映周身三焦正气充足，故此可用调胃承气汤，而本条的脉象并非调和，故此仍不当用之。另外，由于本证仍有"太阳病未解"，使用调胃承气汤必当是邪气已经入阳明而不在太阳，故此调胃承气汤并不适合。

从正面解释本条当用大柴胡汤的原因，一方面是由于邪气在下焦而正气恢复，但正气仍相对偏虚，此时如欲攻下则当以轻剂下之，此即如《辨可下病脉证并治》之中"伤寒后"而用大柴胡汤之意。另一方面，大柴胡汤是诸种下法之剂中唯一可用在仍有邪气在表的方剂，能够"表里同治"，在本条"太阳病未解"的证情中尤为合适。此外，本条前两部分均是以校文义胜，由此推论此处当以"一云大柴胡汤"的别本文字更为合理。

顺带一说，本条三处均以校文义胜，由此推论，该是由于林亿等人看到如"脉阴阳俱停"等底本文字，不敢妄加修改，但却认为校文的内容更为合理，由此或反映林亿所用校正之底本或许亦有不足之处，只是由于底本的选择而用此折衷的处理方式。由此进一步理解，往后多条"一云大柴胡汤"的校文，亦应加以重视。

（2）《伤寒论》第217条

"汗出谵语者，以有燥屎在胃中，此为风也。须下者，过经乃可下之。下之若早，语言必乱，以表虚里实故也。下之则愈，宜大承气汤（一云大柴胡汤）。"

　　本条一开首所见的"汗出"，重点提示仍有风邪在表。《伤寒论》105 条说："伤寒十三日，过经谵语者，以有热也，当以汤下之。"本条的"过经"是指病已经不在太阳而传变为阳明，见"谵语"是由于有热所致，故此可用下法。又如在 213 条说："阳明病，其人多汗，以津液外出，胃中燥，大便必硬，硬则谵语。"假若阳明病见多汗，则使胃中津液干燥而出现便硬燥屎，这是谵语的生成机理。反观本条，同样是"汗出"而谵语所致的"燥屎在胃中"，可是后文却说"此为风也"而不是说"有热"，接续又强调一句，"须下者，过经乃可下之，下之若早，语言必乱，以表虚里实故也"。此即意欲表示，由于"汗出"一证在太阳与阳明均见，汗出可表示邪气仍然在表，如太阳中风是以汗出为重要证候，故说"此为风也"。因此，要鉴别此汗出是否为太阳证，假若不见恶寒等其他太阳证候，代表"过经"而可以用下法，假若邪气仍然在表而误用下法，使表气受伤而出现"表虚里实"，其"语言必乱"，即如《伤寒论》第 6 条太阳温病误汗之后而出现风温的"语言难出"，是表气亏虚、营卫不能达表的反映。

　　本条目的，在于强调运用大承气汤必须无邪气在表。在《伤寒论》中多次强调使用大承气汤必须表邪已解，除了本条明确地说"过经乃可下之"之外，其他条文也有论述。208 条说："阳明病，脉迟，虽汗出不恶寒者……此外欲解，可攻里也。"220 条："二阳并病，太阳证罢，但发潮热……宜大承气汤。"240 条说："病人烦热，汗出则解，又如疟状，日晡所发热者，属阳明也。脉实者，宜下之；脉浮虚者，宜发汗。下之，与大承气汤，发汗，宜桂枝汤。"诸条文均是强调了在应下之证中假若仍有表，则要先表后里，故此本条选用大承气汤，即代表已无表邪。但是，由于"汗出"一证亦可同时反映邪气在表，即使其他太阳证已经不在，假若单见"汗出"而谵语，仍然未能完全排除有表邪的可能。如《伤寒论》208 条说，"虽汗出，不恶寒者……此外欲解"，这里亦说"欲解"而并非"已解"，是因一般汗出仍可能是风邪在表之象。208 条后文说，"手足濈然汗出者，此大便已硬也，大承气汤主之"，从一般汗出转而变成了"手足濈然汗出"，这种汗出则属于阳明的特点，反映邪气不在表，故可用大承气汤。

本条的"一云大柴胡汤"，当是指未能肯定是否仍有邪气在表的时候，可用的权宜之法。在《伤寒论》中凡是有燥屎之证，均是使用大承气汤攻下，由于已经"过经"，用大承气汤是为对证，而大柴胡汤并非对治"燥屎"之方，故此本条仍以大承气汤义胜。但是，如上文所言，由于见汗出而谵语，是仍有风邪在表之意，假若未见"手足濈然汗出"而又急当用下法之时，则可选择用大柴胡汤。大柴胡汤一方面可理解为通下之轻剂，另一方面大柴胡汤能用于表邪仍在之证，并不如大承气汤般具有"过经乃可下之"的禁忌，故此先用大柴胡汤治之，亦不失为一权宜之法，能表里同治。当然，大柴胡汤并非对治燥屎之方，因此，此证目的主要在于解外，假若外解已而燥屎仍在，则仍当使用大承气汤攻之。

（3）《伤寒论》第253条

"阳明病，发热汗多者，急下之，宜大承气汤（一云大柴胡汤）。"本条是"阳明三急下"的其中一条，既然能称上"急下"，当以大承气汤为最合适之剂。

本条要急下的原因，是在阳明病的过程中，见发热而汗多，一般阳明病外证是"身热、自汗、恶热"，假若"汗多"则属于太过。如在《伤寒论》245条说："汗出多者，为太过。阳脉实，因发其汗，出多者，亦为太过。太过者，为阳绝于里，亡津液，大便因硬也。"阳明病见"汗多"即反映大便已硬，故此可用大承气汤攻之。

本条的"一云大柴胡汤"，其意亦与上条相似，是由于"汗多"亦可是表邪未解之象。如《伤寒论》208条说："手足濈然汗出者，此大便已硬也，大承气汤主之。若汗多，微发热恶寒者，外未解也。"这里亦是以"汗多"与否作为辨证要点，由于"汗多"并非"手足濈然汗出"，并非大便硬的必然反映，故此，253 条的急下用大承气汤，亦写成"宜"大承气汤，而非"主之"。"汗多"可以是外证未解的反映，《伤寒论》234条说："阳明病，脉迟，汗出多，微恶寒者，表未解也，可发汗，宜桂枝汤。"同样是阳明病过程中见"汗出多"，假若见微恶寒则反映表邪未解，当"先表后里"。再看 253 条的后一条条文，同样是急下用大承气汤的 254 条说："发汗不解，腹满痛者，急下之，宜大承气汤。"本条所说的"发汗不解"，即是指上一条"汗出多"之证，假若经过发汗而汗多不解，则可证明表邪已去，可明确使用大承气汤。因此，本条阳明病见发热、汗多，尚要见恶寒仍在与否，以判断是否使用承气汤，假若未能准确判断是否表邪仍在，则以大柴胡汤先解外，亦不失为一权宜之法。

（4）《伤寒论》第 321 条

"少阴病，自利清水，色纯青，心下必痛，口干燥者，可下之，宜大承气汤（一云大柴胡汤）。"本条被称为"少阴三急下"的条文之一，但实际上本条并非"急下"而是"可下"。

本条一般理解为"热结旁流"，因此见"自利清水，色纯青"，可是，本条在少阴病篇，下利当属于少阴的阳虚下利。下利是一般少阴病的特点，另外，本条承上一条而来，320 条说，"少阴病，得之二三日，口燥咽干者，急下之，宜大承气汤"。本条急下的原因，并非因"有燥屎"。笔者在《伤寒治内方证原意·三承气汤证治再考》一文中指出，急下的原因是津伤较重，阴液欲竭，在这种情况下必须"急下存阴"，病情危急，故选用攻下力量最猛的大承气汤……由于阴虚水竭属急危重证候，不管燥屎是否已成，皆宜先攻下以祛其热，使阴液不再耗伤。这种急下之法亦属权宜之计，故此张仲景亦强调是"宜"而非"主之"。由此进一步理解，321 条的"自利清水，色纯青"，并非必然是"热结旁流"或"有燥屎"之证，其自利仍属于少阴下利且属重证，只见"清水"而无大便，反映阳虚寒盛较重。由于下利使津伤加重，在 320 条少阴病但见"口燥咽干"的基础上，本条同样见口干燥，但是更见下利，可知阴伤更重，此时已非"急下"的好时候，但仍当清热以存阴，故仍说"可下"。

本条见"心下必痛"即类似于"结胸"证。"心下痛"是结胸的特点，如在《伤寒论》135 条说，"心下痛，按之石硬者，大陷胸汤主之"，而在 149 条又说，"若心下满而硬痛者，此为结胸也，大陷胸汤主之"。而此条见"心下痛"而未成"心下硬满"，可知其证尚未到典型的结胸证。结胸的成因是"胃中空虚，客气动膈"，本条因少阴病下焦阳气亏虚较重，因而出现客气上逆而见"心下痛"。

本条用大柴胡汤实际上更为合理。本条从 320 条的急下用大承气汤基础上而来，到本条更见下利，反映下焦阳虚而津伤更重，出现客气上逆，假若再用大承气汤猛攻，恐怕演变成死证，如在《伤寒论》205 条说，"阳明病，心下硬满者，不可攻之，攻之利遂不止者死，利止者愈"。假若见"心下硬满"之证，反映胃虚而客气上逆，不可用大承气汤猛攻，攻之可出现下利不止而死，可是 321 条本有"自利清水"，假若再用大承气汤攻之，恐怕不能承受。大承气汤用在有燥屎之证，而《金匮要略》十篇 12 条的大柴胡汤证说，"按之心下满痛者，此为实也，当下之，宜大柴胡汤"，同样是见心下痛，这里选择用大柴胡汤而非大承气汤，再看《伤寒论》165 条同样见下利而用大柴胡汤。由此可知，大柴胡汤相对属通下的轻剂，在这种矛盾的病情上当为较佳选择。

（5）《辨可下病脉证并治》

"病腹中满痛者，此为实也，当下之，宜大承气（赵本有'大柴胡'三字）汤。"

本条单凭"腹中满痛"一证，并不能即诊断为可下之证。如在《伤寒论》279 条说："本太阳病，医反下之，因尔腹满时痛者，属太阴也，桂枝加芍药汤主之；大实痛者，桂枝加大黄汤主之。"本条亦以"腹中满痛"为主证，并非即可用攻下之法。

本条的目的，当在指向《伤寒论》254 条。理解本条的意义，当如前述《辨可下病脉证并治》中"宜大柴胡汤"一句，是指《伤寒论》394 条而言，由于"可与不可"病篇是对《伤寒论》的相关治法内容的重新整理，因此当参考《伤寒论》中相关内容进行理解。《伤寒论》254 条说，"发汗不解，腹满痛者，急下之，宜大承气汤"，本条并非单纯见"腹满痛"即用大承气汤，而是在前一条见"发热、汗多"的前提下，经过发汗后明确肯定表邪已除，则明确表示此腹满痛是由于便硬已成，故可用大承气汤攻下。

至于本条用大柴胡汤的可能原因，当是指"腹满而心下满痛"之证。"腹中满痛"本身并非大柴胡汤所能治之证，但参《金匮要略》十篇 12 条的大柴胡汤证见"心下满痛"，按前文所述其证当有"腹满"，如此理解则与本条的"腹中满痛"病情接近，同样有腹满，只是其满痛若在心下，则当以大柴胡汤治之。

(6) 小结

从上述多条"一云大柴胡汤"的条文分析可知，大柴胡汤常与其他承气汤作鉴别，在考虑通下的时候，是否当运用大柴胡汤，主要在于是否兼有表邪，假若仍有表邪而要同时攻下，可考虑使用大柴胡汤以"表里同治"。另外，假若病位在心下而正气相对偏虚，此时则非大承气汤所能治，要以通下的轻剂大柴胡汤治之。

六、结语

大柴胡汤的相关争议问题较多，从本文的讨论，可知大柴胡汤与小柴胡汤方义接近，同样是"有表证可以用，无表证亦可以用"，能"表里同治"，但大柴胡汤通降力量较强而无补益。大柴胡汤在仲景书中已有五条原文讨论其证治，若再加上五条"一云大柴胡汤"的条文，可知大柴胡汤的应用颇为广泛，亦是一首张仲景的常用之方。明确大柴胡汤的证治，对于少阳病的理解，以及"通下"、"表里双解"等治法有重要意义。

小柴胡汤类方证治

在本书《小柴胡汤证重在邪结下焦》一文中，已经对小柴胡汤证的病机及方义有深入论述，本文在此基础上再对多首小柴胡汤类方进行分析。包括柴胡加芒硝汤、柴胡加龙骨牡蛎汤、柴胡桂枝汤与柴胡桂枝干姜汤等方，以明确张仲景对柴胡剂的应用理论（另外，大柴胡汤亦当属小柴胡汤类方，已经在本书《大柴胡汤证无邪在阳明》一文中详细讨论）。

一、柴胡加芒硝汤

1. 证候与病机分析

柴胡加芒硝汤出自《伤寒论》104条："伤寒十三日不解，胸胁满而呕，日晡所发潮热，已而微利，此本柴胡证，下之以不得利，今反利者，知医以丸药下之，此非其治也。潮热者，实也。先宜服小柴胡汤以解外，后以柴胡加芒硝汤主之。"本条先用小柴胡汤的原因，在《小柴胡汤证重在邪结下焦》一文中已有论述，是由于太阳伤寒仍在，而见柴胡证，故当先用之以解外。

外解后用柴胡加芒硝汤的原因，是因为见"日晡所发潮热"，反映接近阳明胃家实，而且兼有邪热在表。本条见"潮热"，反映正气充实、邪正交争激烈。《伤寒论》208条说："有潮热者，此外欲解，可攻里也；手足濈然汗出者，此大便已硬也，大承气汤主之……其热不潮，未可与承气汤。"从本条可见，一方面，"有潮热"可以是外证未解，而只是"欲解"，另一方面，但见潮热并未反映便硬已成，而要见"手足濈然汗出"才能反映胃中津液干燥而成便硬。第三方面，张仲景依然强调，潮热是承气汤的重点见证，反映正气充实而正邪交争激烈之象，如此两证并见之

时，即可诊断使用大承气汤。由于 104 条之中只见潮热而未见
"手足濈然汗出"，并未到便硬的程度，且表邪仍在，故此肯定并
不可以用大承气汤攻下，是故文中说"下之以不得利，今反利
者，知医以丸药下之，此非其治也"。

　　进一步说，这里的潮热特别在"日晡所"见，提示邪热在
表。一般认为"日晡所发潮热"是阳明胃热炽盛之象，如在《伤
寒论》240 条说，"又如疟状，日晡所发热者，属阳明也"。但
是，潮热并非阳明病的专有证候，如《伤寒论》137 条大陷胸汤
证可见"日晡所小有潮热"，《金匮要略》二篇 21 条麻杏薏甘汤
证见"发热，日晡所剧者"，《金匮要略》十五篇 14 条又见"黄
家，日晡所发热，而反恶寒，此为女劳得之"，其中尤属麻杏薏
甘汤证属风湿在表，亦可见此证。由此可知，本条潮热特别在
"日晡"之时出现，当是反映胃热炽盛，其热亦在表之象，假如
一般阳明腑实证见潮热，不一定在"日晡"时出现。这种在表之
热，亦与先用小柴胡汤解外之意相合。

　　本条虽然后来被误用下法而出现"微利"，但是尚未到"下
利"的程度，反映正气未虚且胃热未除。本条后一条的 105 条
说："大便当硬，而反下利，脉调和者，知医以丸药下之，非其
治也。若自下利者，脉当微厥，今反和者，此为内实也，调胃承
气汤主之。"这一条本当大便硬，但却见下利，同样是由于误用
丸药下之所致，下利反映正气亏虚，故"脉当微厥"。假若见下
利而脉反出现"和"，即代表正气不甚虚，胃热仍在，故张仲景
说"此为内实也"，可用调胃承气汤清胃热。反观本条，一方面
只见"微利"，可知正气不虚、胃热较盛，可是由于出现柴胡证，
故此不可误用攻下，改以柴胡加芒硝汤治之。

　　本条在小柴胡汤基础上加芒硝的原因，是由于胃热炽盛，但
并无"便结"或"燥屎"。笔者在《伤寒治内方证原意·三承气
汤证治再考》一文中指出，调胃承气汤的目的是在"下胃热"而
非"下便结"，其所治之证当无便结或燥屎；由此理解本条只见
潮热而未有"手足濈然汗出"，可知便硬未成，本当用调胃承气

汤治之，但由于有表邪及柴胡证，当用小柴胡汤治之。本条先以小柴胡汤解外，解外后仍在小柴胡汤基础上加芒硝，反映外解后柴胡证仍在，但是其证仍兼"潮热"，反映阳明胃热较盛，但由于并无便结燥屎，因此只要用调胃承气汤中的芒硝和甘草（小柴胡汤中本有甘草），即可清热而"和胃"，不用大黄亦可。

本条可与小柴胡汤加减法二作比较。加减法二见"渴"，反映阳明胃热津伤，但津伤不重，仍未成便硬，故此加用瓜蒌根清热润燥，加重人参剂量以生津即可。本条则以"潮热"为重点，反映胃热炽盛而且其热亦在表，但由于未见"手足濈然汗出"，反映津伤不重，燥屎亦未成，故此改以"芒硝"清下胃热，其清热力量相较瓜蒌根更强，而且不用加人参以生津，由于津液不虚亦不用去半夏。

本条当与《伤寒论》229 条作鉴别："阳明病，发潮热，大便溏，小便自可，胸胁满不去者，与小柴胡汤。"同样是见潮热而有胸胁满的"柴胡证"，但是由于见"大便溏"，即类似于"下利"，反映阳明胃热较轻，故此不用在小柴胡汤基础上加芒硝。

2. 方药分析

柴胡加芒硝汤中共有八味药，剂量与小柴胡汤并不相同。"柴胡二两十六铢，黄芩一两，人参一两，甘草一两（炙），生姜一两（切），半夏二十铢（本云五枚，洗），大枣四枚（擘），芒硝二两。"其中，小柴胡汤药物组成的剂量，是小柴胡汤的三分之一，由此反映其"柴胡证"较轻，这是由于在使用柴胡加芒硝汤之前，已经使用小柴胡汤原方以解外，其柴胡证亦当有所减轻，因此减轻剂量。

本方加上芒硝二两。《神农本草经》的消石条载："一名芒硝。味苦，寒，无毒。治五脏积热，胃胀闭，涤去蓄结饮食，推陈致新，除邪气。"芒硝与柴胡同样能有"推陈致新"的通降作用，故此本方中芒硝配上柴胡，能加强柴胡通降的功效，而兼清胃热。本方中芒硝剂量较轻，只用二两（约31g），相较调胃承气汤中用半升（现代实测称重约为 70g），或大承气汤中用三合（现代实测称重约为 42g），本方中的芒硝用量属于各种承气汤中最低的，这亦反映本证中的胃热程度较轻。

二、柴胡桂枝汤

柴胡桂枝汤出自《伤寒论》146 条："伤寒六七日，发热，微恶寒，支节烦疼，微呕，心下支结，外证未去者，柴胡桂枝汤主之。"笔者《关节疼痛证治》一文中已有所论，其中尤重讨论了"肢节烦疼"的成因，其是桂枝汤证与小柴胡汤证共同作用的结果，即风寒外证未除，而邪气入里影响下焦营气，在两种病机共同作用下则符合了关节疼痛的核心病机。

从《小柴胡汤证重在邪结下焦》一文的角度，在此补充"心下支结"机理的讨论。"心下支结"一证是柴胡桂枝汤证特有的证候，是各种"心下"证候之中唯一的特有见证，"心下支结"当是指一种如何的感觉？先说"支"，一般解释为"支撑"，"支"当有"满"的含义，如在《金匮要略》十二篇 6 条说，"水在肝，胁下支满，嚏而痛"，而在十二篇 16 条又说，"心下有痰饮，胸胁支满，目眩，苓桂术甘汤主之"。这两条均是用"支满"一词，而且均属于水饮停滞之证，可知"心下支结"一证当有"心下满"的一种"支撑"感觉。至于"结"，"结"一方面是指"停结"，如《伤寒论》97 条说，"邪气因入，与正气相搏，结于胁下"，结即是邪气停结，故此本条"心下支结"亦有邪气停结在心下之意，另一方面，"结"亦是一种证候特征，例如《伤寒论》106 条的"热结膀胱"及后见的"少腹急结"，"急结"当是指少腹拘紧的感觉，相较于抵当汤证"瘀热在里"的"少腹硬满"为轻。又如，在《金匮要略》九篇 5 条说，"留气结在胸，胸满"，气结在胸中则见"胸满"，《金匮要略》二十一篇 7 条说，"产后七八日，无太阳证，少腹坚痛，此恶露不尽……热在里，结在膀胱也"，二十二篇 13 条又说，"妇人少腹满如敦状……此为水与血俱结在血室也"。总而言之，"结"可以是一种"满"或"坚硬"的拘紧感觉，由此理解本条的"心下支结"，当是一种心下的满硬感觉，而其程度相较于"心下痞硬"要轻，原因当与柴胡桂枝汤证的特殊病机有关。由于风寒表证仍在，而且兼有小柴胡汤证，因此出现三焦不通、水饮停滞在上焦心下而致此证。

柴胡桂枝汤与小柴胡汤加减法六两者比较。笔者在《关节疼痛证治》一文的观点，柴胡桂枝汤属桂枝汤的加味，是桂枝汤减轻一半剂量再加四药而成，由此可知，柴胡桂枝汤是以桂枝汤的风寒表证为主，而兼有邪气入里，但风寒邪气相对桂枝汤证较轻，可是此"轻"并非病情较轻，而是正气偏虚，邪气进一步入里，实际上病情较桂枝汤证为重。因此，其方后注并无"温覆取汗"的发汗之法，是因正虚而不能发汗。至于小柴胡汤加减法六，其方以小柴胡汤原方剂量，反映邪气在里较重，可是由于正气偏虚相对较轻，能够抗邪出表而见"外有微热"，故此去人参而加桂枝，且强调"温覆微汗愈"。由此简要比较两方，即柴胡桂枝汤证的正气偏虚较重，而邪气侧重在表，亦有邪气在里，不能以发汗解表；小柴胡汤加减法六则正气偏虚较轻，邪气侧重在里，而亦有邪气在表，能够通过发汗解表。

在此进一步说明，从桂枝汤演化到小柴胡汤的"三步"过程。笔者在《小柴胡汤证重在邪结下焦》一文中指出了桂枝汤到小柴胡汤的演化"三步"，即桂枝汤演变为黄芩汤再演变为小柴胡汤，反映了邪气在表而正气逐渐偏虚的过程，亦即太阳到少阳的逐步深入。由此若再加上柴胡桂枝汤与小柴胡汤加减法六的"两步"则可成"五步"，但此"两步"并不能简单地放进"三步"之内而成"五步"，而是三种不同的"三步"变化。整理为下表：

表17　从桂枝汤证到小柴胡汤证的三种不同"三步"演变

第一步	第二步	第三步	第二步的病机特点
桂枝汤	柴胡桂枝汤	小柴胡汤	侧重在表而正气偏虚，不能发汗
	黄芩汤		太阳与少阳合病，不能发汗
	小柴胡汤加减法六		侧重在里而正气不虚，可以发汗

从上表可知，桂枝汤证演变为小柴胡汤证的过程中，有三种不同的"过渡"类型，可以从正邪两种角度作比较。若从邪气在表的角度而言，是桂枝汤证邪气在表最重，继而是柴胡桂枝汤、黄芩汤、小柴胡汤加减法六，最后到小柴胡汤。若从正气强弱的角度，首先仍然是桂枝汤正气相对最充足，其次是小柴胡汤加减法六，虽然此证邪气侧重在里，但是其正气不虚，与桂枝汤可并列为发汗之剂，最后为黄芩汤、柴胡桂枝汤、小柴胡汤。其正气强弱程度，简言之可从其方中有无用人参，以及人参剂量的轻重来进行判断。

三、柴胡桂枝干姜汤

柴胡桂枝干姜汤出自《伤寒论》147条："伤寒五六日，已发汗而复下之，胸胁满微结，小便不利，渴而不呕，但头汗出，往来寒热，心烦者，此为未解也，柴胡桂枝干姜汤主之。"本条的"胸胁满"、"往来寒热"、"心烦"均属于"柴胡证"，而本条亦有"伤寒五六日"的病史，及后更说"此为未解也"，此未解当如上一条146条柴胡桂枝汤证的"外证未去"之意，是指表邪未解，故此当选用小柴胡汤治之。但是，由于在小柴胡汤基础上兼见其他证候，因此要对其进行加减。从柴胡桂枝干姜汤的煎服法仍然是"去渣再煎"可知，本方当属于小柴胡汤的化裁。

本条见"胸胁满微结"，这如前文柴胡桂枝汤证见"心下支结"所言，"结"可理解为一种"满"或"坚硬"的拘紧感觉，但程度比"痞硬"轻。再参小柴胡汤加减法四，"若胁下痞硬，去大枣，加牡蛎四两"，假若胁下痞硬则去大枣而加牡蛎，可是本条是"胁部满微结"，即可理解为较"痞硬"程度轻，因此柴胡桂枝干姜汤中同样去大枣，而牡蛎用量减轻为二两。

本条见"渴而不呕"而伴有"心烦"，参小柴胡汤加减法一，"若胸中烦而不呕者，去半夏、人参，加栝楼实一枚"，加减法二，"若渴者，去半夏，加人参合前成四两半，栝楼根四两"。但柴胡桂枝干姜汤并不完全按照上述加减法，方中同样不用半夏、人参，其机理与小柴胡汤加减法一相同，由于此证见"不呕"，反映无上焦阻滞，脾气能散精，因此不用半夏，不用人参反映下焦营血偏虚之机较轻，但是由于未到"胸中烦"的程度，故此不用加瓜蒌实。由于见"渴"，反映胃热津伤，因此柴胡桂枝干姜汤中加用瓜蒌根以清热润燥，不用半夏之辛散伤津，但是此处不加人参剂量而是去人参，亦是反映营血偏虚较轻。

由于本条的"外证未去"，参小柴胡汤加减法六，"若不渴，外有微热者，去人参，加桂枝三两，温服微汗愈"。本条的"不渴"是与阳明热证所引起的"渴而身热"作鉴别，本条既然明确仍有外证未除，虽然同见口渴，但此"微热"并非阳明证，故仍以去人参而加桂枝三两之法。但是，柴胡桂枝干姜汤无"温服微汗"的方后注，反映其证仍有正气偏虚，抑或反映兼夹病机较多，不宜发汗。

最后剩下"小便不利"与"但头汗出"两证尚未分析，一般认为此两证属于"水饮内结"，但这种解释存在争议。《伤寒学》认为，由于"水饮内结，气化不行，津液不能下行则小便不利……水饮与邪热郁结在里，不能外达而上冲则头汗出"。但是裴永清教授指出："本方汤证有少阳病证是无可置疑的，但谓其兼有水饮内停之论值得商榷……观《伤寒论》和《金匮要略》，凡水饮内停之小便不利，仲景皆以茯苓治之。"小柴胡汤加减法五说："若心下悸，小便不利者，去黄芩，加茯苓四两。"本条同样见小便不利，是由于水饮停滞所致，但是假若是水气停滞所引起的小便不利，则当加用茯苓。又如，柴胡加龙骨牡蛎汤中见小便不利用茯苓，可是柴胡桂枝干姜汤中不用茯苓，似乎并非由于水饮停滞所致。

　　仔细分析张仲景的原文，"但头汗出"一证所出现的条文可分为水湿停滞或津液亏虚两种情况。如《金匮要略》二篇16条说："湿家，其人但头汗出……小便不利，舌上如胎者，以丹田有热，胸上有寒，渴欲得饮而不能饮，则口燥烦也。"这一条即是由于湿邪郁阻肌表，故身无汗而只见头汗出，但是除了这一条"但头汗出"属于水湿停滞以外，其余多条"但头汗出"的原因，均为"津液亏虚"。例如《伤寒论》111条："太阳病中风，以火劫发汗，邪风被火热，血气流溢，失其常度。两阳相熏灼，其身发黄，阳盛则欲衄，阴虚小便难，阴阳俱虚竭，身体则枯燥。但头汗出，剂颈而还。"这一条因为火热耗伤阴阳气血，津液亏虚，故此出现"小便难"与"但头汗出"。又如236条说："但头汗出，身无汗，剂颈而还，小便不利，渴引水浆者，此为瘀热在里。"这一条是茵陈蒿汤证，笔者在《发黄证治》一文中指出，由于热盛而阴阳俱虚为基本条件，故"但头汗出"与"小便不利"并见。更明确者如《金匮要略》二十一篇2条："产妇郁冒，其脉微弱，呕不能食，大便反坚，但头汗出……以血虚下厥，孤阳上出，故头汗出。所以产妇喜汗出者，亡阴血虚，阳气独盛，故当汗出……大便坚，呕不能食，小柴胡汤主之。"本条用小柴胡汤治之，同样见"但头汗出"，张仲景自注说是"血虚下厥，孤阳上出"，即是指血虚而阳气上浮，且由于血虚而津液亦亏，故出现"大便坚"。如前一条，二十一篇1条说，"亡津液，胃燥，故大便难"，因此，"但头汗出"除了是血虚的原因外，更是津液亏虚的反映。

　　柴胡桂枝干姜汤证中的"但头汗出"与"小便不利"，是津液亏虚的反映，但仍同时伴有轻微水饮停滞，是本证的独有特点。"但头汗出"是柴胡桂枝干姜汤证的特有证候，是在其他小柴胡汤类方中未有出现的，其成因是由于"已发汗而复下之"之后，津液受伤，故此同时亦见"渴"而加用瓜蒌根。但是，虽然柴胡桂枝干姜汤证有津液"亏虚"的一面，但是亦非津液"耗竭"，假若是津液耗竭则当见"无汗"。如《伤寒论》196条说："阳明病，法多汗，反无汗，其身如虫行皮中状者，此以久虚故也。"又如294条说："少阴病，但厥无汗。"假若正气偏虚较重，津液耗竭，则当见无汗。从其"但头汗出"即仍有汗液在头，可知仅有的水液随着虚热上炎而"孤阳上出"，此即类似于茵陈蒿汤证所见的"但头汗出"，虽然是由于热盛而阴阳俱虚，但是及后亦出现了"湿浊停滞胃中"的病机，即一方面有津液亏虚，又同时有水湿停滞，而水湿停滞又进一步加重了津液亏虚。总而言之，柴胡桂枝汤证是首先有津液亏虚的基础，而同时又因误汗下后使脾虚而水停，因此出现"但头汗出"这一特殊证候。故此，柴胡桂枝汤是在小柴胡汤基础上，去生姜而加用干姜二两，目的即在温化中焦脾寒而生之停饮。这即如小柴胡汤加减法七："若咳者，去人参、大枣、生姜，加五味子半升、干姜二两。"这一加减法见咳嗽是反映小柴胡汤证的三焦不通所致的水饮停滞、水寒射肺，实际上柴胡桂枝干姜汤中亦同样去人参、大枣、生姜，而加用干姜二两，只是并未使用五味子，是由于其证未见咳嗽，亦反映水寒上射证情较轻。

总之，柴胡桂枝干姜汤证是仍有表邪，而邪气同时在下焦，这与小柴胡汤证机理相同，在此基础上兼上焦热郁与邪气停结下焦较重，阳明胃热津伤，但又存在轻微水饮停滞中焦。面对如此复杂的病机，张仲景在小柴胡汤基础上进行了大量加减，故成另一首方剂。本方以"柴胡桂枝干姜"命名，而本条是在柴胡桂枝汤证之后，首先是表示其"表里同病"的特点，而后加用干姜则反映这一津伤而寒饮停滞之特殊病机的特点。

值得讨论一点，柴胡桂枝干姜汤相较小柴胡汤甘草剂量减轻了一两（为二两），为何要减量？这一剂量即黄芩加半夏生姜汤中的甘草剂量，亦即在黄芩汤演化为小柴胡汤后增加甘草剂量一两，反映胃气偏虚。由此理解，柴胡桂枝干姜汤证的胃虚相对较轻，这符合本方证侧重于阳明的病机，故此在不用人参之余减轻甘草剂量。

　　本方在方后注中说，"初服微烦，复服汗出便愈"，为何会出现"微烦"？这种"微烦"是反映表郁加重，是由于病重药轻，营卫未通所致。如在大青龙汤证中见"烦"，是由于表气郁滞较重的结果，而此条在服药之后出现"微烦"，反映服药之后营卫通畅，但表邪尚未除而表郁，因而加重。此即如《伤寒论》24条说："太阳病，初服桂枝汤，反烦不解者，先刺风池、风府，却与桂枝汤则愈。"服桂枝汤之后出现"烦"，是由于服药后表郁加重，但又未至伤寒表实的程度，这是由于药力未够所致，故此继续服用桂枝汤能愈。本条以柴胡桂枝干姜汤治疗表邪仍在，初服药时营卫稍通而未全通，故此见微烦，继续服药则能愈，汗出则是营卫得通、津液通畅之象。

四、柴胡加龙骨牡蛎汤

1. 方药分析

　　柴胡加龙骨牡蛎汤出自《伤寒论》107 条："伤寒八九日，下之，胸满烦惊，小便不利，谵语，一身尽重，不可转侧者，柴胡加龙骨牡蛎汤主之。"本条证情复杂，分析先从方药入手。

　　柴胡加龙骨牡蛎汤中共有十二味药："柴胡四两，龙骨、黄芩、生姜（切）、铅丹、人参、桂枝（去皮）、茯苓各一两半，半夏二合半（洗），大黄二两，牡蛎一两半（熬），大枣六枚（擘）。"方中小柴胡汤的方药组成剂量减半，再去甘草，加上桂枝、茯苓、龙骨、牡蛎、大黄、铅丹等。

　　方中用桂枝之意，等同于柴胡桂枝汤中用桂枝之意，只因胸满而去芍药。柴胡加龙骨牡蛎汤中桂枝与人参同用，并非小柴胡汤加减法六的"去人参，加桂枝三两"之法。细考仲景书中，桂枝用量为一两半的只有两方，分别是柴胡加龙骨牡蛎汤与柴胡桂枝汤，为什么用一两半？在柴胡桂枝汤中，是取小柴胡汤与桂枝汤各一半剂量，桂枝汤中桂枝用三两，一半量则为一两半。由此可知，柴胡加龙骨牡蛎汤可理解为在柴胡桂枝汤的基础上发展而来，柴胡加龙骨牡蛎汤基本包含了柴胡桂枝汤的药物组成，只是方中去掉芍药与甘草。去芍药的原因是在柴胡加龙骨牡蛎汤原文中出现了"胸满"一证。笔者在本书《桂枝汤方义在宣卫降营》一文中指出，桂枝去芍药汤证中见"胸满"而去芍药之意，是由于营气受伤，因此不用芍药再行通降营血。另一方面，"胸满"亦是小柴胡汤证"胸胁苦满"的内容，小柴胡汤中不用芍药，亦同样是此原因。由此反观柴胡桂枝汤能够使用芍药的原因，必然是未见"胸满"，营血相对不虚。至于去甘草的原因，则当如大柴胡汤中去甘草之意，本书《大柴胡汤证无邪在阳明》一文中指出，假若在专一通行的时候，则去甘草以除其甘缓之性，使全方药力猛烈。

方中用茯苓之意，是因见"小便不利"。如《伤寒论》316条真武汤方后加减法云，"若小便利者，去茯苓"，318条四逆散加减法云，"小便不利者，加茯苓五分"。另在小柴胡汤加减法中，"若心下悸，小便不利者，去黄芩，加茯苓四两"，因柴胡加龙骨牡蛎汤证无心下悸，且水停较轻，所以不用去黄芩，而且茯苓用量较轻，用一两半。

本条加大黄的目的，在于治疗"谵语"一证。《伤寒论》213条说："以津液外出，胃中燥，大便必硬，硬则谵语。"谵语是阳明胃热津伤，继而大便硬的见证，而且在三承气汤证中均可见谵语，可知柴胡加龙骨牡蛎汤中用大黄目的在于清胃热通下以治谵语。

柴胡加龙骨牡蛎汤中用铅丹，由于铅丹在整个《伤寒论》及《金匮要略》中只在此出现过一次，未能进行比较。《神农本草经》铅丹条载："味辛，微寒。治吐逆，胃反，惊痫，癫疾，除热，下气。"其味辛微寒之性则能清上焦之热，且能治"惊痫"，故方中铅丹当主要治疗此证。

最后说方中用龙骨、牡蛎的目的，龙牡相配能重镇安神。例如在《伤寒论》118条的桂枝甘草龙骨牡蛎汤中治疗"烦躁"，112条的桂枝去芍药加蜀漆牡蛎龙骨救逆汤中治"亡阳，惊狂，卧起不安"，可知加龙骨、牡蛎的目的是用以治疗因阳气虚、虚阳浮越所引起的"烦惊"一证。其中"烦"是小柴胡汤本有之证，而"惊"则是本条独有证候，《伤寒论》119条说，"太阳伤寒者，加温针必惊也"，太阳伤寒的前提下，因烧针使火热上炎则出现"惊"。又参264条，"少阳中风，两耳无所闻、目赤、胸中满而烦者，不可吐下，吐下则悸而惊"，在少阳病中风的前提下本身不可吐下，假若误用吐下则使阳气受伤，虚阳上浮而见惊。本条一开首说"伤寒八九日，下之"，误下即是此证见"烦惊"的成因。

进一步从病机而言，"惊狂"证候可理解为比"谵语"更重之证，两者均是邪热上扰所致，但有虚实之别。谵语的产生是由于胃热津伤、热扰心神所致的神志不清，一般属于正气充实、正邪交争激烈的反映，故在《伤寒论》210条说，"夫实则谵语"。"惊狂"则属阳气虚、"亡阳"之后，虚热上炎较重之证，本身是少阳病虚热上炎病机特点的进一步加重。柴胡加龙骨牡蛎汤证中以龙骨牡蛎名方，可知其病侧重在误下之后使虚热上炎加重，可是其证又同时兼有谵语而使用大黄，可理解为"虚实并见"的复杂病情。

2. 证候与病机分析

本条中的"胸满烦惊，小便不利，谵语"，在上文已有讨论，剩下"一身尽重，不可转侧"一证尚未讨论，这该是因何引起？在仲景书中关于"不可转侧"的条文只有数处。在《金匮要略》十一篇5条说："肝中寒者，两臂不举，舌本燥，喜太息，胸中痛，不得转侧，食则吐而汗出也。"十四篇14条又说："肝水者，其腹大，不能自转侧，胁下腹痛，时时津液微生，小便续通。"上述两条文中，均出现不能转侧的证候，是五脏之中肝病的独特表现，这反映了少阳病邪气在下焦营血的特点，可理解为"胁满痛"程度更重，因而不能转向身体侧面，因此"不可转侧"的证候主要是通过柴胡治疗。另外，小柴胡汤加减法四云，"若胁下痞硬者，去大枣，加牡蛎四两"。本证虽然没有"胁下痞硬"，但方中仍有用大枣，且配伍牡蛎，可知牡蛎在方中亦有"散结"的作用，以助柴胡治疗"不能转侧"一证。

柴胡加龙骨牡蛎汤与"三阳合病"的证情类似。参看《伤寒论》219条："三阳合病，腹满身重，难于转侧，口不仁面垢，谵语遗尿。"这条条文首先指出三阳合病的证候，其中的"身重，难以转侧"正与柴胡加龙骨牡蛎汤的"一身尽重，不可转侧"一致，两者亦出现"谵语"，而这条条文出现"遗尿"，柴胡加龙骨牡蛎汤证则有"小便不利"。柴胡加龙骨牡蛎汤证因为邪在三阳，治疗时要兼顾太阳、阳明，而其证侧重在少阳。除此之外，其证亦有小柴胡汤证的邪气入里在下焦营血的特点。

总之，柴胡加龙骨牡蛎汤证是在小柴胡汤证的基础上，邪气在里相对较轻，故此小柴胡汤剂量减轻一半。由于邪气仍在表，所以以小柴胡汤与桂枝汤合方（即柴胡桂枝汤）为基础，可是因见胸闷而去芍药。由于误下之后阳气浮越而见烦惊，因此加用龙骨、牡蛎与铅丹镇静安神。又因三焦不通、水气停滞而出现小便不利，故此用茯苓以利水。由于阳明胃热伤津而出现谵语，故此用大黄以清热通便。简言之，柴胡加龙骨牡蛎汤证是表邪仍在而邪气入里，兼有营血不足、阳气浮越、胃热伤津、水气停滞等病机，其病机复杂，故此方中药物组成繁多。

本条治法当与219条后段作鉴别。"发汗则谵语，下之则额上生汗，手足逆冷，若自汗出者，白虎汤主之"，这种三阳同病不应该以发汗或攻下的方法治疗，否则会产生变证，因此以柴胡加龙骨牡蛎汤"同治三阳"，疏解表里邪气。假若见自汗出，则表示三阳合病，邪热侧重于阳明，则应以白虎汤治疗。

［本部分曾载于《山东中医药大学学报》，2011，35（5）：400，403. 原题目为《论柴胡加龙骨牡蛎汤证属三阳同病》，收载时有所修改］

五、讨论

在完整分析多首小柴胡汤类方以后，讨论多首柴胡剂之间的关系。

1. 五首柴胡剂的关系

表18　　　　小柴胡汤基础上的加减组成小柴胡汤类方病机比较表

类方	组成	病机特点
大柴胡汤	小柴胡汤去人参、甘草，加芍药、枳实，增加生姜剂量	正气偏虚较轻，通降力量更强
柴胡加芒硝汤	小柴胡汤三分之一量，加芒硝	小柴胡汤证甚轻，兼有胃热较盛
柴胡桂枝汤	桂枝汤减半量，再加上柴胡、黄芩、半夏、人参（四药均为小柴胡汤用量的一半）	外证未除而邪气入里较轻，正气偏虚
柴胡桂枝干姜汤	小柴胡汤去人参、半夏、生姜、大枣，加牡蛎、瓜蒌根、桂枝、干姜，减轻甘草剂量	外证未除而邪气入里较重，兼上焦热郁与胃热津伤，轻微水饮停滞中焦
柴胡加龙骨牡蛎汤	柴胡桂枝汤去芍药，加龙骨、牡蛎、大黄、茯苓、铅丹	柴胡桂枝汤证基础上，营血偏虚而阳气浮越，兼有胃热伤津、水气停滞

上表所示，五首小柴胡汤类方总体可理解为小柴胡汤基础上的加减化裁，而只有柴胡桂枝汤理解为桂枝汤基础上的加味更为适合，反映其证更侧重在外证未除。五方的变化，体现了在小柴胡汤证的基础上，病机出现不同的演变方向。

大柴胡汤与柴胡加芒硝汤的比较。两方现在一般均被认为是"少阳兼阳明里实"的方剂，而从本研究的角度而言，大柴胡汤证正气偏虚较轻，可理解为相较小柴胡汤更为接近阳明，在内的邪气郁滞较重，因此其方去除补益药物而增强通降力量，使其功效专一通泄。柴胡加芒硝汤则取总体小柴胡汤剂量的三分之一，可知其邪气在里的病机较轻，但方中并无去除补益药物，可知正气偏虚仍在，加用芒硝则表示侧重于阳明胃热，再从其煎服法并非"去渣再煎"法，可知其证已经较为侧重在阳明胃热。但要指出，两方均非必须见"便结"才可以使用，从现代的观点理解并非"里实"。若以张仲景的角度理解，"实"指"内气充实"，则大柴胡汤是较为侧重于阳明"胃家实"，而柴胡加芒硝汤并非"实"，而侧重在虚，两者病位均非在"下焦"，故在张仲景而言并非"里"。

五方证的解表力量比较。柴胡桂枝汤、柴胡桂枝干姜汤与柴胡加龙骨牡蛎汤中均用桂枝，反映外证未除，但其外证轻重有所区别。从桂枝剂量上比较，柴胡桂枝干姜汤的解表力量最强，其方后明确说"汗出"可证，柴胡桂枝汤与柴胡加龙骨牡蛎汤的桂枝剂量均为其二分之一，反映解表力量较轻。柴胡加芒硝汤的治法，是先用小柴胡汤以解外，后再用柴胡加芒硝汤，反映其外证应当已除，或者只余下轻微外证。大柴胡汤则如小柴胡汤一样，"有表证可以用，无表证亦可以用"，其表证轻重亦可有所不同，在此未能直接比较。总体而言，能够用桂枝配伍柴胡剂，并非反映外证轻重，而是反映正气相对充足，正气能够抗邪出表，因此配以桂枝的辛温宣散以助调和营卫，此即如小柴胡汤加减法六中，若见"微热"即反映正气能够抗邪出表而加桂枝之意。

从其邪气侧重在阳明的角度来看，有三种不同的病机特点。一种是见"渴"，加天花粉（小柴胡汤加减法二），反映胃热津伤；二是见"潮热"而加芒硝（柴胡加芒硝汤），反映胃热较盛而津液相对未亏；三是见"谵语"而加大黄（柴胡加龙骨牡蛎汤），反映胃热津伤较重而成便硬。由此反映即使小柴胡汤证逐渐演变而接近阳明，仍要仔细鉴别其属阳明何证，张仲景在加减用药时仔细入微。

从多首方剂的剂量上看，小柴胡汤的变化可有三种剂量层次，反映邪气入里的程度轻重。第一是原方剂量的层次，除了小柴胡汤、大柴胡汤，还有柴胡桂枝干姜汤；第二是小柴胡汤二分之一量的层次，当中包括了柴胡桂枝汤与柴胡加龙骨牡蛎汤，反映邪气入里相对较轻；第三是小柴胡汤三分之一量的层次，其方是柴胡加芒硝汤，反映邪气入里程度最轻。

进一步比较，柴胡桂枝汤与柴胡加龙骨牡蛎汤同样是小柴胡汤减轻一半剂量，而且两方的煎服法均未取"去渣再煎"之法，反映两方邪气入里较轻，其治主要不在小柴胡汤证，而是更加侧重在桂枝汤证的治表。这从柴胡桂枝汤的方后采用了桂枝汤的煎服法可证，只是柴胡加龙骨牡蛎汤在此基础上更出现了胃热且津伤与水停的病机，其证较为复杂。

2. 五首柴胡剂与小柴胡汤加减法的区别

既然五个小柴胡汤类方，可理解为由小柴胡汤加减而来，为何不在小柴胡汤基础上多列出几个加减法，或更清晰地问，五首小柴胡汤类方相对于七个小柴胡汤加减法，两者有何区别？此问题可从两方面回答。

第一，部分类方在小柴胡汤基础上加减甚多，与小柴胡汤病机相距较远，因此另行命名新方。例如，柴胡桂枝干姜汤，由于此方证情复杂，其药物加减并不完全按小柴胡汤加减法化裁，因此另外创制新方以说明此证的治疗。由此可知，张仲景在使用小柴胡汤时，并不拘泥于七个加减法，而是可按病机演变随证加减。

第二，大部分类方均是改变了小柴胡汤本身的剂量，故此当另称为新方。除了大柴胡汤，其他柴胡类方均是减轻了小柴胡汤的剂量，其中柴胡桂枝汤与柴胡加龙骨牡蛎汤均可理解为小柴胡汤减半剂量，柴胡加芒硝汤则是其三分之一量，尤其是柴胡加芒硝汤虽然只是加上芒硝一药，却未被称为一种小柴胡汤加减法（如可写成"若潮热者，加芒硝二两"）。这明显是由于小柴胡汤本身剂量已有改变，因此不可再称为小柴胡汤，这符合张仲景的习惯，即使改变一味药物的剂量，也另行命名为一新方。

五首小柴胡汤类方之中，大柴胡汤的邪气入里程度加重，而柴胡加芒硝汤、柴胡桂枝汤与柴胡加龙骨牡蛎汤等三方的邪气入里程度较轻，而且此三方的方后注均非使用小柴胡汤的"去渣再煎"法，可知其小柴胡汤证的病机较轻，而兼夹病机轻重程度与之相近。此即是张仲景创制小柴胡汤具有"加减法"与"类方"区别的原因。在小柴胡汤证邪气入里程度变化不大的前提下，假如病情转变则只用加减法即可，若邪气入里程度有所加重或较轻，则要另行组方，或变化药物剂量以治之。至于柴胡桂枝干姜汤的小柴胡汤剂量未有变化，目的当在于示范灵活加减化裁的辨证论治思想，提示小柴胡汤加减法并非教条式的规矩，体现了误治之后治疗坏病的"观其脉证，知犯何逆，随证治之"的思想。面对复杂且多病机共存的病证，应当随着证候与病机转变而灵活组方用药。

六、结语

本文对小柴胡汤类方的证治展开深入探讨，明确了多首小柴胡汤类方的病机与方义，对于仲景学说中少阳病的理论认识，以及柴胡剂的临床应用均有重要意义。

麻黄细辛附子汤证并非太少两感

　　一般认为麻黄细辛附子汤（下简称麻细附汤）治疗少阴兼表证，或称"太少两感"证。但表证必然见恶寒，而且若是用发汗解表，张仲景均会在方后注中明确写上"覆取微似汗"或类似文字，若说麻细附汤中兼有表证，则尚未找到原文例证支持。由此引发相关问题思考，究竟麻细附汤及其相关类方证的病机与治法为何？以下对麻细附汤及其类方，包括：麻黄细辛附子汤、桂枝去芍药加麻辛附子汤、麻黄附子甘草汤、麻黄甘草汤与甘草麻黄汤等方作一重新考证，力求仲景原意。

一、麻黄细辛附子汤证治分析

1. 麻细附汤证并非兼有表证

　　麻细附汤出自《伤寒论》301 条："少阴病，始得之，反发热脉沉者，麻黄细辛附子汤主之。"笔者在《伤寒六经原意·表里部位概念》一文中考证，张仲景对于"表证"的概念是专指"恶寒"一证，可是 301 条并无恶寒。

　　再者，本条见"脉沉"，属病在下，不当发汗。《伤寒论》218 条说："伤寒四五日，脉沉而喘满，沉为在里。而反发其汗，津液越出，大便为难。表虚里实，久则谵语。"脉沉主里证，如 148 条亦说，"脉沉，亦在里也"，而张仲景的"里"是专指"下焦"，病在下焦一般不可用发汗之法，而《伤寒论》285 条更说，"少阴病，脉细沉数，病为在里，不可发汗"，明确指出里证不当发汗。

　　至于"发热"，其成因甚多，实难单凭一证即说兼有表证。《伤寒论》92 条说："病发热头痛，脉反沉，若不差，身体疼痛，当救其里。四逆汤方。"本条同样见发热与脉沉，虽然有像表证的头痛与身体疼痛，仍不当发汗解表，而应急救其里，用四逆汤，可知用麻细附汤的目的不可能是发汗。

2. 麻细附汤用于寒水停滞下焦

麻细附汤在少阴病而见"脉沉"，是因水饮停滞所致。在《金匮要略》十四篇10条说，"脉得诸沉，当责有水"，脉沉主水，在仲景书中有不少记载，如同篇的19条说，"寸口脉沉而迟，沉则为水，迟则为寒"，21条亦说，"寸口脉沉而紧，沉为水，紧为寒"。脉沉主里与主水，两者本质一致，如《金匮要略》十四篇5条说，"里水者，一身面目黄肿，其脉沉"，由于下焦是藏津液之所，阳虚则水停下焦，故见沉脉。

考《伤寒论》305条："少阴病，身体痛，手足寒，骨节痛，脉沉者，附子汤主之。"附子汤用于阳虚寒湿停滞所引起的身痛与手足冷，同样亦见脉沉。另在《金匮要略》水气病篇的桂枝去芍药加麻辛附子汤条文中，亦是由于"水饮所作"，可证麻细附汤证本身的脉沉是寒水停滞下焦的反映。另外，在《金匮要略》水气病篇中，桂枝去芍药加麻辛附子汤、麻黄附子汤、甘草麻黄汤三方，均是用治水气病的方剂，其中桂枝去芍药加麻辛附子汤更包含了整个麻细附汤，再证麻细附汤治证属寒水。

3. 用麻细附汤目的在"治未病"

在麻细附汤条文，特别值得留意的是其一开首所说的"始得之，反发热"一句。比较少阴病篇323条，"少阴病，脉沉者，急温之，宜四逆汤"，假如到了少阴病阶段，却单独见沉脉而无"发热"一证，即说明其阳虚较重，不能正邪交争而发热，因此要急用四逆汤以急救其里，以防传变。

需要强调，少阴病过程中见"发热"，不可即认为仍有邪气在表。最佳的例证，如《伤寒论》少阴病篇292条说，"少阴病，吐利，手足不逆冷，反发热者，不死"，此条同样见"反发热"，与麻细附汤条文相同，这条却不以邪气在表作解，而只是从阳气恢复能抗邪，抑或阳虚浮越作解释，显然，不可单凭发热即辨别为表证。太阳病提纲证说，"脉浮，头项强痛而恶寒"，提纲中并无"发热"一证，这是由于六经皆有发热，不可以发热与否作为太阳病的诊断。脉浮则是邪气是否仍然在表的重要依据，麻细附汤中见脉沉，说明邪气已不在表。

再与上述的附子汤证比较，虽然同样见脉沉，但附子汤证却见身痛与四逆之证而无发热，说明其阳虚寒盛较重。而且附子汤证的另一条条文，《伤寒论》304条说："少阴病，得之一二日，口中和，其背恶寒者，当灸之，附子汤主之。"这里的"得之一二日"，从发病时间上类似"始得之"之意，可是却不像麻细附汤证见发热，而见恶寒，故此其治法不同。

综合而言，麻细附汤证为进入少阴病阶段，但一开始仍见发热，反映阳虚程度较轻，较能正气抗邪，故不用附子汤或四逆汤等方治之。另外，本证除了发热，或亦可见少阴病提纲所说的"但欲寐"，除此之外则未见其他证候，可知属于少阴病的粗浅阶段，趁疾病刚开始之时，即用麻细附汤治之，以防其转变为附子汤或四逆汤证，实有未病先防、有病早治的治未病思想。

或问，本证从未见寒水停滞之见证，如何辨证？实际上此方的病机是通过推论而得，如上述323条单见脉沉即急用四逆汤，亦是从其病情发展推论而来，并非直接从证候辨别而论，可算是"无者求之"，未见少阴证则推论究竟为何。

再问，麻细附汤可否治疗无寒水停滞的下焦寒盛之证？这种可能并不存在，由于下焦是藏津液之所，假如病在下焦阳虚，则必然引起水饮停滞，不可能单纯阳气虚而水不病。正如附子汤在304条中只见"背恶寒"，亦无寒水之象，但从其方中亦有治水之药则可知阳虚寒盛必然影响津液气化。

4. 麻细附汤方义

先说附子。方中运用炮附子一枚，其目的明确，是用于温阳散寒。与附子汤进行比较，方中用炮附子两枚，温阳力量较强；再与四逆汤比较，虽然方中同用附子一枚，可是用的是生附子，其温阳力量甚猛。因此，从附子力量上比较，可从侧面说明上述三方的关系。

再说细辛。细辛辛温，能散寒化饮。细辛在一般仲景方中常用三两，为何麻细附汤中细辛用二两？这是由于细辛用量大则走上、走外，量轻则走下、走里。如小青龙汤、射干麻黄汤、苓甘五味姜辛汤等方细辛均用三两，用于温肺化饮；当归四逆汤与当归四逆加吴茱萸生姜汤中细辛亦用三两，则用于温通经脉，通行体表；大黄附子汤中细辛则用二两，其作用部位在下焦；真武汤加减方一中细辛更只用一两。这说明阳虚较重时，作用部位偏下时，细辛用量减轻。

关于麻黄。麻黄亦是辛温，能通阳气利水。麻黄在本方中作用并非解表，一般用于发汗解表时，麻黄剂量为三两或以上，并且配上其他辛温药物，如桂枝、生姜，可是麻细附汤中麻黄只用二两，且没有配上其他辛温走表之药，可知其目的并非发汗。麻黄的药性亦与细辛相近，量大则作用趋于表，量轻则偏于里。麻黄的功效，如《金匮要略》十二篇39条说："水去呕止，其人形肿者，加杏仁主之。其证应内麻黄，以其人遂痹，故不内之。若逆而内之者，必厥，所以然者，以其人血虚，麻黄发其阳故也。"麻黄能够通阳气而利水，若在阴阳气血偏虚之证则不可用之，此反映了麻细附汤中的阳气相对不虚，假若到了真武汤、附子汤、四逆汤证等程度，则不可用麻黄。

总而言之，麻黄辛温通阳利水，使下焦阳气水饮得宣；细辛配麻黄则增强散寒化饮之力；附子配麻黄、细辛则温阳散寒，寒水自消。三药药性均是辛温，共奏温阳、化饮、宣散之功。

在服用麻细附汤后，由于其辛温发散之性，或许亦可见微汗出。可是由于其证本身不是表证，汗出并非为了解表祛邪，而是三焦水液通畅所致（参本书《五苓散并非表里同治》一文）。

5. 麻细附汤证并非典型少阴病

少阴病提纲证指出，少阴病的典型脉象是"脉微细"，微即脉力较弱，麻细附汤所见的脉沉并不一定是脉力较弱，脉沉只是说明了脉位较低，换句话说，麻细附汤的脉象并非已达典型少阴病的脉象。

　　参看《伤寒论》324条："少阴病，饮食入口则吐，心中温温欲吐，复不能吐，始得之，手足寒，脉弦迟者，此胸中实，不可下也，当吐之；若膈上有寒饮，干呕者，不可吐也。当温之，宜四逆汤。"本条如麻细附汤条文同样是"始得之"，这里却选择用吐法治之，病位在胸中，实际上并非少阴病，或者说是在少阴病过程之中，病情转变，同时兼夹了另一种病机，因此先治新病。这种在少阴病过程中，先治新病而不治少阴的例子不少。例如，少阴病篇有多种咽痛证，显然甘草汤、桔梗汤等方并非用治少阴病，而是治疗咽痛的新病。因此，麻细附汤条文虽然冠首亦是写明"少阴病"，可是其病并不单纯在少阴。

　　麻细附汤证是在少阴病阶段一开首却见发热，"反发热"一词已经说明病在少阴本身不当见发热，发热即代表其病仍在三阳，并未完全传入少阴。如《伤寒论》269条说："伤寒六七日，无大热，其人躁烦者，此为阳去入阴故也。"若本条倒过来说，若见发热，而未见躁烦者，则可知尚在三阳，阳气不甚虚。

二、桂枝去芍药加麻辛附子汤证治分析

　　在解释了麻细附汤后，对于桂枝去芍药加麻辛附子汤证则更容易理解。

1. 证候分析

　　本方出自《金匮要略》十四篇31条："气分，心下坚，大如盘，边如旋杯，水饮所作，桂枝去芍药加麻辛附子汤主之。"本证单见"心下坚"，实际上还有其他证候。因为"气分"一词在前一条，即十四篇30条中有详细论述："师曰：寸口脉迟而涩，迟则为寒，涩为血不足。趺阳脉微而迟，微则为气，迟则为寒。寒气不足，则手足逆冷；手足逆冷，则营卫不利；营卫不利，则腹满胁鸣相逐，气转膀胱；营卫俱劳。阳气不通即身冷，阴气不通即骨疼；阳前通则恶寒，阴前通则痹不仁；阴阳相得，其气乃行，大气一转，其气乃散。实则失气，虚则遗溺，名曰气分。"

本条解释了气分病的成因，是由于寒邪与血虚，且见脾胃虚寒，因而营卫不利，故见手足逆冷、腹满胁鸣，或见身冷、骨痛、恶寒、痹不仁等证。由于病机复杂，包括了下焦血虚寒盛，以及中焦脾胃虚寒气滞，水气不能宣散，致使水饮停滞在上焦的心下（参笔者《伤寒六经原意·三焦与体表部位对应关系》一文，心下当属上焦而非中焦），因而见"心下坚，大如盘，边如旋杯"之证。

由于水饮的病机牵涉三焦阳气不通，必须共同温通三焦，故此在原文说，"阴阳相得，其气乃行，大气一转，其气乃散"，"阴阳相得"是指寒水得阳气温通，则水气得通行，"大气一转"是指三焦阳气同时宣畅，故此水饮停滞得散。

顺带一提，后一条条文的证情类似。《金匮要略》十四篇32条说："心下坚，大如盘，边如旋盘，水饮所作，枳术汤主之。"粗略来看，本条与桂枝去芍药加麻辛附子汤证的证候几乎完全相同，可是实际上本条一开首并无"气分"二字，以表示此证但见"心下坚"一证，而无其他气分病证候。因此，本证并非三焦水液停滞，而是单纯由于中焦脾胃气机不通，使精气不升，因而见证为水停心下，故此只需以枳术汤治之。

2. 方义分析

方中用药包含了麻细附汤的全方药物组成，且用量相同，但加上了桂枝去芍药汤，或者从另一方面分析，本方即是桂枝去芍药加附子汤（出自《伤寒论》22条）再加上麻黄、细辛。

桂枝去芍药汤用于太阳病误下后，上焦营血不足（参本书《桂枝汤方义在宣卫降营》一文），若阳气更虚则加附子。可见桂枝去芍药加附子汤，目的在于温通中上二焦阳气。在本书《太阳病篇"非发汗"解表方》一文中指出，桂枝去芍药汤与桂枝去芍药加附子汤证病已经不在表，其方目的也不在发汗解表，若以发汗解表为目的的方剂，张仲景会在方后注中明确写出"覆取微似汗"一句。麻细附汤按上文所述，其作用部位偏下，目的主要在宣散下焦阳气、停饮。

因此，桂枝去芍药汤与麻细附汤合用，即三焦阳气一并温通，辛温之力甚强，使寒水得化，故能达致"阴阳相得，其气乃行，大气一转，其气乃散"的效果。

虽然本方方后注说，"当汗出，如虫行皮中，即愈"，实际上并非指发汗之法。先说"虫行皮中"之证，参考《伤寒论》196条："阳明病，法多汗，反无汗，其身如虫行皮中状者，此以久虚故也。"这条指出"虫行皮中"是"久虚"引起的，而且与汗出并无必然关系，是独立分开的两证。"虫行皮中"的另一种理解，应属于"痹不仁"之证。如《金匮要略》第五篇第2条说："寒虚相搏，邪在皮肤；浮者血虚，络脉空虚；贼邪不泄……邪在于络，肌肤不仁。"这里亦指出皮肤不仁的原因，是由于血虚，使络脉空虚，邪气入中络脉，与上述久虚机理一致。而在《平脉法》中更进一步指出，"营卫不能相将，三焦无所仰，身体痹不仁"，痹不仁的成因是正虚而导致营卫不通，三焦无气可通，因而出现身体痹不仁。再看《金匮要略》二篇22条："风湿脉浮身重，汗出恶风者，防己黄芪汤主之。"在方后注中亦说："服后当如虫行皮中，从腰下如冰，后坐被上，又以一被绕腰以下，温令微汗，差。"此条亦为服药后见"虫行皮中"，可是纵观其他诸条风湿病证用方，方后均无此象，而防己黄芪汤治属气虚的风湿之证，再一次说明桂枝去芍药加麻辛附子汤服后所见的"虫行皮中"，是其证本虚的反映，是"阳前通则恶寒，阴前通则痹不仁"，可知此"痹不仁"之证，是由于寒水阴邪得畅，使邪气走于皮肤之络而致。另外，关于服药后的"当汗出"，由于本证并非针对表证，其汗出是由于"大气一转"之后，三焦水液与气机通畅的结果，因此并非解表之法，如服五苓散后出现汗出之意，可参考本书《五苓散并非表里同治》一文对解表机理的论述。

三、麻黄附子甘草汤证治分析（附：麻黄附子汤、甘草麻黄汤比较）

麻黄附子甘草汤（下简称麻附草汤）与麻细附汤病机相近，而一般认为麻附草汤病情较麻细附汤要轻缓，这种说法是指麻附草汤的发汗力量比麻细附汤轻，但是据原文分析并非如此，以下详细论述。

1. 麻附草汤证候分析

《伤寒论》302 条说："少阴病，得之二三日，麻黄附子甘草汤微发汗。以二三日无证，故微发汗也。"本条原文内容，并无表述任何证候，需要与麻细附汤参看。301 条麻细附汤是"少阴病，始得之"，而本条则是"得之二三日"，说明病情相对延长。这里强调了用麻附草汤的目的是微发汗，而微发汗的原因是"以二三日无证"，因此解释"无证"的意思十分重要。

《伤寒学》中解释，"'无证'：《玉函》卷四、《注解伤寒论》卷六均作'无里证'，指无吐利等里虚寒证"，虽然此说可通，但是纵观仲景书中，只见"无表里证"一词，却未有"里证"一词单独出现，未有例证能够说明"里证"是指什么证候。细考《伤寒论》中多条条文，"无某某证"的说法亦常出现。如第 251 条"无太阳柴胡证"，61 与 170 条"无表证"，130 条"无阳证"，252 条"无表里证"等，其中在 39 条亦说"无少阴证"，麻附草汤证在少阴病篇，"无证"或可表示"无少阴证"。另外，《伤寒论》232 条说，"脉但浮，无余证者，与麻黄汤"，"无余证"与"无证"的表述方式最为接近本条，"余证"是指在 231 条中提到的诸种证候，若只见脉浮而无各种证候，即可用麻黄汤治之，由此可以理解，确实可以有"无证"一词，指无任何证候表现，而并非单指里证。另外参《伤寒论》303 条："少阴病，得之二三日以上，心中烦，不得卧，黄连阿胶汤主之。"本条与 302 条相近，是"得之二三日"，但是出现了"心中烦，不得卧"等，换言之，即不是"无证"，而是"有证"，因此病机转变，需要用其他方剂治之。由此反观 302 条的"无证",实质上当指无各种可能出现的少阴证候,是特别用于比较 303 条的少阴证。

　　相较于 301 条中见"反发热脉沉者",发热一证在"无证"的前提下,理应不包括在内,如此理解 301 条与 302 条的关系,即在少阴病一开始见发热之后,到了二三日则未见发热而单见脉沉,且未出现其他各种少阴证,即可用微发汗之法。

　　上文论述使用麻细附汤的目的并非发汗解表,而是温化下焦寒水,以此角度理解 302 条,为何单见脉沉而不见发热,却又无其他证候出现。未见其他少阴证,表示阳气不甚虚,因而在发病二三日病情仍然稳定,没有恶化。"始得之"的发热在后来消失了,假若病入少阴而无发热,或可理解为"阳去入阴",病从三阳转入三阴,但是,没有见其他少阴之证(如 269 条说的躁烦),则发热的消失反映正气能够抗邪,正气不虚,发热自除。由于正气不虚,水停于里之证并无不可发汗的禁忌。如少阴病 286 条说:"少阴病,脉微,不可发汗,亡阳故也。"由于并非到了亡阳的程度,但阳气仍偏虚,故此可用"微发汗"之法。还有另外一种理解方式,就是在少阴病刚开始,见发热而用麻细附汤后,到了二三日发热已除,但仍见脉沉,亦无其他证候,反映病情减轻,阳气渐复,则可改用麻附草汤微发汗。这里的两种解释方法,即一开始有没有用麻细附汤,两者并无矛盾,重点是少阴病在刚开始阶段,没有出现发热以及其他证候,则说明了阳气并不甚虚,可用微发汗之法以宣散寒水。

　　2. 麻附草汤、麻黄附子汤与甘草麻黄汤比较

　　麻附草汤的药物组成与麻黄附子汤及甘草麻黄汤十分相近,三方均是用在水气病水停在下焦的病证中,三者的不同点请看下表:

表19　　　麻附草汤、麻黄附子汤与甘草麻黄汤比较表

方名	麻黄	炮附子	炙甘草	治法
麻附草汤	二两	一枚	二两	微发汗
麻黄附子汤	三两	一枚	二两	发其汗即已
甘草麻黄汤	四两	／	二两	重复汗出，不汗再服，慎风寒

先说甘草麻黄汤。本方出自《金匮要略》第十四篇第25条："里水，越婢加术汤主之，甘草麻黄汤亦主之。"在同篇第5条则说："里水者，一身面目黄肿，其脉沉，小便不利，故令病水……越婢加术汤主之。"此条明确指出这一种里水见有黄肿、脉沉与小便不利之症状，可用越婢加术汤治之，而在25条中说"甘草麻黄汤亦主之"，是指这一种病情用此方亦能治疗。按本方方后注说，"重复汗出，不汗再服，慎风寒"，明确指出此方是以发汗为目的，通过发汗以治疗水停下焦之证。

再看麻黄附子汤。本方出自《金匮要略》第十四篇第26条："水之为病，其脉沉小，属少阴；浮者为风，无水；虚胀者，为气；水，发其汗即已。脉沉者，宜麻黄附子汤；浮者，宜杏子汤。"按本条文所述，本方所治亦是水停在下之证，而单以脉沉或"虚胀"为见证，其证相对于上述甘草麻黄汤证为少，而且其脉"沉小"，反映阳气偏虚，故文中说"属少阴"。本方亦以发汗为目的，文中清晰说明"发其汗即已"，是治疗这种水停在下的方法。值得指出的是，本方虽然麻黄用量减少，但是实际上发汗力量比甘草麻黄汤更强。这是张仲景的药法，由于加上了辛温更强的附子，故此可减少麻黄的用量，如在桂枝汤中用桂枝三两，而到了麻黄汤中，因为配上了麻黄，则桂枝用量减少为二两。由于加上了附子，使全方发汗力量从下焦开始，配上麻黄辛温通阳，即使方后注没有要求"重复汗出"，亦能达到发汗的目的。

最后看麻附草汤。本方相较于麻黄附子汤麻黄用量减轻，可知其发汗力量比麻黄附子汤较弱，故原文中说"微发汗"。微发汗是由于阳虚程度相对麻黄附子汤证较重，故此不可用一般发汗之法，而改用"微发汗"以宣散寒水。

三方从发汗力量比较，从强到弱分别为麻黄附子汤→甘草麻黄汤→麻附草汤。阳虚程度从重到轻则是麻附草汤→麻黄附子汤→甘草麻黄汤。

3. 麻附草汤与麻细附汤比较

虽然一般认为麻细附汤比麻附草汤发汗力更弱，但是按其药物配伍分析，实际上应该相反。

表20　　　　麻黄附子甘草汤与麻黄细辛附子汤比较表

方名	麻黄	炮附子	炙甘草	细辛
麻黄附子甘草汤	二两	一枚	二两	/
麻黄细辛附子汤	二两	一枚	/	二两

在甘草麻黄汤中，单用两味药，已经有发汗之功，这是由于甘草之甘味能够助麻黄的辛温，所谓"辛甘化阳"，配伍甘草能够有助发汗解表，且甘味之缓能使发汗得以持续。再者，甘草麻黄汤中，虽然麻黄用量较甘草为重，但将甘草放在方名首位，可知甘草在方中发汗的重要性。若麻黄配伍细辛，虽然两药均为辛温，可是细辛之功主要在化饮而不在发汗，且其作用趋势偏于下，反而牵制了麻黄发汗的力量。

故在301与302条中，只有麻附草汤明确说明"微发汗"，麻细附汤则没有谈及其发汗之力，代表张仲景在运用两方时，麻附草汤仍属于"小发汗"法，麻细附汤则并非意在发汗，可以理解为"宣通"之剂。

4. 麻附草汤与四逆汤比较

麻附草汤与四逆汤在方药组成上亦有相似之处，两者均有阳气偏虚，两方方药组成见下表：

方名	麻黄	干姜	附子	炙甘草	服法
麻黄附子甘草汤	二两	/	炮，一枚	二两	日三服
四逆汤	/	一两半	生用，一枚	二两	分温再服

表21　　　　麻黄附子甘草汤与四逆汤比较表

两方同用附子与甘草，以辛甘化阳，通补阳气，可是四逆汤中用的是生附子，况且四逆汤服法是分两次服，一服剂量更重，可见四逆汤的温阳之力甚重。两方明显不同处为，麻附草汤用麻黄，四逆汤则用干姜，一走一守，麻黄宣通阳气，干姜则温中散寒，如此比较则更明确两方用意。

5. 麻附草汤方义分析

上三节的方义比较，已经对麻附草汤的方义有深入讨论。总而言之，麻黄辛温宣散，配上附子辛温通阳，再加上甘草甘温以辛甘化阳，三药共奏宣通阳气、微发汗以化寒水之功。

最后还要再次指出，虽然麻附草汤能够"微发汗"，但是其原意并非用在表证，发汗的目的是为了宣散寒水。

四、讨论：如何理解"太少两感"

麻细附汤与麻附草汤两方，过去多以"太少两感"作为解释，可是从本文的研究角度，认为这两方证均非兼有"太阳"，因此不可称为"太少两感"。那么，假若是"太少两感"的病情而运用了麻细附汤，则有何结果？这种情况在现代临床十分普遍，有必要对此进一步讨论。

先说"两感"的概念。"两感"出自《黄帝内经》。《素问·热论》说："人之伤于寒也，则为病热，热虽甚不死；其两感于寒而病者，必不免于死。"按原文中所指，"两感"是指六经之中的阴阳两经同时得病，包括了"巨阳与少阴俱病"、"阳明与太阴俱病"、"少阳与厥阴俱病"这三种情况，其中"巨阳与少阴俱病"可见"头痛、口干而烦满"，可理解为《素问·热论》中的"太少两感"。

《素问·热论》本身只有"两感"而无"太少两感"一说，这是后世的新创术语，此种简化命名亦无不可。但是，在《伤寒论》中似乎除了"太少两感"一说之外，并无"阳明太阴两感"，亦无"少阳厥阴两感"的说法，若只为了"太阳与少阴同病"而创制一个特殊术语，未能形成一种具有指导意义的理论，另行命名的价值不大。再者，由于《素问·热论》的六经与《伤寒论》的六经截然不同，未必属于"继承"关系，"两感"一说则容易让人混淆两种理论，尤其在《伤寒论》中并无其他经的两感，则没有必要引进这一术语。或因如此，七版《伤寒论》教材中，已经不用"太少两感"一说，而直接用"少阴病兼表证"，此则更为明了。

虽然麻细附汤与麻附草汤证并非少阴兼表证，但是《伤寒论》中确实有这种病情。例如《伤寒论》91 条："伤寒，医下之，续得下利清谷不止，身疼痛者，急当救里；后身疼痛，清便自调者，急当救表。救里宜四逆汤，救表宜桂枝汤。"92 条："病发热、头痛，脉反沉，若不差，身体疼痛，当救其里，四逆汤方。"93 条："太阳病，先下而不愈，因复发汗。以此表里俱虚，其人因致冒，冒家汗出自愈。所以然者，汗出表和故也。里未和，然后复下之。"94 条："太阳病未解，脉阴阳俱停（一作微），必先振栗，汗出而解。"372 条："下利腹胀满，身体疼痛者，先温其里，乃攻其表。温里宜四逆汤，攻表宜桂枝汤（在《金匮要略》十七篇 36 条亦有同样文字）。"上述诸条均可称为"少阴兼表证"，皆是少阴里虚的基础上兼有太阳表证。另外，在《伤寒论》有多条讨论"表热里寒"抑或"表寒里热"的条文，例如《伤寒论》第 176 条的白虎汤证、225 条四逆汤证、317 条与 370 条的通脉四逆汤证，亦可属"少阴兼表"，详细讨论见《白虎加人参汤证属表里三焦热盛》一文。

"太少同治"反映了后世理论与仲景学说的差异。这是治法的理论争议问题，在少阴兼表的病情上，张仲景均是考虑表里的先后缓急问题，却无表里同治、抑或具体说"太阳少阴同治"之法。假若认为少阴兼表可以同时治疗，则属于后世的理论思想，例如现代有医家认为可用"四逆汤合桂枝汤"，这则是对于《伤寒论》91条的另一种新理解，认为无须分清表里先后而可以一并治疗。这种治法思想的区别，也是仲景方的药物较为精炼，而后世方药味较多的一个原因。至于究竟两种思想何者属优、何者临床更有效果，本文属于仲景学说文献理论研究，此一问题尚待临床验证。从理论而言，一般认为经方的特点在于"药少精炼、功专力宏"，假若以合方治疗，则相对"功不专"，按理应效果较缓，甚至可因病机矛盾而出现不良反应。

从麻细附汤的药物组成来看，或许让人误以为是少阴病基础上兼有"麻黄汤证"。但麻黄汤证的表气郁滞，必须有正气不虚、正气旺盛的基础（可参本书《葛根汤属太阳伤寒代表方》一文），少阴病本身正气偏虚，无可能出现麻黄汤证，故此在《伤寒论》91条与372条均直接写明用桂枝汤而非麻黄汤。

若是"太少两感"的病情而运用了麻细附汤，则有何结果？这首先要看是哪一种"太少两感"，假如是上述引用的各条少阴兼表之证，例如91条之伤寒、身体疼痛而下利清谷之证，若没有下利清谷而用麻细附汤则病轻药重，假若下利清谷则病重药轻。"太少两感"只是指出了两经同病，而未有说明该经病变的轻重程度。另外，麻细附汤中的药物组成，只有麻黄一药可算是"辛温解表药"，其他两药均非用作解表，在整部《伤寒论》中没有单用麻黄即能解表之例，甚至如桂枝甘草汤中桂枝如此重剂，也没有人认为桂枝在方中能够辛温解表，显然解表的功效是必须要通过配伍而达到的。另外，在《金匮要略》十二篇39条说："其证应内麻黄，以其人遂痹，故不内之。若逆而内之者，必厥，所以然者，以其人血虚，麻黄发其阳故也。"仲景明确指出，血虚不用麻黄，而少阴病的病机是下焦的阴阳俱虚（参《伤寒六经原意·少阴病与厥阴病概念》一文），换句话说，典型少阴病则不当用麻黄。假若少阴病较轻而兼有表证，或许当考虑使用小柴胡汤。如《伤寒论》148条所说的："此为半在里半在外也。脉虽沉紧，不得为少阴病。"但若血虚程度较轻则未必能称为病在"少阴"。假设属于少阴兼表而误用了麻细附汤，若属血虚较重则误用麻黄而伤血，使病情加重。假若血虚较轻则或许亦能温阳化饮，但其方目的亦不在解表，只是等同于表里同病而单一治里，运用麻细附汤并非表里同治。若用此方后表证同时得解，并非因为此方能辛温发汗，而是由于三焦营卫得通后正气自能抗邪而自愈，属于"扶正解表"的思想（可参《五苓散并非表里同治》一文中"'扶正解表'的普遍意义"的论述）。

最后顺带指出，历代的经方医案之中，甚少有"太少两感"而用麻细附汤的验案，而即使有相关案例，亦非用原方三味药治之。现代临床治疗少阴兼表证多是在此方基础上加上各种辛温药，即如前述"四逆汤合桂枝汤"之意。张仲景对于组方用药十分严谨，加减一药即成新方，在麻细附汤基础上加味治愈少阴兼表证，不能在临床上证明麻细附汤即为治"太少两感"之方。

五、结语

麻黄细辛附子汤与麻黄附子甘草汤两方，均非用在"少阴兼表证"，而是用于下焦阳虚寒水停滞之证，目的在于温化寒水，以防传变。本文所论的五方之中，除了麻黄细辛附子汤目的并非发汗之外，其余方剂均能发汗（麻黄附子甘草汤严格而言属"微发汗"），发汗的目的均在温化宣散寒水。总而言之，麻黄细辛附子汤等五个类方，其原意均是用在水饮停滞之证。

麻黄升麻汤属表郁轻证

麻黄升麻汤出自《伤寒论》厥阴病篇，其方药物庞杂，共十四味药，且方中药物剂量甚轻，与一般经方的药味少、剂量大成强烈反差，故此有注家认为此方并非仲景方，疑为后世所加。现代一般认为，本证属肺热脾寒、寒热错杂的病情，但为何在厥阴病篇突然出现此证？本文欲对本证的原意进行重新考释。

一、证候分析

麻黄升麻汤出自《伤寒论》357 条："伤寒六七日，大下后，寸脉沉而迟，手足厥逆，下部脉不至，喉咽不利、唾脓血，泄利不止者，为难治。麻黄升麻汤主之。"

1. "寸脉沉而迟"反映上焦阳虚

本属伤寒，经过误下以后，见"寸脉沉而迟"，这里特别强调"寸脉"。参《金匮要略》九篇 3 条："胸痹之病，喘息咳唾，胸背痛，短气，寸口脉沉而迟，关上小紧数，栝楼薤白白酒汤主之。"这一条同样是寸脉沉迟，还刻意相对关脉而言，实际上是九篇 1 条"阳微阴弦"的具体阐述，寸脉沉迟是上焦阳虚的反映。

"寸脉沉而迟"即只见脉在寸口而关尺脉不见，亦即关尺脉比寸脉更虚，当是脉微细甚或"脉不至"的情况，由于关尺脉象并非诊断要点，故此略而不提。此外，寸脉沉迟除了反映上焦阳虚以外，亦有邪气在表之意，详见文末讨论。

2. "手足厥逆，下部脉不至"反映中下焦的气血虚衰

先说"下部脉"，究竟是指何脉？一般有两种不同解释。《伤寒学》说："一指寸口脉中的尺脉，一指人体上中下三部中的趺

阳脉与太溪脉。"实际上这两种解释，只是代表着两种争议的看法，至今还未有定论，而非本义即包含两种脉象。从张仲景对寸关尺脉象的表述上看，并无以"上部"、"下部"表述"寸脉"、"尺脉"的例证，对于寸尺区分的另一种表述，是以"脉阴阳"为其术语。例如《伤寒论》第 3 条说，"脉阴阳俱紧"，第 6 条更说，"脉阴阳俱浮"，这里说阴阳脉俱浮，显然阴阳并非以轻按重按作区分，而是指寸尺脉象。

"下部脉"指足三阴之脉。在张仲景的脉法上，沿用了"三部脉法"。《伤寒杂病论·序》中说："人迎趺阳，三部不参。"《平脉法》也说："脉有三部，阴阳相乘。"《金匮要略》十七篇 37 条说："下利，三部脉皆平，按之心下坚者，急下之，宜大承气汤。"《辨脉法》中更清晰地说："病六七日，手足三部脉皆至。"这里更明确指出是"手足"的三部脉，显然并非指寸关尺的三部脉象。三部脉法在《黄帝内经》已有详细记载。《素问·三部九候论》说："故人有三部，部有三候……下部天，足厥阴也；下部地，足少阴也；下部人，足太阴也。故下部之天以候肝，地以候肾，人以候脾胃之气。"这里清晰指出了"下部脉"包含了什么内容，是指足三阴经的脉动，诊候肝肾脾胃之气，亦即中下二焦之气的盛衰。在仲景书中，亦多处有提到趺阳脉、少阴脉、厥阴脉的诊治。

"脉不至"属于危重证候。例如在《伤寒论》292 条说："少阴病，吐利，手足不逆冷，反发热者，不死。脉不至者，灸少阴七壮。"298 条说："少阴病，四逆，恶寒而身蜷，脉不至，不烦而躁者，死。"脉不至反映气血亏虚甚重，实际上即是"无脉"。如 362 条说："下利，手足厥冷，无脉者，灸之。不温，若脉不还，反微喘者，死；少阴负趺阳者为顺也。"本条证情与麻黄升麻汤证同样见"下利，手足厥冷，无脉"，可是这条用如上述 292 条的灸法以后，脉依然不还，反而出现微喘，表明虚衰严重，治不获效，属死证。

值得讨论一点，假如是中下二焦的脾胃肝肾虚衰，在寸口的关尺脉亦可诊断，为何特别强调是"下部脉不至"？这是由于前文见"寸脉沉而迟"，若是中下二焦皆虚，正常脉象当如少阴病提纲见"脉微细"，当寸关尺皆微，但是此证却见沉迟，与脉微有别，因此要通过其他方式进一步诊断。《素问·三部九候论》中指出，三部九候的脉法，目的是用在"决死生"，"参伍不调者病，三部九候皆相失者死，上下左右之脉相应如参舂者病甚，上下左右相失不可数者死，中部之候虽独调，与众脏相失者死"。寸口脉法属于中部的"手太阴脉"，此证亦即中部脉与下部脉"相失"，故此属危重的证情。

关于"手足厥逆"，笔者在《伤寒六经原意·手足四肢与三焦表里对应关系》一文中已指出，手足的证候反映下焦之气，手足厥逆反映下焦阴阳俱虚，营卫不通。这与本证的下部脉象相符，由于下焦肝肾气血皆虚，营卫不足且不通，因而见此证。

3. "喉咽不利"反映热气上逆

首先说"喉咽"一词，这里不说"咽喉"，有"下而上"的意味。在仲景书中大部分条文写成"咽喉"，而只有三处条文写成"喉咽"。《伤寒论》166 条说："寸脉微浮，胸中痞硬，气上冲喉咽不得息者，此为胸有寒也。当吐之，宜瓜蒂散。"这条与麻黄升麻汤证相似，以寸脉最为突显，其证见"气上冲喉咽"，是因为上焦不通所致。又如《金匮要略》十四篇 21 条说："反言胸中痛，气上冲咽……阳衰之后，营卫相干，阳损阴盛，结寒微动，肾气上冲，喉咽塞噎。"这两条条文均有气上冲的证情，从部位上说，喉在下、咽在上，若气上冲则从喉到咽，故此改说成"喉咽"。

此说符合厥阴病的病机特点，厥阴病的提纲上见"气上撞心"，是以气上冲作为代表病机，如上文瓜蒂散证见"气上冲喉咽不得息"，喉咽不利可理解为一种轻度的气上冲。另外，《金匮要略》七篇 10 条说："火逆上气，咽喉不利，止逆下气，麦门冬汤主之。"本条用麦门冬汤治疗上气，是因肺虚而虚热上炎之证，其中同样见咽喉不利。因此，麻黄升麻汤证的喉咽不利、其气上冲是虚热上炎、热气上逆之象，与厥阴病提纲中"气上撞心，心中疼热"的病机相近。

4. "唾脓血"反映风热在上焦

"唾脓血"即是体内脓血向外排出的一种方式，是因热伤上焦肺所致。在《伤寒论》中有两种排出脓血的方式，一种是"吐"、"唾"脓血，另一种是"便"脓血，两种皆是因热所致。如 367 条说："下利，脉数而渴者，今自愈。设不差，必清脓血，以有热故也。"当然，两种排出脓血的方式，热所在部位不同，如《伤寒论》19 条说，"凡服桂枝汤吐者，其后必吐脓血也"，服桂枝汤后所导致的吐，显然是病在上部，因热在上焦伤血所致。

"唾脓血"是风热在上焦所致。参《金匮要略》第七篇第 1 条的肺痈病，其证说："口中辟辟燥，咳即胸中隐隐痛，脉反滑数，此为肺痈，咳唾脓血。""唾脓血"是肺痈病的专有见证，病因与肺痿有相近之处，均是由于热在上焦引起。肺痈的特点，在第七篇第 2 条说："寸口脉微而数，微则为风，数则为热；微则汗出，数则恶寒。风中于卫，呼气不入；热过于营，吸而不出。风伤皮毛，热伤血脉。风舍于肺，其人则咳，口干喘满，咽燥不渴，时唾浊沫，时时振寒。热之所过，血为之凝滞，蓄结痈脓，吐如米粥。"简言之，即是因风热在上焦伤肺，营卫不通，使血凝滞而成瘀血。其证除了有唾脓血以外，亦伴有"咽燥"，与麻黄升麻汤证中见"喉咽不利"接近。

关于"唾脓血"的治疗，在《金匮要略》中有两种情况。一者是肺痈的治疗，在第七篇 12 条说："咳而胸满，振寒脉数，咽干不渴，时出浊唾腥臭，久久吐脓如米粥者，为肺痈，桔梗汤主之。"此为用桔梗汤以排脓。另一个在《金匮要略》第三篇第 14 条的阳毒病："阳毒之为病，面赤斑斑如锦文，咽喉痛，唾脓血。五日可治，七日不可治，升麻鳖甲汤主之。"此证亦如麻黄升麻汤证，见咽喉的病证而同见唾脓血，当因热在上焦所致，故其病称为"阳毒"，此方与麻黄升麻汤方义有重要联系，后文再议。

5.“泄利不止者”反映中下二焦亏虚

泄利不止属于重证，反映中下二焦亏虚甚重。下利有利在中焦、利在下焦的区别。例如《伤寒论》第159条说的：“利不止。医以理中与之，利益甚。理中者，理中焦，此利在下焦，赤石脂禹余粮汤主之。”此条明确指出了中焦与下焦下利的两种分类。太阴病中焦脾胃俱虚，已可见“自利益甚”，到了太阴病与厥阴病的下焦亏虚，亦多见下利之证，厥阴病提纲更有嘱咐，“下之利不止”，在厥阴病篇第345条更说，“伤寒发热，下利至甚，厥不止者，死”。假如下利严重，伴有发热而厥，可属于死证。

二、麻黄升麻汤证病机分析

综合上述证候分析，包括了四方面病机：上焦阳虚、风热在上焦、中下焦的气血虚衰，以及热气上逆等，证情相当复杂。

除此以外，麻黄升麻汤证当仍有表邪未解。条文一开首先有“伤寒六七日，大下后”的病情来路，“伤寒”是病情一开始当为太阳伤寒、寒邪在表，但经过误治以后导致邪气入里。邪气是否仍有在表，在条文证情上没有直接显示，但看方药组成包含了麻黄、桂枝、芍药等配伍，以及方后注“汗出愈”的注文，可知其证当有邪气在表未解。此后文再议。

本条为何说“为难治”？首先，要理解张仲景说“难治”的意义，难治的病情并非“死”、“不治”，而是仍有救治之机，只是由于正气亏虚，且有矛盾病机，导致处方用药出现难度，即使治疗效果亦不理想。例如《伤寒论》153条说：“太阳病，医发汗，遂发热恶寒，因复下之，心下痞，表里俱虚。阴阳气并竭，无阳则阴独，复加烧针，因胸烦，面色青黄，肤𥆧者，难治。”本条阴阳气皆虚，但又因烧针而生内热，在此时清热则伤正，补虚则助热，故为难治。又如214条说：“明日又不大便，脉反微涩者，里虚也，为难治，不可更与承气汤也。”因里虚不可攻下，但仍有便结，则为病情矛盾之处。至于麻黄升麻汤证，由于病情相当复杂，先有表邪未解，但正虚不可发虚人之汗，若用一般汗法则加重病情。其病中下焦亏虚，若补之则助上焦之热，加重病情，其风热在上焦，若清上焦之热，则容易使表邪内陷，又或加重正虚，故此相当难治。由于多种病机相互兼杂，治疗时必须要考虑先后缓急，以及如何兼顾必要病情。

此证要与白通加猪胆汁汤证鉴别。《伤寒论》315 条说："少阴病，下利，脉微者，与白通汤；利不止，厥逆无脉，干呕烦者，白通加猪胆汁汤主之。"本条与麻黄升麻汤证病情接近，同样见下利不止、无脉，病机相近性，白通汤证亦可见手足厥逆，可是麻黄升麻汤证则另见喉咽不利、唾脓血，还有寸脉脉象有所不同，均是鉴别的要点。假若麻黄升麻汤证的患者在诊治时，医者优先考虑下利不止的问题，则可能考虑用上白通加猪胆汁汤，但是若用此方，表明并未考虑邪气在表以及风热在上焦，用此温阳之方可使病情加重。

此证还要与桔梗汤证作鉴别。在《金匮要略》第七篇第12条中，桔梗汤治疗咽干不渴、唾脓血之证，与麻黄升麻汤证的部分证情相近。但是，桔梗汤证并无中下二焦的亏虚，且无邪气在表，若用此方后，当见"吐脓血"（见方后注），则上焦更虚，表邪内陷，使病情加重，且未能治本。

三、方义分析

麻黄升麻汤方，药物组成十分复杂，是仲景书中少见的药味较多之方，共十四味药，且全方剂量甚轻，大部分药物用"铢"作单位（一两等于二十四铢），是其他药方中少见的。

本方与表郁轻证三方十分接近，先进行比较（表22 曾载于本书《表郁轻证并非病情较轻》一文，在本文中再作补充）。

表22　　　表郁轻证三方与麻黄升麻汤用量比较表
（按一两=15.625g折算）

方名	用量	桂枝	芍药	甘草	生姜	大枣	麻黄	杏仁	石膏
桂枝麻黄各半汤（分3服）	原方量	一两十六铢	一两	一两	一两	四枚	一两	二十四枚	/
	折算量	26.0g	15.6g	15.6g	15.6g	10.0g	15.6g	9.6g	/
	一次量	8.7g	5.2g	5.2g	5.2g	3.3g	5.2g	3.2g	
桂枝二麻黄一汤（分2服）	原方量	一两十七铢	一两六铢	一两二铢	一两六铢	五枚	十六铢	十六个	/
	折算量	26.7g	19.5g	16.9g	19.5g	12.5g	10.4g	6.4g	/
	一次量	13.3g	9.8g	8.5g	9.8g	6.3g	5.2g	3.2g	
桂枝二越婢一汤（分2服）	原方量	十八铢	十八铢	十八铢	一两二铢	四枚	十八铢	/	二十四铢
	折算量	11.7g	11.7g	11.7g	16.9g	10.0g	11.7g	/	15.6g
	一次量	5.9g	5.9g	5.9g	8.5g	5.0g	5.9g	/	7.8g
麻黄升麻汤（分3服）	原方量	六铢	六铢	六铢	/	/	二两半	/	六铢
	折算量	3.9g	3.9g	3.9g	/	/	39.1g	/	3.9g
	一次量	1.3g	1.3g	1.3g	/	/	13.0g	/	1.3g

从上表所示，麻黄升麻汤与表郁轻证三方作比较，四方均有桂枝、芍药、甘草、麻黄、石膏，但剂量有所不同，除麻黄以外，其他四味药在麻黄升麻汤中的剂量甚轻，是诸方中最轻的剂量。若进行更仔细的剂量比较，在本书《表郁轻证并非病情较轻》一文中有所论述。如桂枝的剂量，三方中以桂二麻一汤最高、桂麻各半汤其次、桂二越一汤最轻，其原因是正气越虚则剂量越轻，目的在于"不发虚人之汗"。若正气虚较轻，则可用相对较重的剂量。若无正虚，则可用桂枝汤的原方剂量。

由此观之，麻黄升麻汤中所用的桂枝以及其他药物剂量甚轻，反映正虚甚重，但仍同时有邪气在表，故此治疗时以最为轻量的药物治表。麻黄升麻汤中用石膏之意，当如桂二越一汤证兼有内热，其热在上焦肺，符合本证的病机特点。

特别讨论麻黄升麻汤中麻黄的功效。本方以麻黄命名，且麻黄剂量最重，为本方君药。方中用麻黄二两半，折合一次量为13.0g，比其他六铢剂量药物剂量重十倍，显然为了突出麻黄的作用。可是，在表郁轻证三方之中，麻黄剂量均较桂枝要轻或为等量。为何此方中麻黄剂量特别突出？这与本证病机特点有关。实际上，麻黄升麻汤中用麻黄之意，当与麻黄细辛附子汤类方作一比较：

表23　　　　麻黄细辛汤类方与麻黄升麻汤中运用
麻黄的剂量与治法比较

方剂	折算量	一次量	治法（方后注）
甘草麻黄汤	四两	20.8g	重复汗出，不汗再服，慎风寒
麻黄附子汤	三两	15.6g	发其汗即已
麻黄升麻汤	二两半	13.0g	相去如炊三斗米顷，令尽，汗出愈
麻黄附子甘草汤	二两	10.4g	微发汗
麻黄细辛附子汤	二两	10.4g	方后注无治法

从上表所示，五方中运用麻黄从重到轻排列，麻黄升麻汤中的麻黄剂量，较麻黄附子甘草汤与麻黄附子细辛汤略重，比麻黄附子汤与甘草麻黄汤为轻。从剂量轻重比较，已可看到发汗程度轻重之别，若是在三两麻黄以上，张仲景明确用于发汗，而二两则可为"微发汗"或者并非发汗，麻黄升麻汤则介乎两者之间，当理解为较"微发汗"要重而又比"一般发汗"为轻的治法。

在上一篇《麻黄细辛附子汤证并非太少两感》一文中指出，麻黄附子细辛汤的方义目的不在于解表，其证亦非"太少两感"，而是在于温化下焦寒水。故此方中用麻黄之意，并不在于发汗，而在于温化下焦寒水停滞。笔者在《关节疼痛证治》一文中指出，麻黄的通阳之性能从下焦开始宣散，能通下焦阳气，故此能够温化下焦寒水。

关于麻黄的发汗力量，在煎煮法上亦有体现，比较多首方剂：

表24　　麻黄升麻汤与桂麻各半汤、麻黄附子甘草汤、
麻黄细辛附子汤的煎煮法比较

方剂	煎煮法
表郁轻证三方	上七味，以水五升，先煮麻黄一二沸，去上沫，内诸药，煮取一升八合（或二升）
麻黄升麻汤	上十四味，以水一斗，先煮麻黄一二沸，去上沫，内诸药，煮取三升
麻黄附子甘草汤	上三味，以水七升，先煮麻黄一二沸，去上沫，内诸药，煮取三升
麻黄细辛附子汤	上三味，以水一斗，先煮麻黄，减二升，去上沫，内诸药，煮取三升

上表列出了四首含有麻黄方剂的煎煮法，可见在表郁轻证三方以及麻黄附子甘草汤中，在"微发汗"的治法下，麻黄煎煮均是"先煮麻黄一二沸"，麻黄升麻汤煎煮亦取此法。可是若在麻黄细辛附子汤中，则改为"先煮麻黄，减二升"，其煎煮时间显然较前方要长。由此理解，先煎久煎麻黄的目的，在于缓减麻黄的辛散之性，不在于发汗解表，而若麻黄煎煮时间较短，则其功侧重在表。因此，麻黄升麻汤中所用麻黄之意，与表郁轻证三方以及麻黄附子甘草汤证相同，均是在于"微发汗"以解除表邪，而麻黄升麻汤的麻黄剂量最重，其解表之意更强。

另外，一方面由于麻黄能同时温化下焦寒水，能缓减证情中因下焦阳虚寒湿停滞所致的"泄利不止"；另一方面麻黄配伍桂枝，亦能取类似葛根汤的疗效，治疗"太阳与阳明合病"的下利，属于"逆流挽舟"的治法。

麻黄升麻汤中最值得探讨的是方中升麻的作用。本方以"升麻"名方，升麻的作用，一般认为可升散、解毒，能治此证的阳

郁。但是按《神农本草经》对于升麻的记载，升麻属上品，"味甘、苦，平，无毒"，其中并无"辛味"，味苦则当能降、能泄，然则如何能够升散？张仲景运用升麻只有两方，另一方即是《金匮要略》的升麻鳖甲汤。此方同样以升麻名方，可知升麻亦为方中主药，而如上文所论，其证与麻黄升麻汤证中同见"咽喉不利，唾脓血"，两方中皆有升麻、当归，可知此两药在麻黄升麻汤中的目的在于治疗上焦的邪热，按"阴阳毒"的说法，亦可称为"热毒"。从机理上说，是由于上焦热郁、营卫不通，因此以升麻的苦味通降上焦的营气，治疗因热引起的脓血凝结，配伍麻黄、桂枝等宣通上焦之品，恢复上焦的营卫宣通。至于当归，目的则在于"排脓"，如在"阳毒"的上一条"赤豆当归散"证，即是用当归治疗"脓已成"之证，以养血活血。

深入讨论升麻的作用。不少药物亦具有味苦降泄的功效，为何此方独用升麻？这似乎与升麻的性味特殊有关。升麻味甘，能补胃气，治疗此证的中焦胃虚。升麻性平，由于此证在上焦有热的同时亦有上焦阳虚有寒，是一矛盾的寒热病机，若以苦寒的药物为主药则使阳虚加重。故此，虽然麻黄升麻汤中亦有苦寒的知母与黄芩，但其用量较轻，用十六铢（《神农本草经》中载黄芩性味苦平，故此亦有理由相信仲景用黄芩亦考虑不伤上焦阳气），升麻与当归同为一两一分（"一分"等于"六铢"，一两一分即三十铢），较知母与黄芩剂量多约一倍。因此，本方中运用升麻为主药，是刻意考虑到病情的特殊性。另外，关于一般认为升麻具"升散"作用的问题，应当理解为升散是其通降以后的结果。如笔者在《小柴胡汤证重在邪结下焦》一文中指出："柴胡的'升散'之说，实际上亦是指柴胡通降的功效，使下焦营血郁滞得解，因而下焦的气血能上行。"又如桂枝能够平冲降逆、生姜能够降逆止呕，其"降逆"并非此两药能通降，而是其辛温药性使气机宣散恢复正常，自然气不上冲。因此，升麻所谓"升散"的作用，是由于上焦不通因其苦降之性而得解，是故上焦营卫恢复正常宣散，其结果则为"升散"。

再说麻黄升麻汤中的茯苓、白术、干姜。三药剂量各六铢，此即类似于《伤寒论》316 条的真武汤加减法。真武汤中有附子、茯苓、白术、芍药、生姜，其中两个加减法均用干姜，与麻黄升麻汤比较，实即包含了真武汤方，不用生姜而用干姜，再去附子。去生姜与附子的原因，即是减轻其辛温之力，以防加重上焦之热。故此，麻黄升麻汤中运用茯苓白术的原因是下焦阳虚而寒水停滞，而干姜则在于中焦阳虚饮停，三药配伍的目的均在治疗下利不止。

麻黄升麻汤中用葳蕤与天门冬，两药各六铢，在仲景书中只出现此药一次，未有其他例证，只能按一般药性记载推测。葳蕤即现在之玉竹，《神农本草经》则名为"女葳"，说："一名玉竹。味甘，平，无毒。治中风暴热……诸不足……润泽，轻身，不老。"现在一般认为，玉竹能滋阴润肺，能治本证吐脓血后的肺虚。天门冬"味苦、平，无毒……治诸暴风湿偏痹……久服轻身，益气，延年"，其性味苦平，与方中主药升麻基本相同，以助升麻治上焦不通而不助热。现代对天门冬的认识一般为甘、苦、寒，有清热润肺的作用，其性寒亦能治此证之热，味甘则能补虚，与玉竹相配亦治肺虚。

综合全方，麻黄配桂枝、芍药，调和营卫，治疗风邪在表与上焦。麻黄能温化下焦寒水，配茯苓、白术、干姜治寒湿下利。升麻则能治上焦虚且有热导致的不通，配伍知母、黄芩、石膏、天门冬宣降与清解上焦之热，配当归则治上焦之脓血，配葳蕤与天门冬则补上焦之肺虚，甘草补中焦之胃虚。全方侧重于治邪气在表与上焦之热，主要治疗"喉咽不利，唾脓血"之证，亦兼治"泄利不止"，至于"手足厥逆"、"下部脉不至"等属下焦气血亏虚之证，则基本无考虑，乃先后缓急的治法，并非一次治疗所有症状。

注意本方的服药法是"煮取三升，去滓，分温三服。相去如炊三斗米顷，令尽，汗出愈"。这里所说的"相去如炊三斗米顷，令尽"，是指每次服药的相隔时间。例如，《金匮要略》大建中汤的方后注说："微火煎取一升半，分温再服，如一炊顷，可饮粥二升后更服，当一日食糜，温覆之。"这里提到"如一炊顷"这一时间概念，由于"分温再服"没有指明两次服药的时间间距，这里指是煮一顿饭的时间。按汉代十升等于一斗，一升即是200ml 容量，则一斗等于 2000ml，三斗即是 6000ml，即现代的六升容量。要煮熟六升米所用的时间因煮食器皿的大小、火候而有所不同，一般在一小时左右，按常理理解亦不当超过两小时。这种服药方法，相对于桂枝汤的服药法"半日许令三服尽"，12 小时能服 3 次，即每一次相隔 4 小时，麻黄升麻汤的服药法相隔时间较短，此即采取轻剂量频服的方法，以达到轻微发汗的效果。

四、讨论

对麻黄升麻汤证的证候、病机与治法方药进行重新分析以后，再对一些相关的概念进一步探讨。

1. 麻黄升麻汤证属厥阴病

笔者在《伤寒六经原意·少阴病与厥阴病概念》一文中，指出厥阴病的概念是在中下焦亏虚的前提下，同时见虚热上炎、热在上焦。麻黄升麻汤符合此病机特点，而在此基础上兼有邪气在表，风邪在上焦，还有上焦的阳虚，可理解为在厥阴病核心病机的基础上有所演变。由于病情复杂，属病机矛盾的难治之证，要先解除表邪以及上焦风热，其后再考虑治疗正虚之本。

2. 麻黄升麻汤证属表郁轻证

从上文对方药比较的讨论，可发现麻黄升麻汤与表郁轻证三方的方药接近，无论从药物组成、抑或在煎服法上都有相似之处。从病机角度出发，笔者在《表郁轻证并非病情较轻》一文中指出，表郁轻证并非病情较轻，是由于正气偏虚，导致邪气在表未能去除，故此邪气轻微，在表久久不去。从这个角度理解，麻黄升麻汤证亦属于表郁轻证，而且病情相较表郁轻证三方更为严重，是《伤寒论》中兼有邪气在表而正虚甚重的方证。

3. 为何没有邪气在表的证候

既然麻黄升麻汤证仍有邪气在表，但为何在其条文证候之中，没有各种邪气在表的表现？其实，即使如桂枝二麻黄一汤证，其邪气在表的表现亦较为轻微，只见"发热恶寒，热多寒少"，但无其他邪气在表之证，而且还见"脉微弱"，即是没有脉浮之象，无法从脉象判断邪气在表的病位。又如《伤寒论》276条，"太阴病，脉浮者，可发汗，宜桂枝汤"，这条在太阴病见"脉浮"即用桂枝汤发汗，没有各种邪气在表之证，可知当正气进一步偏虚，正邪交争并不激烈，即使邪气仍在表，也可无相关表现。

由于麻黄升麻汤证正气亏虚甚重，即使邪气仍在表，正气也无力抗邪，故此邪气在表可无特殊表现。厥阴病有"厥热胜复"的特点，在手足厥冷的时候则不发热，厥冷过后正气胜邪则能热，因此如麻黄升麻汤证中见"手足厥逆"，则不可能同时见"发热"的邪气在表、正邪抗争之症状。

4. 本证的表邪如何"辨证"

假若没有证候，如何判断有表邪？这实际上是一种病机的推论，并非"辨证"。例如《伤寒论》302条说："少阴病，得之二三日，麻黄附子甘草汤微发汗。以二三日无证，故微发汗也。"这条的"辨证"方法，是因"无证"而推论正虚较轻，故此仍可以用微发汗治之。麻黄升麻汤证仍有表邪，辨别方法首先是有"太阳伤寒"的来路，且经过误治以后，正气亏虚、邪气入里。

本条的邪气在表主要以脉象作辨别。本证见"寸脉沉而迟"，为何能判断为邪气在表？这是由于在身体虚甚的情况下，只见脉象在寸口，虽然脉象不浮，但亦当考虑邪气仍在表。如桂枝汤证在《伤寒论》12条见"阳浮而阴弱"，即是寸脉浮而关尺弱，其脉象亦非寸关尺皆浮，而只是寸脉浮，可知当邪气在表的时候，若正气偏虚可独见脉象在寸口，是正气抗邪、集中在表的表现。因此，麻黄升麻汤证的正气亏虚甚重，本当见寸关尺脉皆微，但仍见寸脉沉迟，可知正气仍意欲抗邪在表，表邪未解。

5. 本方临床少用的原因

历代使用本方的病案寥寥可数，为何本方在临床上十分少用？病情为何较为少见？

当然，过去对于本方证的认识，众说纷纭，各医家的认识不一，且因其方药繁杂，并不容易掌握其方义，还有不少医家认为此方非仲景方，导致对此方的重视不够。

除此以外，假若单纯以证情而论，此证病情复杂，并非临床常见病。厥阴病属于危重病情，是伤寒到了最后的严重阶段，患者生命垂危，若以现代的角度，这类患者并非在门诊可见，而是在病房甚至是重症监护病房的患者，显然并不多见。从证情特点来看，在具备厥阴病特点的前提下，还要有邪气在表、上焦风热、上焦阳虚，其复杂程度是整部《伤寒论》中少有的，因此其临床少见亦属常理。

6. 麻黄升麻汤证的意义

从麻黄升麻汤证的诊治思路来看，其病机复杂，似乎是张仲景刻意揭示辨证思维，作为一种临床的举例。疾病到了厥阴病的地步，病情复杂相当正常，三焦皆虚，各种外来及内生邪气可在不同部位，导致比其他五经的病情更为复杂多变。从麻黄升麻汤证的角度，可看到张仲景在面对多种病机的时候，如何取舍先后，选择治疗次序，如何判断病情是否难治，辨证细致入微。

从方药组成上，其方药繁杂，提示在病机复杂的情况下，亦可增加药味，而非所有方药均如一般经方般药味少而精。但药味较多的原因是必须考虑多病机共存的相互关系，单独解决某一病机则使病情加重时，需要同时治疗多种病机。假若只是解决某一病机并不影响其他病机，则不用同时兼顾，仍可分清先后缓急。

在本方药物剂量上，充分体现了张仲景在用药上的一脉相承。正虚甚重而表邪仍在，则用极轻量而频服的方法治病，是面对难治证的折衷办法。显然，病重可是用药剂量甚轻，此方亦不能获得速效，可图仍有一线生机。即使面对矛盾的病情仍不轻言放弃，是张仲景努力寻找治病方法的体现。

五、结语

本文对麻黄升麻汤证的证治作重新考证，明确其在厥阴病篇的定位，且对于整个《伤寒论》"表里先后缓急"的治则进行了重要补充。

麻黄升麻汤证的证情复杂，体现了张仲景辨证论治思维的复杂性与精准性，从证候以及组方分析来看，可以肯定此方属于仲景方，与其他经方理论一脉相承。

参 考 书 目

［1］汉·张仲景．仲景全书．第 1 版．北京：中医古籍出版社，1997．

［2］金·成无己．注解伤寒论（影印版）．北京：人民卫生出版社，1956．

［3］汉·张仲景．金匮玉函经（影印本）．北京：人民卫生出版社，1955．

［4］汉·张仲景，著．李顺保，校．金匮玉函经．北京：学苑出版社，2005．

［5］钱超尘，校．唐本伤寒论．北京：中国医药科技出版社，1994．

［6］汉·张仲景，著．日·户上玄斐，重校．康治本伤寒论（影印本）．北京：中医古籍出版社，1982．

［7］汉·张仲景．古本康平伤寒论．上海：千项堂书局，1947．

［8］梁永宣，校．元邓珍本新编金匮方论校注．北京：学苑出版社，2009．

［9］山东中医学院，河北医学院，校释．黄帝内经素问校释（上、下册）．北京：人民卫生出版社，1982．

［10］山东中医学院，河北医学院，校释．灵枢经校释（上、下册）．北京：人民卫生出版社，1982．

［11］马继兴．神农本草经辑注．北京：人民卫生出版社，1995．

［12］晋·王叔和．脉经（影印本）．北京：人民卫生出版社，1956．

［13］福州市人民医院，校释．脉经校释．第 2 版．北京：人民卫生出版社，2009．

［14］南京中医学院，校释．难经校释．第 2 版．北京：人民卫生出版社，2009．

［15］秦越人．难经集注．北京：人民卫生出版社，1956．

［16］华佗．中藏经．北京：学苑出版社，2007．

［17］钱超尘，主编．黄作阵，校．中藏经校注．北京：学苑出版社，2008．

［18］唐·孙思邈．千金翼方．北京：人民卫生出版社，1955．

［19］清·吴鞠通．温病条辨．北京：人民卫生出版社，2005．

［20］清·叶天士．种福堂公选良方（前附温热论及续医案）．北京：人民卫生出版社，1960．

［21］清·邹澍．本经疏证．新1版．上海：上海卫生出版社，1957．

［22］熊曼琪．伤寒学．北京：中国中医药出版社，2003．

［23］梅国强．伤寒论讲义．北京：人民卫生出版社，2003．

［24］李培生．伤寒论讲义．上海：上海科学技术出版社，1985．

［25］柯雪帆．伤寒论选读．上海：上海科学技术出版社，1996．

［26］顾武军，张民庆．伤寒论临床学习参考．北京：人民卫生出版社，2002．

［27］范永升．金匮要略．北京：中国中医药出版社，2003．

［28］黄仰模．金匮要略讲义．北京：人民卫生出版社，2003．

［29］李克光．金匮要略讲义．上海：上海科学技术出版社，1985．

［30］孟如．金匮要略选读．上海：上海科学技术出版社，1997．

［31］邓中甲．方剂学．北京：中国中医药出版社，2003．

［32］杨进．温病学．北京：中国中医药出版社，2004．

［33］周仲英．中医内科学．北京：中国中医药出版社，2003．

［34］郝万山．郝万山伤寒论讲稿．北京：人民卫生出版社，2008．

［35］熊曼琪．中医药学高级丛书——伤寒论．北京：人民卫生出版社，2000．

［36］刘渡舟．伤寒论讲解．北京：光明日报出版社，1987．

［37］刘渡舟．伤寒论临证指要．北京：学苑出版社，1999．

［38］陈亦人．伤寒论求是．北京：人民卫生出版社，1987．

［39］陈亦人．伤寒论译释．第3版．上海：上海科学技术出版社，1992．

［40］李克绍．伤寒百问．济南：山东科学技术出版社，1985．

［41］冉雪峰．冉注伤寒论．北京：科学技术文献出版社，1982．

［42］陆渊雷．金匮要略今释．北京：人民卫生出版社，1956．

［43］吴谦．订正仲景全书（下）金匮要略注．北京：人民卫生出版社，1963．

［44］钱超尘．伤寒论文献通考．北京：学苑出版社，1993．

［45］裴永清．伤寒论临床应用五十论．北京：学苑出版社，1995．

［46］张效霞．脏腑真原．北京：华夏出版社，2010．